U0303716

Elements and Human Health

元素与人类健康

徐格林 著

O

C

H

Li

F

Br

Sr

Fe

Ni

Cu

I

Pb

商务印书馆
The Commercial Press

DNA

RNA

ATP

H_2O

Vb_{12}

NaCl

图书在版编目(CIP)数据

元素与人类健康/徐格林著.—北京:商务印书馆,
2022

ISBN 978-7-100-20672-3

Ⅰ.①元… Ⅱ.①徐… Ⅲ.①化学元素—关系—
健康—基本知识 Ⅳ.①R151.2

中国版本图书馆 CIP 数据核字(2022)第 018530 号

元素与人类健康

徐格林 著

商 务 印 书 馆 出 版
(北京王府井大街 36 号 邮政编码 100710)
商 务 印 书 馆 发 行
北京中科印刷有限公司印刷
ISBN 978-7-100-20672-3

2022 年 5 月第 1 版　　　　开本 700×1000 1/16
2022 年 5 月北京第 1 次印刷　　印张 23½

定价:98.00 元

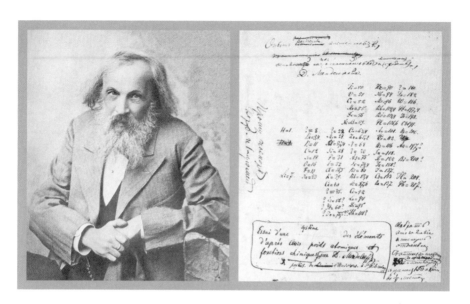

彩图 1　门捷列夫和他绘制的元素周期表

门捷列夫将元素按周期规律进行排序，他不仅列出了当时已知的 66 种元素，还为未知元素留下空位。后来的科学家们按图索骥，极大加快了新元素的发现过程。

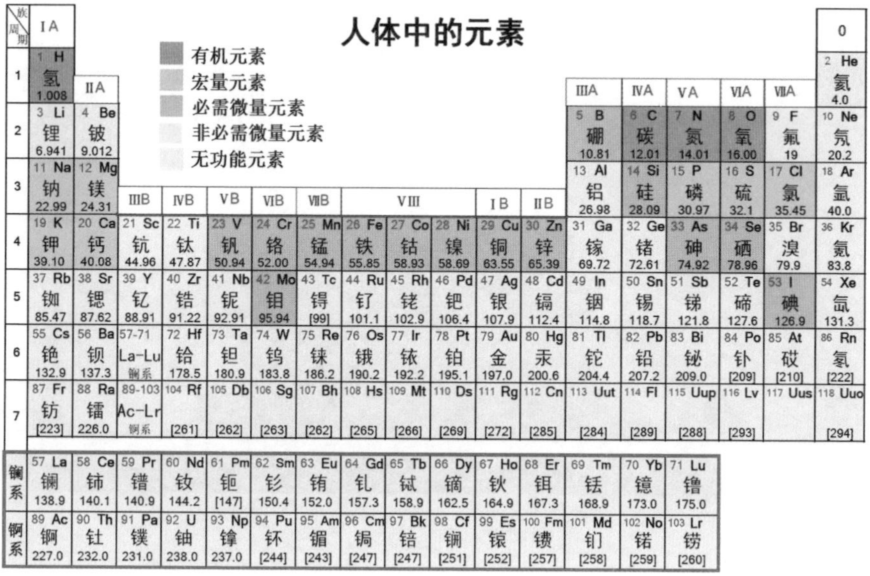

人体中的元素

图例：
- 有机元素
- 宏量元素
- 必需微量元素
- 非必需微量元素
- 无功能元素

彩图 2　人体中的元素

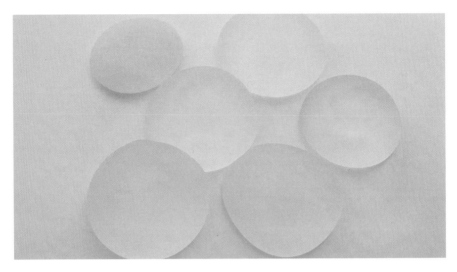

彩图 3　硅胶乳房假体

硅胶（硅橡胶）具有耐高温、抗撕拉、抗挤压、弹性高等特点；硅胶在体内基本无毒，与组织相容性好。这些优势使硅胶成为良好的人体植入材料，尤其是制作乳房假体。

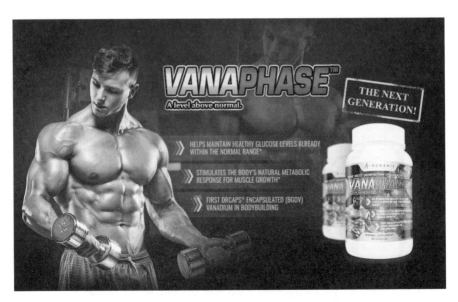

彩图 4　钒保健品广告

商家宣称钒可稳定血糖水平，刺激代谢以增强肌肉构建，但这些宣传目前都缺乏循证依据。

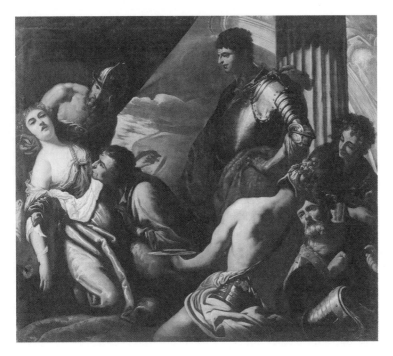

彩图 5　油画《尼禄与阿格里皮娜》

　　根据古罗马历史学家塔西佗（Tacitus）的记载，古罗马暴君尼禄的母亲阿格里皮娜善于用砒霜消灭政治对手。母子反目后，尼禄曾三度尝试用砒霜毒杀自己的母亲，但她都因事先服用解药而得以逃生。怒不可遏的尼禄最后派刺客杀死了阿格里皮娜，并制造了她自杀的假象。阿格里皮娜死后，尼禄亲自检视她的尸体，还当场惊叹母亲的美貌。赞契（Antonio Zanchi）的油画《尼禄与阿格里皮娜》描述的正是这一场景。

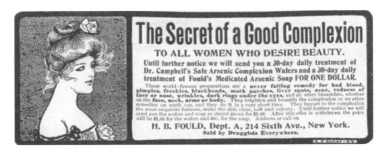

彩图 6　20 世纪初纽约报纸上刊登的砷剂美容广告

　　尽管当时已知砷剂有剧毒，但毒药也无法阻挡女士们的爱美之心。生产商利用这种心理，将砷剂加入香皂，声称可产生各种神奇的美容效果。从广告中可知，当时的纽约到处都能买到这种含砒霜的香皂。

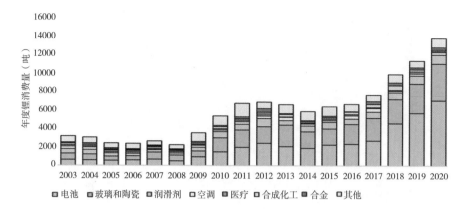

彩图 7　全球锂年度消费量及用途

锂电池可用于电动汽车、手机、笔记本电脑、电动工具、路灯、航灯、家用小电器等。最近几年来，用于生产电池的锂急剧增加，用于生产特殊玻璃和陶瓷的锂也增幅巨大。锂的大量应用无疑会增加环境中的锂含量和人体锂摄入量。

数据来源：Kavanagh L, et al. Global Lithium Sources–Industrial Use and Future in the Electric Vehicle Industry: A Review. *Resources* 2018, 7(3), 57.

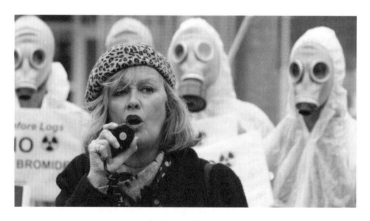

彩图 8　新西兰惠灵顿居民集会抗议大量使用溴甲烷

新西兰政府于 1987 年签署《蒙特利尔议定书》（*Montreal Protocol on Substances That Deplete the Ozone Layer*），其中有禁止使用溴甲烷的条款。但从那以后，新西兰溴甲烷消费量不降反升。林赛（Sue Lindsay，图中黑衣女子）的丈夫布尔（Mike Bull）长期从事溴甲烷熏蒸木材的工作。2000 年布尔被诊断患有运动神经元病，并于两年后去世。神经病学家和毒理学家调查后认为，布尔患病与溴甲烷可能有关。悲惨的经历使林赛成为反对溴甲烷的一名斗士。

图片来源：Stuff. www.stuff.co.nz.

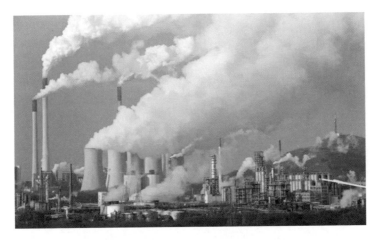

彩图 9　德国盖尔森基兴（Gelsenkirchen）的燃煤热电厂

煤炭和石油中都含有一定量的铍，燃烧后其中的铍随废气排放到大气中，含铍微粒会因重力作用沉降到地面，或随降雨进入土壤、地表水或地下水中。工业革命以来，人类摄入的铍和其他无功能元素明显增加。

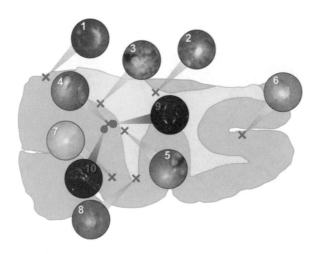

彩图 10　卡默尔福德水污染受害者脑组织的显微镜照相

采用荧光镓染色可显示脑组织中的铝（亮黄色），采用刚果红染色可显示淀粉样蛋白（9 和 10 中的苹果绿色点斑）。这位死者大脑颞叶和其他脑区沉积有大量铝，铝沉积（叉）和淀粉样变（点）有时出现在同一部位，提示两者存在关联。死者为卡默尔福德居民（详见文中描述），生前曾长时间饮用被铝污染的自来水。

图片来源：Mold M, Cottle J, King A, Exley C. Intracellular Aluminium in Inflammatory and Glial Cells in Cerebral Amyloid Angiopathy: A Case Report. *Int J Environ Res Public Health* 2019, 16, 1459.

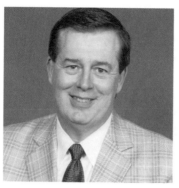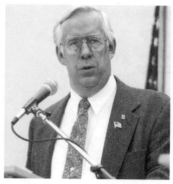

彩图 11 "蓝精灵爸爸"琼斯

服用胶体银或使用含银化妆品可导致银质沉积，皮肤呈现蓝灰色。若全身皮肤发生银质沉积则称蓝人综合征（blue man syndrome）。除了影响美容，皮肤中沉积的银对人体健康不构成威胁。美国政客斯坦·琼斯长期服用含银保健品，导致全身皮肤蓝变，被媒体戏称为"蓝精灵爸爸"。两张照片可见琼斯面容的巨大改变。

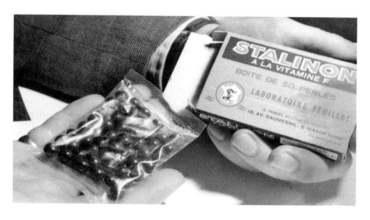

彩图 12 锡达利农胶囊

锡达利农（Stalinon）胶囊中除了含二碘二乙基锡外，还含有亚麻油酸（维生素 F）。无机锡毒性很低，但有机锡毒性较高。锡达利农的配方将二碘二乙基锡与亚麻油酸混合，进一步加重了有机锡的毒性，最终该药导致 102 人死亡，117 人严重致残。该案成为法国"二战"后最严重的公共卫生事件。

图片来源：Caron J, Rochoy M, Gaboriau L, Gautier S. The History of Pharmac-Ovigilance. *Therapie*. 2016; 71: 129-34.

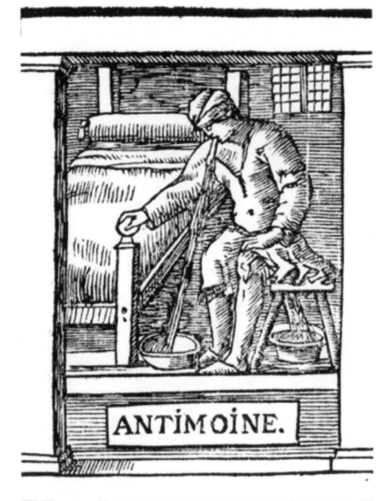

彩图 13　锑剂木版画

　　该木版画雕刻于 1673 年的德国。从画面所描绘的内容看，锑可引起腹泻呕吐。

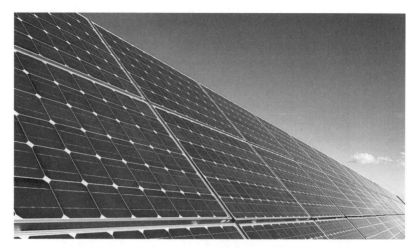

彩图 14　太阳能电池板

碲化镉常用于生产太阳能电池板（发电玻璃）。随着光能发电的推广应用，碲化镉对环境和人体健康的潜在影响正在成为学术界关注的一个热点。

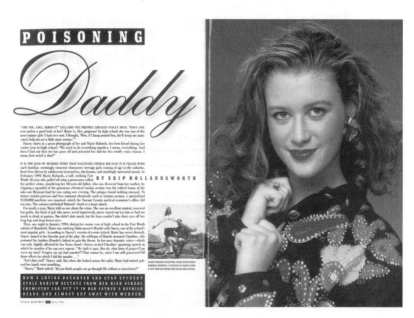

彩图 15　玛丽弑父案

玛丽·罗巴茨弑父案侦破后很快成为美国各地报刊的头条，人们不仅好奇这样一位花季少女为何谋杀自己的生父，更好奇她如何实施了这一完美谋杀。醋酸钡是一种致命毒药，但在历史上却很少用于谋杀，因此在侦办投毒案时一般不会检测死者体内的钡盐水平，这一事实差点儿使玛丽逃脱了惩罚。

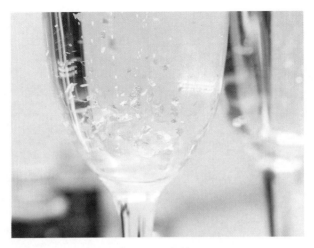

彩图 16　金箔酒

　　将金箔加入酒中主要起装饰作用，其亮丽的外观会刺激人们的胃口。柔软而菲薄的金片不会伤及胃肠道，也不会被人体吸收，因此没有任何毒副作用。欧盟允许将黄金作为添加剂加入食品中（代码为 E175）。

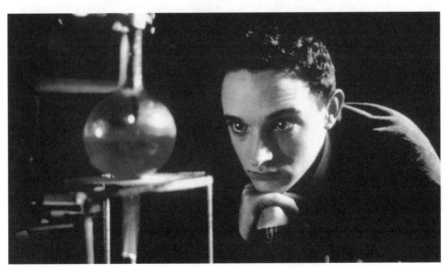

彩图 17　电影《少年落毒事件簿》剧照

　　电影中的少年（原型为文中的杨）喜欢研究毒药，尤其是铊盐，他为此付出了自己的生命，同样丧命的还有他的家人、同学和同事们。

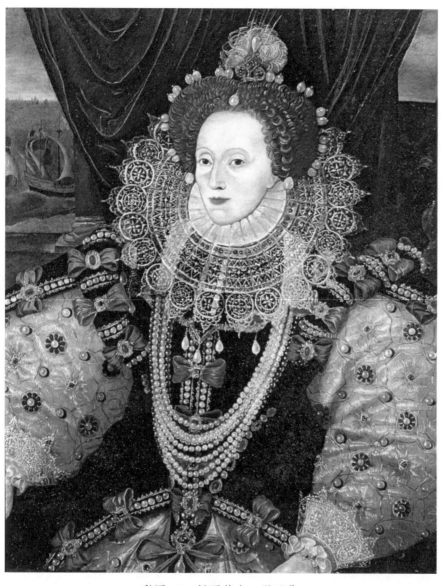

彩图 18　伊丽莎白一世画像

　　铅粉（醋酸铅）颜色亮白，涂搽在皮肤上可直接产生美白效果；铅粉能遮挡紫外线，涂搽后可防止皮肤变黑；大量铅进入体内可引起贫血，进一步使肤色变白。因此，铅粉自古就被用作美白化妆品。文艺复兴时期，面容白皙被看作女性端庄秀丽的体现，这种观念促使贵妇淑女们争相使用美白化妆品。从画像中不难看出，由于长期使用铅粉，伊丽莎白女王（Elizabeth I）面色苍白，脸部隐约可见沉积的铅华。有学者认为，伊丽莎白一世死于铅中毒。

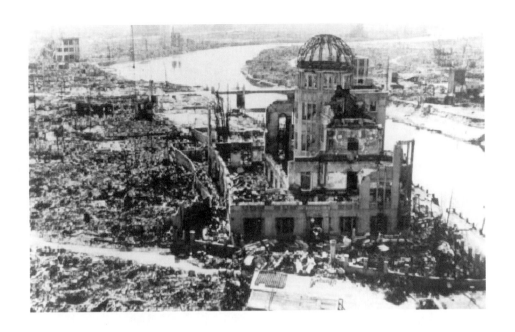

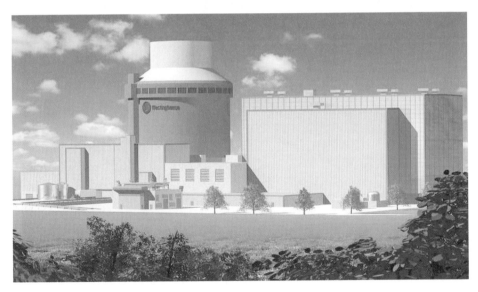

彩图 19　放射性铀的用途

上图为原子弹爆炸后的日本广岛，下图为美国西屋电气公司（Westinghouse）设计的 AP1000 压水堆核电站。原子弹和核电站的主要原料都是铀-235。

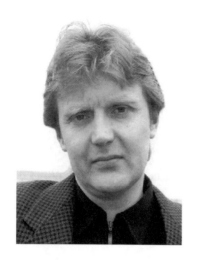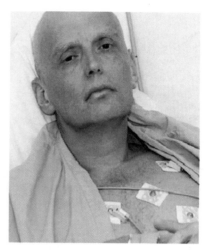

彩图 20　利特维年科中毒前后

　　2006 年 11 月 1 日，为英国军情六处工作的俄罗斯前特工利特维年科（Alexander Litvinenko）突然病倒。11 月 3 日，利特维年科被送往伦敦巴奈特（Barnet）综合医院，不久转往大学医院接受重症监护，其间发现他体内有大量钋-210。利特维年科于 11 月 23 日死于钋-210 中毒。钋-210 的毒性主要源于其强烈的放射性，毒杀一个健康成人仅需 1 微克钋-210。

前　言

物质世界是由元素构成的。作为物质世界的一部分，人体也是由元素构成的。人体通过饮食和呼吸从外界持续摄入元素，同时经尿液、粪便、汗液、月经、精液、泪液、毛发脱落、皮肤脱屑等途径自体内不断排出元素。因此，生命的本质就是体内外元素动态交换的过程。元素交换一旦发生异常，人体就会生病；元素交换一旦停止，也就意味着人体的死亡。

人体中可检测到 60 多种元素，其中 29 种元素具有生理功能，其余元素没有生理功能。功能元素摄入不足或过多都会导致疾病，功能元素吸收、利用、代谢和排出障碍也会导致疾病。有些元素具有明显的化学毒性和放射毒性，摄入过量会中毒。

在传统的农业社会中，居民饮食大部分源于自产。单一的饮食来源容易引发功能元素摄入不足。中国北方居民传统上以小麦和玉米为主食，辅以薯类、萝卜、白菜，很少食用海产品。北方大部分地区水土碘含量低，所产粮食和畜禽肉碘含量低，饮水碘含量也低。另外，萝卜、白菜等十字花科类蔬菜会阻碍碘的吸收和利用。特殊的水土化学及饮食结构使当地居民易发碘缺乏，历史上地方性甲状腺肿和克汀病（呆小症）曾在多地流行。随着社会经济的发展，居民饮食趋于多源化和多样化，加之实施了碘盐计划，地方性碘缺乏病已得到有效控制。

在现代饮食环境中，使用保健品（膳食补充剂）不当、非法使用食品添加剂、不合理用药、职业暴露、工农业污染等都会导致某些元素摄入过量，进而引发相应疾病。硼在体内可促进维生素 D、雄激素、雌激素的合成与活化，维持骨骼健康，硼缺乏可导致骨关节病，但过量硼会引发中毒反应。硼砂（硼酸钠）能使面食富于弹性和韧性，吃起来筋道爽口。在中国北方，硼酸盐曾长期用作面食改良剂，在硼的毒性被揭示出来后，这些用途已经停止。中国《食品添加剂卫生管理办法》禁止将硼酸和硼砂用作食品添加剂，但仍有不法商贩将硼砂添加到面食、粽子、汤圆、腐竹等食品中。2008年5月15日，河南省商水县某中学200余名学生因食用添加了硼砂的凉皮导致硼中毒。

钙、镁、硼、钒、铬、锰、铁、镍、铜、锌、硒、钼、锶等元素经常被加入到保健品（膳食补充剂）中，商家宣称的疗效五花八门。在商家口中，硒被誉为"生命火种""长寿元素""抗癌之王""天然解毒剂""健康保护神"。在商家的忽悠下，有些老年人动辄花费数万元甚至数十万元购买硒保健品。在导购的劝说下，有些老年人把降压药和降糖药改为硒保健品。在硒成为保健明星之际，市场上出现了富硒大米、富硒小麦、富硒茶、富硒水果、富硒牛肉、富硒果汁、富硒奶、富硒啤酒、富硒饼干、富硒大闸蟹，甚至富硒烟草。早年的研究提示硒可能导致癌症，也可能预防癌症，其效果取决于剂量和剂型。2000年之后，学术界恢复了补硒可能有害的观点，因为更大规模的研究并未发现硒的防癌作用，反而会增加糖尿病等疾病的风险。2017年10月27日，世界卫生组织（WHO）下属的国际癌症研究机构（IARC）将硒和硒化合物列为3类致癌物。

元素在地球上的分布具有一定规律，轻元素（元素周期表中排位靠前的元素）主要分布于地表浅层，重元素（元素周期表中排位靠后的元素）主要分布于地下深层。轻元素大多为人体的功能元素，其毒性普遍低于重元素。在工业革命之前，人类很少接触到地下深层的重元素。工业革命之后，深埋地下的重元素随着矿石、煤炭、石油、天然气、页岩气、地下水等被开采出来。化石燃料燃烧后，其中的重元素随尾气和粉尘进入大气，可经呼吸直接进入人体；大气中的重元素可随颗粒物或雨水沉降到地面，被植物吸收后经食物链进入人体；重元素溶入地表水或地下水中，可经饮水进入人体。以矿石、煤炭、石油为化工原料，然后制造餐厨用品、日常用品和建筑材料，其中的重元素可经接触、呼吸和饮食进入人体。土壤、水和大气中的重元素还可被烟草植株吸收，在吸烟时随烟雾进入人体。随着矿物和化石燃料的开发利用，大量碳氧化物、硫氧化物、氮氧化物等被排放到大气中，这些气体会引发温室效应，导致极地冰川消融、海平面上升，最终挤压人类的生存空间。更重要的是，碳氧化物、硫氧化物、氮氧化物等形成的酸雨降落到地表，会增加土壤和水的酸度。水土酸度增加会促进作物对铅、镉、汞、砷等的吸收，进一步增加食物中重金属元素的含量。

本书系统阐述了元素在人体中的生理作用，这样便于读者了解各种元素缺乏病和元素过量病，认识均衡膳食的重要性，评估不同食物对元素补充的作用，学会理性看待各种保健品（膳食补充剂）。本书阐述了元素在人体中的毒理作用，这样可提醒读者防范食物、饮水、空气、化妆品和日常用品中可能的有害物质，关注生活环境和工作环境中潜在的有毒物质，认识环境保护对人类健康的极端重要性，最后积极投身到各种环保活动中。

由于著者水平有限，本书内容可能存在不少错误。在此诚恳地邀请读者朋友们指出不当之处，以便有机会再版时加以更正。

徐格林

2020.11.7

目 录

第一篇

元素与人类健康

Ba U

Mn

Rn Cu

01. 元素理论与医学发展

现代医学建立在元素理论之上，古代中医、古印度医学和古希腊医学同样建立在各自的元素理论之上。那么，元素理论对医学究竟产生了怎样的影响？

元素是物质世界最基本的构成单元。在人类社会早期，主要文明体都曾建立自己的元素学说，这些朴素的唯物主义理论不仅被用于认识世界，还用于解析人体自身，并由此衍生出各自的医学体系。

中国古人认为，五行（水、火、木、金、土）运转决定着事物的根本性质，五行生克决定着事物的发展方向。《尚书·洪范》记载："五行一曰水，二曰火，三曰木，四曰金，五曰土。水曰润下，火曰炎上，木曰曲直，金曰从革，土爰稼穑。润下作咸，炎上作苦，曲直作酸，从革作辛，稼穑作甘。"五行之间既具有相生关系（木生火、火生土、土生金、金生水、水生木），又具有相克关系（木克土、土克水、水克火、火克金、金克木）。

在古代中医建立在五行理论之上，人体五脏对应着五行，心属火，肺属金，肝属木，脾属土，肾属水。每一脏器受其他脏器滋养而不至于虚损，又受其他脏器制约而不至于亢盛。五行相生相克维持着人体内环境的稳定。依据五行相生理论，肾水滋养肝木（水生木），肝木上济心火（木生火），心火温运脾土（火生土），脾土生养肺金（土生金），肺金下生肾水（金生水）。依据五行相克理论，肺气肃降可抑制肝阳上亢（金克木），肝气条达可疏泄脾湿壅滞（木克土），脾气运化可节制肾虚水泛（土克水），肾水滋润可对抗心火过旺（水克火），心火温阳可制约肺气萧瑟（火克金）。

生克制化失常导致气血阴阳失调，这是疾病发生发展的根本原因。因此，治病不仅要考虑本脏，还应考虑他脏，并依据五行相生相克的规律，调整各脏器的太过或不及。如肝有病则应健脾胃，以防其传变。《难经》上记载："所谓治未病者，见肝之病，则知肝当传之与脾，故先实其脾气，无令得受肝之邪。"

建立在阴阳五行理论上的中医体系初创于原始社会，发展于商周时期，成形于秦汉时期。盛唐之后，中医理论和治疗方法大规模传入高丽（朝鲜）、日本等东亚国家。在繁荣东亚医学的同时，五行理论也对东亚文明产生了巨大影响。

古印度人则认为，地、水、火、风是构成物质世界的四大要素，这一理论被佛教传承和发展，进而发展出"四大种说"。《楞严经》曰："一切世间、种种变化，皆因四大和合发明。"一切物质和世事变迁都是"四大"分配调和的结果。佛教中"四大皆空"就是指脱离了地、水、火、风构成的物质世界。

建立在"四大种说"基础上的古印度医学阿育吠陀（Ayurveda）衍生出"三因五元"理论。三因即风（vata）、胆（pitta）、痰（kapha），人体各种功能均由三因驱动，人体一切疾病皆为三因失衡。五元即地（bhumi）、水（jala）、火（tejas）、风（pavan）、空（vyom）。五元是构成万物的基本元素，人体也不例外。在人体中，五元会转化为三因，促进新陈代谢和生命运转。阿育吠陀认为，治疗的要义是通过调节衣、食、住、行和精神世界使三因恢复均衡。由此可见，阿育吠陀不仅强调人体内环境的平衡，也关注人体与外环境之间的平衡；不仅重视无病状态，还追求肉体、精神、灵魂之间的和谐。

古巴比伦神话作家埃利什（Enûma Eliš）曾描述，宇宙由海、地、天、风四种元素构成，四种元素各对应一位天神，古埃及神话中也有类似传说。古希腊时期，哲学家恩培多克勒（Empedocles）发起的"四根说"认为，火（fire）、土（earth）、气（air）、水（water）是万物之根，万物因四根聚而生，因四根散而灭。亚里士多德（Aristotle）扩充了四根，认为物质世界由火、土、气、水和以太（ether）五种元素构成，每种元素都有冷热和干湿两种基本特性。"四根说"曾影响西方人世界观达两千年之久。

由"四根说"衍生出的"四体液说"是古代西方医学的理论基础。希波克拉底（Hippocrates，前460—前370）在《论风、水和地方》（*On Airs, Waters and Places*）一书中解释：人体是由血液、黏液、黄胆、黑胆四种体液组成。四种体液的比例决定了人的性格。四种体液维持相对均衡，某种体液过多或过少都会导致疾病的发生。根据恩培多克勒的理论，"四体液"中的血液、黏液、黄胆、黑胆分别对应"四根"中的气、水、火、土。

从希波克拉底时代开始，体液理论被古希腊医学、古罗马医学、拜占庭医学和伊斯兰医学等接纳为基本原理。在"四体液说"指导下，西方医学曾在不同时期建立了烙铁疗法、放血疗法、催吐疗法、水蛭疗法、嚼草疗法等，其目的都是恢复体内失衡的体液。

直到1543年，维萨里（Andreas Vesalius）首次对"四体液说"发起挑战。更早期的盖伦（Claudius Galen of Pergamon）通过解剖动物和观察被斩囚犯尸体发现了人体的结构（当时罗马帝国禁止解剖人体）。这些发现使医学界开始怀疑信奉了两千年的"四体液说"和"四根说"。瑞士名医帕拉塞尔苏斯（Paracelsus）提出：火、土、气、水是由更细微的组分（元素）构成，其中的可燃元素（硫）、可变元素（汞）、不变元素（盐）是导致人体一切疾病的根源。1628年，哈维（William Harvey）建立了循环理论，"四体液说"的根基发生动摇。1858年，魏尔啸（Rudolf Virchow）建立了细胞病理学，从而彻底否定了"四体液说"。

1661年，英国化学家波义耳（Robert Boyle）在他的著作《怀疑派化学家》（*The Skeptical Chemist*）中提出：物质由不可再分的元素（原子）构成，一种元素不能通过化学反应转变为另一种元素。尽管没有回答共有多少种元素，波义耳的学说依然推动了原子理论的创立，促进了化学元素的发现。西方科技史家将1661年认定为近代化学的发轫之年。

1789 年，法国化学家拉瓦锡（Antoine Lavoisier）制定了第一个化学元素表。拉瓦锡不仅将盐酸基、氢氟酸基和硼酸基列为元素，还将光（light）和热（caloric）也列为元素。他将 33 种元素分为气、土、金属和非金属四大类。从中不难看出，拉瓦锡依然没能摆脱"四根说"的影响。稀土（rare earth）一词就是源于"四根说"中的土（earth）。1818 年，瑞典化学家贝采里乌斯（Jöns Berzelius）也绘制了元素表，测定了当时已知 49 种元素中 45 种的相对原子质量（通称原子量）。原子量的测定为确定新元素提供了依据，也为创立原子理论铺平了道路。

1869 年，俄罗斯化学家门捷列夫（Dmitri Mendeleev）公布了元素周期表。与之前学者的做法不同，门捷列夫将元素按周期规律进行排序。他不仅列出了当时已知的 66 种元素，还为未知元素留下空位（彩图 1）。利用元素周期表，门捷列夫纠正了对已知元素特性的错误认识，预测了部分未知元素的特性。1875 年，法国化学家布瓦博德朗（Lecoq de Boisbaudran）发现了门捷列夫预言的镓。1886 年，德国化学家温克勒（Clemens Winkler）发现了门捷列夫预言的锗。镓和锗的发现证实了元素周期理论的正确性，门捷列夫和元素周期表从此名扬天下。

新的元素理论开启了现代化学之门。在此基础上，衍生出分析化学、有机化学、生物化学等化学学科及生理学、细胞学、细菌学、药理学、分子遗传学等医学相关学科。人类开始从微观领域探索生命的起源和本质，寻找疾病发生的根本原因，从而促进了现代医学的大发展。

曾有学者认为，阴阳五行理论是阻碍中国科技和中医发展的主要原因。通过回顾元素理论的发展史不难发现，西方科技和西方医学其实都脱胎于"四根说"。"四根说"与中国古代的"阴阳五行说"并无二致。只是到了文艺复兴时期，欧洲人开始用批判的眼光看待先哲们留下的知识体系，正是这种批判精神使元素理论得以不断革新，最后无限接近微观世界的真实面目。反观近代中国，在面对喷薄而出的西方科技革命时，彷徨不安的统治阶层依然回望五千年前的圣贤，奢望在坟典中找到诸多问题的答案。

02. 元素与人体

元素周期表中列有 118 种元素，地球上存在 92 种天然元素，人体需要 29 种功能元素。那么，功能元素在人体中究竟发挥着什么样的作用呢？

从细胞水平看，人体由肌肉、骨、神经、皮肤、血液等组织细胞构成。从分子水平看，人体由水、无机盐、蛋白质、碳水化合物（糖）、脂肪、核糖核酸等有机和无机分子构成。从原子水平看，人体由氢、碳、氮、氧等元素构成。人体与外界环境不断进行着物质交换和能量转化，以新陈代谢的方式维持着生命活力。因此，人体中的元素构成处于动态变化之中。

在构成人体的元素中，氧、碳、氢、氮含量最多，分别占人体质量的 61.4%、22.9%、10.0%、2.6%（表 1-1）。水是人体含量最多的化合物（约 65%），而水由氢和氧两元素构成。蛋白质、脂肪、碳水化合物、核糖核酸等均以氧、碳、氢、氮为骨架。这些生物大分子是生命的基础，因此氧、碳、氢、氮统称生命元素或有机元素（彩图 2）。

表 1-1　构成人体的元素

原子序数	元素	含量（g）*	含量比例（ppm）*	人体必需	在人体的主要生理作用	过量的危害
8	氧	43000	614000	是	水和有机物的构成，有氧代谢	醉氧
6	碳	16000	229000	是	有机物的骨架	一氧化碳中毒、二氧化碳中毒

（续表）

原子序数	元素	含量（g）*	含量比例（ppm）*	人体必需	在人体的主要生理作用	过量的危害
1	氢	7000	100000	是	水和有机物的构成	窒息（吸入）
7	氮	1800	25700	是	有机物的构成	氮气病（潜水时上浮过快）
20	钙	1000	14300	是	骨骼的主要成分，细胞信号转导	心脑血管病、肾结石
15	磷	708	10100	是	核酸的构成，能量代谢	甲状旁腺功能亢进
19	钾	140	2000	是	维持细胞兴奋性、信号转导	高钾血症、心律失常
16	硫	130	1860	是	含硫氨基酸、生物素、硫胺素的构成	溃疡性结肠炎、腹泻
11	钠	100	1430	是	维持细胞兴奋性、信号转导	高血压
17	氯	91	1300	是	信号转导，胃酸的构成	高血压
12	镁	19	271	是	信号转导，能量代谢	高镁血症、腹泻
26	铁	4.2	60.0	是	血红蛋白的构成	铁中毒、胃肠出血
9	氟	2.6	37.1	可能	维持牙齿和骨骼健康	氟中毒、氟斑牙、氟骨症
30	锌	2.3	32.9	是	锌指蛋白的构成	锌中毒、贫血
14	硅	1.0	14.3	是	参与弹性蛋白合成，维持骨骼健康	硅肺（吸入）
37	铷	0.68	9.71	否	无	肝肾损伤
38	锶	0.32	4.57	可能	维持骨骼健康	佝偻病
35	溴	0.26	3.71	可能	合成 IV 型胶原的辅助因子	溴中毒、神经系统损害
82	铅	0.12	1.71	否	无	铅中毒、智力损害、发育障碍
29	铜	0.072	1.03	是	铜蓝蛋白的构成	铜中毒、肾损伤、肝损伤
13	铝	0.06	0.857	否	无	智力损害、神经系统损伤
48	镉	0.05	0.714	否	无	痛痛病、智力损害、肿瘤
58	铈	0.04	0.571	否	无	铈中毒、高铁血红蛋白血症
56	钡	0.022	0.314	否	无	钡中毒、神经损伤、心律失常
50	锡	0.02	0.286	否	无	神经损伤

（续表）

原子序数	元素	含量（g）*	含量比例（ppm）*	人体必需	在人体的主要生理作用	过量的危害
53	碘	0.02	0.286	是	甲状腺素的构成	甲亢、甲减
22	钛	0.02	0.286	否	无	黄甲综合征
5	硼	0.018	0.257	是	维持骨骼健康，稳定核糖结构	硼中毒、皮炎、脱发
34	硒	0.015	0.214	是	硒蛋白的构成	硒中毒、脱发、指甲变形
28	镍	0.015	0.214	是	多种生物酶的构成	心肌损伤、过敏性哮喘
24	铬	0.014	0.2	是	铬调节素的构成，参与糖代谢	铬中毒、肿瘤、出生畸形
25	锰	0.012	0.171	是	生物酶的辅助因子	锰中毒、神经损伤
33	砷	0.007	0.1	是	氨基酸代谢、组蛋白甲基化	砷中毒、神经损伤、肾脏损伤
3	锂	0.007	0.1	可能	生物酶、激素和维生素的辅助因子	锂中毒、神经损伤
80	汞	0.006	0.0857	否	无	智力损害、神经损伤
55	铯	0.006	0.0857	否	无	低钾血症、心律失常
42	钼	0.005	0.0714	是	多种生物酶的构成	钼中毒、贫血、腹泻
32	锗	0.005	0.0714	否	无	贫血、肾功能损害
27	钴	0.003	0.0429	是	维生素 B_{12} 的构成	钴中毒、视力损害、听力损害
51	锑	0.002	0.0286	否	无	胰腺炎、心律失常
47	银	0.002	0.0286	否	无	银质沉积病、皮肤损伤
41	铌	0.0015	0.0214	否	无	肾脏损伤
40	锆	0.001	0.0143	否	无	贫血
57	镧	0.0008	0.0114	否	无	高血糖、低血压、肝损伤
52	碲	0.0007	0.01	否	无	肾损伤、神经损伤
31	镓	0.0007	0.01	否	无	肾损伤
39	钇	0.0006	0.00857	否	无	肝损伤、肺损伤
83	铋	0.0005	0.00714	否	无	铋中毒、肾损伤
81	铊	0.0005	0.00714	否	无	神经损伤、肾损伤
49	铟	0.0004	0.00571	否	无	肾损伤、肿瘤
79	金	0.0002	0.00286	否	无	遗传毒性（纳米金）
21	钪	0.0002	0.00286	否	无	肾损伤
73	钽	0.0002	0.00286	否	无	肾损伤

（续表）

原子序数	元素	含量（g）*	含量比例（ppm）*	人体必需	在人体的主要生理作用	过量的危害
23	钒	0.00011	0.00157	可能	维持骨骼健康	神经损伤、心脏损伤
90	钍	0.0001	0.00143	否	无	放射性损伤
92	铀	0.0001	0.00143	否	无	放射性损伤
62	钐	0.00005	0.000714	否	无	肾损伤
4	铍	0.000036	0.000514	否	无	铍中毒、肺损伤
74	钨	0.00002	0.000286	否	无	肺损伤、DNA 损伤

* 以体重 70 千克的成年男性为基准。

ppm：百万分之一。

除了氧、碳、氢、氮，其他元素约占人体总质量的 3%。一般将人体中含量超过 0.01% 的元素称为宏量元素或常量元素。人体中的宏量元素按含量依次为：钙（1.4%）、磷（1.1%）、钾（0.20%）、硫（0.19%）、钠（0.15%）、氯（0.15%）、镁（0.05%）。

必需微量元素是指在人体中含量极少，但能发挥独特生理作用的元素。根据美国医学研究所（IOM）的标准，人体必需微量元素有 14 种：硼、硅、矾、铬、锰、铁、钴、镍、铜、锌、砷、硒、钼、碘。关于铬是否为人体所必需，目前尚未达成科学共识。美国和日本将铬列为人体必需微量元素，但欧洲食品安全局（EFSA）尚未将铬列为人体必需微量元素。锂、锶、溴在体内可发挥一定生理作用，但这些作用可被其他元素取代。氟具有硬化牙釉质的作用，但氟并没有必不可少的生理作用。因此氟、锂、锶、溴称为非必需微量元素。最近有研究发现，溴可促进人体合成胶原蛋白Ⅳ，如果将来能证明这一作用为人体所必需，溴就会成为第 15 种必需微量元素。

体内元素的相对含量因人而异，这主要是因为脂肪、肌肉和骨骼的比例各不相同。新生儿体内水含量高达 78%，一岁幼儿体内水含量下降到 65%，成年男性体内水含量约为 60%，成年女性体内水含量约为 55%。女性脂肪含量多，脂肪组织水含量远低于肌肉组织。因此，女性体内碳元素比例相对较高。

人体维持各种生理活动需要消耗能量，能量会以碳水化合物、脂肪、蛋白质等形式摄入。体内元素在新陈代谢过程中不断消耗流失，婴幼儿和儿童在生长发育过程中会构建新的组织和细胞，这些过程都需要持续补充相关元素。

外界环境中的元素可通过饮食、呼吸、皮肤等途径进入人体。人体所需的元素大部分经食物和饮水摄入，新陈代谢所需的氧主要经呼吸摄入，部分微量元素（如碘）也可经呼吸摄入。皮肤具有吸收功能，但正常情况下经皮肤吸收的元素基本可忽略不计。

人类的食物源于动物、植物、菌类和矿物等。土壤、空气和水中的元素被动物、植物、菌类吸收后，经食物链进入人体，人体还能通过呼吸过程直接与空气进行元素交换。因此，人体中的元素均源于土壤、空气和水。环境中的元素构成一旦发生异常变化，就可能危害人体健康，甚至危及人类生存，这是全球高度重视环境保护的根本原因。

体内元素主要经尿液和粪便排出，少量经汗液、泪液、月经、精液、皮肤碎屑和毛发脱落等途径流失。元素摄入、吸收、代谢、排出等出现异常都可能导致疾病发生。

人体中有4种有机元素、7种宏量元素、14种必需微量元素、4种非必需微量元素。现有技术可在人体内探测到60种元素，除了上述29种元素具有生理功能外，其余31种均为无功能元素。有些无功能元素会产生毒性，其毒性大小取决于元素的理化性质、摄入量和个体敏感度等。惰性金属（金、银、铂、铱）和惰性元素（氦、氖、氩、氪、氙）对人体危害较小，重金属（镉、汞、铅）和放射性元素（氡、钋、镭、镁）对人体危害较大。世界卫生组织强调，随着工业开发，镉、汞、铅、砷等重金属已对人类健康构成严重威胁。另外，锰、铬、钴、镍、铜、锌、硒、锑、铊等若暴露过度也会危及人类健康。

元素周期表中共列有118种元素，其中80种有稳定同位素，38种没有稳定同位素。放射性核素是指原子核可自行发出射线同时释放一定能量的元素，这一过程称为衰变。元素衰变发出的射线包括α、β和γ射线。这些射线可对人体组织造成放射性损伤。人体放射性损伤可源自外照射（接触）和内照射（吸入和摄入）。外照射主要由 β 和 γ 辐射引起，这两种射线穿透力强。内照射主要由 α 辐射引起，这种射线穿透力弱。

土壤、水和大气中的元素可被烟草植株吸收。有些重金属和放射性同位素可在烟叶中蓄积，最后随烟雾进入人体。因此，吸入重金属和放射性同位素是吸烟危害健康的重要作用机制。化妆品中的成分会经皮肤吸收，其中的有害元素也会危及使用者的健康。

第二篇

有 机 元 素

N

O

03. 氢

高浓度氢气具有抗氧化作用，商家据此开发出富氢水及其他各种氢气产品。那么，氢气究竟能不能防治肿瘤和其他疾病呢？

氢（H）的原子序数为 1，原子量为 1.008。在元素周期表中，氢位于第一周期第一主族（ⅠA）。地壳中氢的丰度约为 1400 ppm，在各元素中位居第十。两个氢原子形成一个氢气分子。氢气无色、无味、无臭。在常温常压下，氢气密度只有空气的十四分之一。1766 年，英国科学家卡文迪许（Henry Cavendish）发现了氢气。

氢元素在人体中有哪些作用？

氢气在地球大气中含量极少，按体积计算只有 0.5 ppm。这是因为氢气密度低，很容易摆脱地球引力而逸散到外太空。地球上氢元素主要以水的形式聚集在海洋中。地球表面有 70.9% 为海洋覆盖，原始地球海洋覆盖面积更广阔。地球上的生命孕育自原始海洋，人类由原始海洋生命进化而来，因此人体血液成分与原始海洋相仿，体内各种生理反应都需要水参与。

氢与其他元素可形成多种化合物。氢与氧结合形成水（H_2O），氢参与构成蛋白质、核酸、脂肪、碳水化合物等有机大分子的框架，因此氢是生命体必需的元素。

人体中的氢元素源自哪里？

空气中几乎没有氢气，人体也没有利用氢气的机制。体内氢元素的主要来源是饮水和食物中的碳水化合物。此外，蛋白质、核酸、脂肪、有机酸和无机酸都含氢元素。水是人体含量最多的成分，占成人体重的60%～70%，婴幼儿和儿童体内水的比例更高。女性由于脂肪含量高，体内水的比例低于男性。

水在人体内如何吸收和排出？

水主要在小肠和大肠中吸收。饮食中的水大部分会被吸收，少部分经粪便排出。体内水平衡通过渗透压反射调节。当体内水分不足（如大量出汗）时，血钠浓度和血浆渗透压升高（超过290 mOsm/kg），下丘脑渗透压感受器受到刺激，产生的神经信号传递到大脑皮质，形成口渴感，驱使人找水并喝水，使体内水盐平衡得以恢复。渗透压感受器受到刺激还会促使下丘脑分泌抗利尿激素（又称加压素，ADH）。当抗利尿激素随血液循环抵达肾脏时，会增加肾小管和集合管对水的重吸收，减少肾脏排水，从而将血钠浓度和血浆渗透压恢复到正常水平。相反，体内水分过多、血浆渗透压下降时，下丘脑渗透压感受器不受刺激，抗利尿激素停止分泌，多余的水就会随尿液排出体外。

人每天需要喝多少水？

美国医学研究所认为，成年男性水的适宜摄入量（AI）为每天3700毫升，成年女性水的适宜摄入量为每天2700毫升，其中包括饮水和食物含水。中国营养学会认为，成年男性水的适宜摄入量为每天3000毫升，成年女性水的适宜摄入量为每天 2700 毫升（表 2-1）。

表 2-1　水适宜摄入量（毫升 / 天）

中国营养学会					美国医学研究所				
年龄段	水摄入总量 #		饮水量		年龄段	水摄入总量		饮水量	
	男性	女性	男性	女性		男性	女性	男性	女性
0～6 月	700	700	—	—	0～6 月	700	700	—	—
7～12 月	900	900	—	—	7～12 月	800	800	—	—
1～3 岁	1300	1300			1～3 岁	1300	1300		
4～6 岁	1600	1600	800	800	4～8 岁	1700	1700	—	—
7～10 岁	1800	1800	1000	1000	9～13 岁	2400	2100	1800	1600
11～13 岁	2300	2000	1300	1100	14～18 岁	3300	2300	2600	1800
14～17 岁	2500	2200	1400	1200	19～30 岁	3700	2700	3000	2200
18～49 岁	3000	2700	1700	1500	31～50 岁	3700	2700	3000	2200
50～64 岁	3000	2700	1700	1500	51～70 岁	3700	2700	3000	2200
65～79 岁	3000	2700	1700	1500	≥71 岁	3700	2700	3000	2200
≥80 岁	3000	2700	1700	1500					
孕妇		+300*		+200*	孕妇	3000		2300	
乳母		+1100*		+600*	乳母	3800		3100	

* 在同年龄段基础上的增加量；# 水摄入总量包括饮水量和食物含水量；— 表示该值尚
　未确立。

氢气对人体有害吗？

增加空气中氢气含量有可能导致窒息和缺氧。空气中氢气含量增加的
另一危险是发生爆炸。核潜艇在运行过程中会通过电解水生产氧气，这一
过程同时会产生氢气。为了防止火灾和爆炸，核潜艇内空气氧含量常维持
在稍低水平（约 19.5%）。美国海军规定，核潜艇中氧分压的连续暴露指
导水平（CEGL）为 140 mmHg，以防止人员发生窒息。如果用氢气降低
氧分压，则空气中氢气浓度将达到 5.6%，这一水平已超氢气爆炸的临界点

（4.1%）。也就是说，空气中氢含量首先达到爆炸点，然后才会达到窒息水平。所以，美军制定的氢气吸入安全标准均以防爆剂量为依据，而非以窒息剂量为依据。

随着吸入气体中氢气分压的增加，肺泡氧分压降低，人在昏暗光线下的视敏度首先下降，这主要是由视网膜视杆细胞缺氧所致。轻度缺氧还会出现判断力下降、执行多重工作的能力减退、短期记忆力受损、反应时间延长、精神倦怠等。重度缺氧会出现呼吸急促、发绀、大汗、心律不齐、意识障碍，甚至死亡。

美国环境保护署（EPA）建议，当爆炸性气体的浓度达到爆炸下限的10%时，应安排人员撤离。氢气在空气中爆炸的浓度下限是4.1%。美国海军、美国国家航空航天局（NASA）都将吸入气中氢气浓度0.41%设为连续暴露指导水平。

氢气疗法有依据吗？

人体肠道中的细菌可对食物起发酵分解作用，将大分子转变为小分子，使营养成分更易吸收。部分肠道细菌可通过有氧发酵产生氢气，并利用氢气获取能量。肠道细菌产氢的能力取决于肠道环境和食物成分，有研究者测算，成人肠道每天可产生氢气150～12000毫升。

肠道中的氢气除了为细菌提供能量，也会影响其他组织器官的功能。在患肝炎的小鼠中发现，用强效抗生素将肠道细菌全部杀灭后，小鼠肠道就不再产生氢气，这时肝炎会迅速恶化；而不使用抗生素的小鼠肝炎会逐渐好转。当然，肠道细菌除了产氢以外，还会产生甲烷等其他气体。

氢气会影响肠蠕动。如果肠道细菌产生甲烷过多，肠道蠕动减慢，食物残渣排出延迟，这时容易发生便秘；如果肠道细菌产生氢气过多，肠道蠕动加快，食物残渣排出加速，这时容易发生腹泻。肠激惹综合征（IBS）患者因肠道菌群过度繁殖，产生大量氢气，肠道发生剧烈收缩，患者常出现腹痛和腹泻。针对这类患者，使用抗生素杀灭部分肠道细菌，减少氢气产量，就能缓解腹痛和腹泻。

有些药物或食物可增加肠道细菌产氢量。阿卡波糖（acarbose）是一种结构复杂的低聚糖，其结构类似寡糖。阿卡波糖这种"假寡糖"可在肠道与寡糖竞争 α-葡萄糖苷酶上的结合位点，使寡糖不能分解为葡萄糖，从而减少肠道对葡萄糖的吸收，最终发挥降低血糖的作用。因此，阿卡波糖常用于治疗糖尿病。服用阿卡波糖后，未被降解的寡糖进入结肠，被细菌分解产生大量氢气，有时患者会出现腹痛和腹胀。检测发现，服用阿卡波糖的人呼出气中含有高浓度氢气。

乳果糖是由半乳糖与果糖组成的二糖，也是一种寡糖。乳果糖口服后几乎不被小肠吸收，大部分以原形抵达结肠。乳果糖在结肠被细菌分解产生大量氢气，导致肠道蠕动加快。因此，乳果糖可用于治疗便秘。

在细胞研究中发现，氢气可消除对人体有害的活性氧簇（ROS），增加超氧化物歧化酶（SOD）的表达，提高血红素加氧酶（heme oxygenase）的活性，这些作用使氢气在细胞内具有一定的抗氧化作用。最近的研究发现，氢气能抑制细胞凋亡。

由于氢气具有抗氧化作用，在人体和动物研究中曾尝试将氢气导入体内，以预防和治疗与氧化应激有关的疾病。让氢气进入体内的途径包括吸入、口服和注射。研究发现，给大鼠短期吸入含 2% 氢气的空气可减轻血管闭塞后的脑损伤，减轻冠脉闭塞后的心肌损伤，减轻呼吸机和高压氧导致的肺损伤。

饮用富氢水（日本称为"水素水"）是最常用的摄氢方法。制备富氢水的常用方法包括溶解法、电解法和化学法。溶解法是将氢气通入水中，通过自然溶解产生富氢水。电解法是将正负电极置入水中，水电解后生成氢气和氧气，部分富氢水杯就是通过这一原理制成。化学法是将镁条放入水中，镁和水在常温下发生缓慢反应，生成氢氧化镁和氢气，有些富氢水杯就是在杯体中放置镁条。

出于安全考虑，目前还不能给人直接吸入高比例含氢空气或注射含氢溶液；但饮用富氢水已在临床开展研究。日本学者赤山（Kajiyama）让糖尿病患者每天饮用900毫升富氢水，两个月后发现糖耐量指标有所好转。还有日本学者发现，让代谢综合征（肥胖、高血脂、糖耐量异常）患者每天饮用1500毫升富氢水，8周后血液SOD和高密度脂蛋白（HDL）水平升高。另外，饮用富氢水可缓解放射治疗后的疲劳和消化道不适，有助于治疗牙周病。日本学者认为，富氢水是理想的运动饮料，饮用富氢水可降低剧烈运动导致的乳酸升高，使肌肉快速恢复力量。

随着氢气医学的进展，敏锐的商家瞄准了氢气这一巨大商机。在利益攸关者的鼓吹下，氢气不仅成为防治各种疾病的万应丹，还能延年益寿、养颜美容。富氢水、富氢棒、富氢水杯、富氢食品在市场热销。但应当强调的是，用氢气预防和治疗任何一种疾病，目前都缺乏循证依据。

氢气抗氧化作用的具体机制尚待探索，其最佳剂量也没有确定。氢气治疗的临床研究结果差异很大，有的观察到疗效，有的未观察到疗效，说明这些结果存在很大不确定性。氢气医学源于日本，学术研究集中于冈山大学（Okayama University）等个别机构，其背后的利益冲突值得高度怀疑。关键的问题是，商家宣称的氢气疗效根本不能用现有知识体系合理解释。

氢气是一种难溶于水的气体，常温常压下氢气在水中的溶解度仅为1.83%，即每100毫升水最多可溶解1.83毫升氢气。成人肠道每天产生氢气150～12000毫升，蔬菜水果等高纤维食物会大幅增加肠道产氢量。每天饮用1000毫升富氢水，氢气含量也不过18毫升（其实远达不到这种饱和浓度），相对肠道动辄几千毫升的氢气产量，富氢水中的氢气基本可忽略不计。

1975年，美国贝勒大学杜勒教授（Malcolm Dole）和同事首次开展了氢气治疗癌症的研究。他们将患有皮肤鳞癌（经紫外线持续照射后诱发）的小鼠分为两组：一组放入含2.5%氧气和97.5%氢气的高压舱内；另一组放入含 2.5% 氧气和 97.5% 氢气的高压舱内。两组舱内压均加持到 8.28 个大气压，这样能使舱内氧分压与大气氧分压基本相等。维持高压治疗 10 天后，用氢气治疗的小鼠皮肤癌各项指标有所好转。就像杜勒教授在论文中阐述的那样，高压氢气治疗产生的短期疗效能否持久尚无法确定；因为无法开展量效研究，所观察到的疗效是否真与氢气有关也不得而知。事实上，杜勒教授和同事从此放弃了这种疗法，因为将氢氧混合后加压极易引发爆炸，这一技术障碍使高压氢治疗皮肤癌无法在临床开展。根据杜勒教授的研究，如果要产生皮肤癌治疗作用，须将 97.5% 氢气加压到 8.28 个大气压，并维持高压 10 天以上。这样产生的氢分压高达 818 kPa。目前各种所谓的氢治疗采用的是含 2% 氢气的常压空气，其氢分压仅 2 kPa。可见，两者的差距相当之大。

氢元素约占人体质量的 10%，体内的氢元素主要以水和碳水化合物的形式摄入。体内的氢元素与氢气毫无瓜葛。人类自古就生存在无氢气的环境中，体内根本不存在利用氢气的机制。氢气是一种相当稳定的分子，肠道中的氢气终究会成为养活细菌的能量，被氧化后转变为水、硫化氢和氨，以屁的形式排出体外。仅少量氢气随水分弥散入血液，经过组织器官间转运，经过肺循环与空气交换，抵达组织器官的氢气更是微乎其微。

在细胞学研究中，高浓度高分压氢气确实可发挥抗氧化应激作用，这是商家推崇富氢水的主要借口。问题的关键在于，目前的技术不可能在体内产生如此高浓度、高分压的氢气。从理论上推测，抗氧化剂可用于肿瘤、动脉粥样硬化、糖尿病等慢性病的防治。科学家也研发出了多种具有强烈抗氧化应激作用的物质，如虾青素、番茄红素、花青素、β-胡萝卜素、维生素 C、维生素 E 等，遗憾的是，还没有一种抗氧化剂能被临床试验证明可防治肿瘤等慢性病，更遑论抗氧化作用极其微弱的富氢水。

最近几年来，日本商界和学界联手，推动日本政府批准氢气为食品添加剂，面向世界推销富氢水和氢化产品。除日本外，其他国家鲜有开展氢气临床研究，也没有其他国家批准氢气为食品或饮水添加剂。目前，美国食品药品管理局（FDA）批准的氢气食品用途仅限两项：一是制造鱼油时吹入氢气，因为氢气能使液态鱼油迅速固化为胶丸；二是将氢气吹入玉米糖浆制成保湿剂，但这种保湿剂仅限于狗粮和猫粮，人类不得食用。

水是重要的饮食要素，成人每天摄入饮用水高达 2 升，对饮水理化性质的任何改变都可能对公众健康产生潜在威胁。无论镁化学法还是水电解法产生的富氢水，其毒性、致畸性和致癌性均未确立。镁化学法可能大幅增加饮水镁含量，改变饮水 pH 值。水电解法有可能将饮水中的含氮物转变为亚硝酸盐，成为潜在的致癌物。氢在肠道内经细菌转化为硫化氢，具有引发溃疡性结肠炎的可能。部分营销商依据个别模棱两可的疗效证据，或借口细胞学研究的遥远证据，向民众兜售富氢保健品，这些夸大宣传不仅会产生潜在健康威胁，还可能贻误高血压、糖尿病、心脑血管病等慢性病的防治。

04. 碳

> 碳是人体的骨架元素，碳元素约占人体质量的
> 22.9%。人体不能直接利用碳元素，那么碳元素是以
> 哪些形式进入人体的呢？

碳（C）的原子序数为 6，原子量为 12.01。在元素周期表中，碳位于第二周期第四主族（ⅣA）。在地壳中，碳的丰度约为 200 ppm。碳是一种非金属元素，是人类自古就认识的元素之一。存在于二氧化碳和碳酸盐等简单化合物中的碳称为无机碳；存在于烃、醇、醛等化合物中的碳称为有机碳。有机化合物种类繁多，因此碳被称为"元素之王"。

碳在人体中有哪些作用？

碳约占人体质量的 22.9%，在各元素中仅次于氧，位居第二。碳是蛋白质、碳水化合物、脂肪等大分子的基本构成元素，所以说碳是人体的骨架。碳、氢、氧三元素结合可形成糖、醇、脂肪、芳香酯、胡萝卜素和萜烯类化合物；引入氮元素，可形成氨基酸和生物碱；引入硫元素，可形成含硫氨基酸；引入磷元素，可形成核酸（DNA 和 RNA）和三磷酸腺苷（ATP）。核酸是人体的遗传物质，ATP 是人体的直接供能物质。

哪些食物中富含碳?

碳水化合物是指由碳(C)、氢(H)、氧(O)组成的有机分子。这类化合物所含氢氧比例为2∶1,与水的氢氧比一样,加之都含碳,故称碳水化合物。所有碳水化合物的结构可用通式 $C_m(H_2O)_n$ 表示。自然界中的碳水化合物是由绿色植物经光合作用合成。从化学结构来看,碳水化合物为多羟基醛类或酮类。

人体中的碳主要源于食物中的碳水化合物。在生物化学中,碳水化合物是"糖"(saccharide)的同义词,其范围非常广泛,包括糖(sugar,注:saccharide 和 sugar 是两个不同的概念,但中文将两者均翻译为"糖",应注意其区别)、淀粉和纤维素。根据结构的不同,糖(saccharide)可分为四大类:单糖、二糖、寡糖和多糖。单糖和二糖分子量小,就是日常所指的糖(sugars)。

糖在生物体内有多重作用,但最主要的作用是提供能量。尽管脂肪和蛋白质也可提供能量,但碳水化合物是最经济的供能物质。糖类及其衍生物还参与凝血、免疫、生殖和发育等过程。肝脏产生的肝素(一种黏多糖)具有抗凝血作用;红细胞膜上的鞘糖脂决定 ABO 血型。

很多天然食物都含有碳水化合物(糖)。粮食、土豆、甘蔗、水果含糖尤其丰富。甘蔗中含有蔗糖,蔬菜水果中含有葡萄糖和果糖,小麦、玉米、大米和土豆中的淀粉是多糖,植物细胞壁中的纤维素也是多糖。淀粉和食糖的主要成分是碳水化合物。人奶和牛奶都含有较高水平的乳糖。

碳是如何进入和排出人体的?

食物中的碳水化合物大多为淀粉或其他形式的多糖。在消化酶的作用下,多糖在肠道中降解为葡萄糖、半乳糖、果糖、甘露糖等单糖后被吸收。

葡萄糖被吸收后经血液转运到细胞中，成为人体代谢的"首要燃料"。经过有氧呼吸，葡萄糖最终分解为二氧化碳和水，同时生成直接供能物质三磷酸腺苷（ATP），二氧化碳经血液运送到肺部，最终经呼吸排出体外。

人体每天需要多少糖？

2007 年世界卫生组织制定的指南推荐，食物中碳水化合物提供的能量应占总能量摄入的 50% ～ 75%。其中，添加糖提供的能量应低于总能量摄入的10%。美国医学研究所推荐，食物中碳水化合物提供的能量应占总能量摄入的 45% ～ 65%。其中，添加糖提供的能量应低于总能量摄入的 25%。中国营养学会推荐，食物中碳水化合物提供的能量应占总能量摄入的 50% ～ 65%。其中，添加糖提供的能量应低于总能量摄入的 10%。成人每天碳水化合物的平均需求量（EAR）为 120 克。

根据中国居民营养与健康状况调查，2012 年城市居民每天摄入碳水化合物 268 克，农村居民每天摄入碳水化合物 341 克。可见，在饮食正常的人群中很少发生碳水化合物摄入不足，偶然发生的低血糖也很容易纠正。

糖缺乏有哪些危害？

人体储存葡萄糖的能力有限，成人体内大约储存有 400 克葡萄糖。神经细胞和红细胞只能利用葡萄糖供能，因此血糖浓度必须维持在一定水平才能保障脑的正常功能，否则就会发生意识障碍。饥饿状态下为了节约葡萄糖，体内糖异生反应激活，脂肪动员加强，脂肪酸经氧化后产生能量，同时生成大量酮体，有时会引发酮症酸中毒。在减肥者中，有时会发生碳水化合物摄入不足，这时会出现呕吐、便秘和口臭等症状。

碳和含碳化合物有哪些危害?

碳本身对人体没有毒性。不慎吞食后，木炭或石墨无法被胃酸和肠液消化，也不能被吸收，大部分会以原形自粪便排出。活性炭具有强大的吸附能力，服用后能帮助肠道排出积气，因此可用于治疗孕期胆汁淤积。

随皮肤外伤浸入的碳，会长期留存在体内。因此，炭黑是良好的文身颜料。1991年，意大利阿尔卑斯山区发现奥茨雪人（Otzi）。碳-14检测发现，这一保存完好的冰冻尸体已有5300年历史，是目前已知最古老的木乃伊。奥茨雪人身上的文身清晰可见，其所用颜料就是炭黑。

尽管吞食木炭或石墨不会产生明显毒副作用，大量吸入炭粉却会危及健康。炭粉可刺激肺泡上皮细胞产生炎症反应，引起组织充血和增生。吸入过量炭粉经常发生在煤炭工人中，所以也称煤炭工人尘肺病。

一氧化碳是含碳物质燃烧不充分的产物。吸入一氧化碳毒性很大，严重时会危及生命。在中国，一氧化碳中毒是导致死亡人数最多的急性职业中毒，也是生活意外导致中毒的最常见原因，尤其多发于北方的冬季。一氧化碳可与血红蛋白结合，使其丧失运输氧气的能力，最终造成组织因缺氧而坏死。一氧化碳中毒对全身组织均有影响，但对脑组织的影响尤为严重。

一氧化碳中毒最初表现为头痛、恶心和困倦，这些症状很容易被误认为是感冒或胃肠炎。随着中毒加深，患者可出现头晕、兴奋、心率加快、注意力下降、幻觉、行走不稳、意识模糊、癫痫发作、昏迷、呼吸骤停和死亡。急性一氧化碳中毒后的另一危险是迟发性脑损害，其症状包括智能损害、痴呆、记忆力下降、精神异常、语言障碍、帕金森综合征、失明等。在40天内，高达50%的中毒者可发生迟发性脑损害，老年人和重度中毒者更易发生迟发性脑损害。

慢性一氧化碳中毒是因长期接触较低水平的一氧化碳所致。慢性中毒者可出现持续性头痛、头晕、恶心、情绪低落、记忆力下降、听力障碍和精神错乱等症状。一旦脱离中毒环境，上述症状一般都会消失。

　　在室内烹饪和取暖过程中，应严防一氧化碳中毒。家庭可安装一氧化碳探测器，定期清理和检查燃气灶具，保持通风设施正常运转。轿车内也是一氧化碳中毒发生的常见空间，应定期检测车辆排气系统和轿厢通风系统。

　　高碳水化合物膳食可升高血脂，增加心脑血管病的风险。长期高碳水化合物膳食对糖尿病的发生发展都有不利影响。减少碳水化合物摄入还有利于保持适宜体重。

表 2-2　碳水化合物摄入参考标准（克／日）

中国营养学会					美国医学研究所				
年龄段	总碳水化合物		添加糖		年龄段	总碳水化合物		添加糖	
	平均需要量（克）	占总能量摄入（%）	可接受量（克）	占总能量摄入（%）		平均需要量（克）	占总能量摄入（%）	可接受量（克）	占总能量摄入（%）
0～6 月	60（AI）	—	—	—	0～6 月	60（AI）			
7～12 月	85（AI）	—	—	—	7～12 月	95（AI）			
1～3 岁	120	50～65	—	—	1～3 岁	130	45～65	—	<25
4～6 岁	120	50～65	<50	<10	4～8 岁	130	45～65	—	<25
7～10 岁	120	50～65	<50	<10	9～13 岁	130	45～65	—	<25
11～13 岁	150	50～65	<50	<10	14～18 岁	130	45～65	—	<25
14～17 岁	150	50～65	<50	<10	19～30 岁	130	45～65	—	<25
18～49 岁	120	50～65	<50	<10	31～50 岁	130	45～65	—	<25
50～64 岁	120	50～65	<50	<10	51～70 岁	130	45～65	—	<25
65～79 岁	120	50～65	<50	<10	≥71 岁	130	45～65	—	<25
≥80 岁	120	50～65	<50	<10					
孕妇	130	50～65	<50	<10	孕妇	175	45～65	—	<25
乳母	160	50～65	<50	<10	乳母	210	45～65	—	<25

—表示该值尚未确立；AI 为适宜摄入量。

N

05. 氮

氮是构成蛋白质和核酸等生命大分子的主要元素。人体需要通过饮食不断补充蛋白质，那么是否也需要补充核酸呢？

氮（N）的原子序数为 7，原子量为 14.00。在元素周期表中，氮位于第二周期第五主族（VA）。在地壳中，氮的丰度约为 19 ppm。在地球大气中，氮气约占 78%。一个氮气分子由两个氮原子构成。在标准条件下，氮气是一种无色无味的气体。1772 年，英国医学生卢瑟福（Daniel Rutherford）发现了氮元素。

氮在人体中有哪些作用？

在人体中，氮参与构成蛋白质和核酸等生命大分子，氮也是组成氨基酸的基本元素之一。氮元素约占人体质量的 2.57%，是人体中第四丰富的元素，仅次于氧、碳和氢。

哪些食物富含氮？

人体中氮的主要来源是食物中的蛋白质。人体合成蛋白质需要 20 种氨基酸，其中赖氨酸、色氨酸、苯丙氨酸、甲硫氨酸、苏氨酸、异亮氨酸、亮氨酸、缬氨酸 8 种为必需氨基酸。必需氨基酸只能从膳食中摄取，人体不能自己合成。膳食中长期缺乏必需氨基酸将危及健康。蛋白质可分为植物性和动物性两大类。谷物约含 8% 的蛋白质，大豆约含 35% 的蛋白质，禽蛋约含13% 的蛋白质，牛奶约含 3% 的蛋白质，瘦肉约含 20% 的蛋白质。动物蛋白必需氨基酸含量高于植物蛋白。

氮是如何进入和排出人体的？

在肠道中，蛋白质被蛋白酶和多肽酶降解为氨基酸后吸收入血。进入体内的氨基酸主要用于蛋白质合成。未被利用的氨基酸会被代谢为尿素、氨、尿酸、肌酐等含氮物质，最后经尿液或汗液排出体外。

人体每天需要多少蛋白质？

美国医学研究所推荐，成年男性每天应至少摄入蛋白质 56 克，成年女性每天应至少摄入蛋白质 46 克。中国营养学会推荐，成年男性每天应至少摄入蛋白质 65 克，成年女性每天应至少摄入蛋白质 55 克。除了强调蛋白摄入量，还应强调摄入蛋白的质量。膳食蛋白的质量可用氨基酸评分和消化率进行评估。中国居民蛋白质推荐摄入量稍高的原因就是，植物蛋白的比例较高。

2012 年开展的城乡居民营养与健康调查发现，中国居民每天平均摄入蛋白质 64.5 克，其中城市居民平均每天摄入蛋白质 65.4 克，农村居民平均每天摄入蛋白质 63.6 克。在目前的饮食环境中，蛋白质缺乏已相对少见。在贫困地区，尚有居民因肉食摄入少导致蛋白质缺乏。在富裕地区，蛋白质缺乏主要发生于素食者、节食者和减肥者中间。

含氮物质缺乏有哪些危害？

膳食中的蛋白质是人体中氮元素的主要来源。蛋白质缺乏会导致脱发、伤口不愈、贫血、四肢浮肿、肌肉萎缩等症状。儿童蛋白质缺乏更会影响身材和智力发育，因此维持足量蛋白摄入非常重要。人体蛋白质流失超过 20% 时，生命活动就会停止。大量蛋白质流失见于长期饥饿和恶液质病人。

人体内的核酸（DNA 和 RNA）中也含有氮元素。但是日常的饮食中却无须额外补充核酸，市面上的核酸补充剂仅为商家迎合市场而推出的，并无实际的购买必要，这是因为核苷酸是构成核酸的基本单位，核苷酸完全可在人体内合成，因此不存在必需核苷酸或必需核酸。人体无需额外补充核酸的另一原因是，肉类、蔬菜、水果等均为动植物细胞，其中含有丰富的核酸。饮食中的核酸绝大部分会被消化酶降解为小分子物质，人体不能从消化道直接吸收和利用核酸。核酸在体内代谢后生成尿酸，饮食中核酸过多可能导致尿酸在血液和组织中蓄积，最后引发痛风。有痛风病的患者宜采取低嘌呤饮食，嘌呤主要存在于核酸中。

1976 年，美国学者弗兰克（Benjamin Frank）出版《不老饮食》（No-Aging Diet）一书。弗兰克认为，核酸就像维生素一样是人体必需的营养素，足量核酸可帮助人体抵抗衰老，因此应予以持续补充。人体获取核酸的途径有两种：一是通过天然食物，二是通过膳食补充剂（保健品）。年轻人可从食物中获得足够核酸。老年人核酸吸收效率下降，核酸需求量增加，因此需要额外补充。弗兰克因此建议应多吃富含核酸的食物，如菠菜、鲑鱼、蘑菇、沙丁鱼、芦笋、扁豆、洋葱等，老年人还应服用核酸补充剂。

尽管当时很多科学家对《不老饮食》一书嗤之以鼻，但这本书的观念恰当地迎合了大众喜好。弗兰克被多家电视台邀请去宣讲核酸疗法，极富感染力的演说为他赢得了大批拥趸。敏感的商家也寻机而动，他们以核酸的重要性为借口，以研究遗传物质的十多位诺贝尔奖获得者为噱头，大肆鼓吹从饮食中补充核酸的重要性，借机推销核酸保健品。

核酸保健品在 20 世纪 90 年代传入中国。由于当时广告法尚不健全，商家宣称核酸不仅包治百病而且延年益寿，使这种日常食物中再普通不过的组分成为风靡全国的保健品。2015 年出台的新广告法禁止宣称保健品的治疗作用，商家改而宣称核酸可调节免疫、改善睡眠。直到今天，电视广告和互联网上的核酸保健品仍随处可见。然而，在《不老饮食》出版后的40多年间，其宣称的核酸疗效从未被证实。

作为遗传信息的载体，核酸在生命体中具有极其重要的作用。但人体中的核酸与膳食中的核酸毫无瓜葛，人体也不会因食物中核酸缺乏而导致遗传物质异常。因为人体会合成核苷酸，然后组装成高度个体化的核酸序列（DNA和RNA），进而开展细胞遗传和生殖遗传。

含氮物质过量有哪些危害？

体内多余的氨基酸可代谢为尿素，最后经肾脏排出体外。健康人较长时间摄入过量蛋白（每天1.9～2.2克/千克体重）会导致胰岛素敏感性下降、尿钙流失增加、肾小球滤过率增加，并可能损害肾功能。因此肾功能异常的人应适当控制蛋白摄入量。

硝酸盐和亚硝酸盐广泛存在于水、土壤、空气和植物体内。人体可经植物源性食物（蔬菜和水果）摄入硝酸盐。尽管硝酸盐性质稳定，但饮食中的硝酸盐会在消化道细菌的作用下转化为亚硝酸盐。另外，饮食中的硝酸盐也是体内一氧化氮（NO）的主要供体，而一氧化氮在体内具有重要的生理功能。

亚硝酸盐可在胃内进一步转变为亚硝胺，而亚硝胺是一种强致癌物，可引发食道癌、胃癌、结肠癌和其他肿瘤。世界卫生组织建议，每天摄入的硝酸盐不宜超过3.7毫克/千克体重，每天摄入的亚硝酸盐不宜超过0.07毫克/千克体重。但现有研究证据表明，饮食中的硝酸盐不会增加肿瘤风险。

人类摄入的硝酸盐主要源于蔬菜和水果，约占70%；另有15%源于饮水。进入人体的亚硝酸盐约有93%从硝酸盐转化而来，其余为饮食中的外源性亚硝酸盐。食物和饮水中的亚硝酸盐几乎全部在十二指肠和空肠被吸收。吸收的亚硝酸盐大部分在血液中转化为一氧化氮。

既往认为，硝酸盐在体内可转化为亚硝酸盐，亚硝酸盐在酸性环境和幽门螺杆菌作用下可转化为亚硝胺，从而增加胃癌风险。但近年来的研究发现，这一转化过程可被维生素 C 等抗氧化剂阻断。2010 年，国际癌症研究机构发布的报告指出，现有证据不支持硝酸盐为致癌物。流行病学调查也没有发现膳食硝酸盐含量与胃癌之间有关联。甚至有研究发现，硝酸盐摄入量大的人胃癌发生风险低，这可能是因为膳食硝酸盐主要源于蔬菜水果，而蔬菜水果中含有丰富的维生素 C 和其他还原剂。

目前，有关亚硝酸盐与癌症关系的研究结果也不一致。2011 年，美国国立肿瘤研究所开展的大型队列研究表明，膳食中的硝酸盐和亚硝酸盐含量与食道癌或胃癌发生风险均无关。有些流行病学研究发现富含亚硝酸盐的腌制品与胃癌发生风险有关，但没有考虑这类食品中含有其他致癌物（如亚硝胺）。因此，确定亚硝酸盐是否具有致癌作用尚须开展更多研究。

表 2-3 蛋白质摄入参考标准（克／日）

	中国营养学会				美国医学研究所			
年龄段	平均需要量		推荐摄入量		年龄段	平均需要量		推荐摄入量	
	男	女	男	女		男	女	男	女
0～6 月	—	—	9（AI）	9（AI）	0～6 月	—	—	1.52/kg#	1.52/kg#
7～12 月	15	15	20	20	7～12 月	1.00/kg#	1.00/kg#	11	11
1～3 岁	20	20	25	25	1～3 岁	0.87/kg#	0.87/kg#	13	13
4～5 岁	25	25	30	30	4～8 岁	0.76/kg#	0.76/kg#	19	19
6 岁	25	25	35	35	9～13 岁	0.76/kg#	0.76/kg#	34	34
7～8 岁	30	30	40	40	14～18 岁	0.73/kg#	0.71/kg#	52	46
9 岁	40	40	45	45	19～30 岁	0.66/kg#	0.66/kg#	56	46
10 岁	40	40	50	50	31～50 岁	0.66/kg#	0.66/kg#	56	46
11～13 岁	50	45	60	55	51～70 岁	0.66/kg#	0.66/kg#	56	46
14～17 岁	60	50	75	60	≥71 岁	0.66/kg#	0.66/kg#	56	46
≥18 岁	60	50	65	55					
孕妇（早）		+0*		+0*					
孕妇（中）		+10*		+15*					
孕妇（晚）		+25*		+30*	孕妇		0.88/kg#		+25*
乳母		+20*		+25*	乳母		1.05/kg#		+25*

* 在同年龄段基础上的增加量；# 每千克体重对应的摄入量；— 表示该值尚未确立；AI 为适宜摄入量。

06. 氧

O

氧是人体能量代谢必需的物质，大脑对氧的需求量更高。推销氧疗机的商家鼓吹，学生在临考前吸氧可提高成绩。那么吸氧果真能产生这种神奇的效果吗？

氧（O）的原子序数为 8，原子量为 16.00。在元素周期表中，氧位于第二周期第六主族（VIA）。地壳中氧的丰度约为 461000 ppm，位居各元素首位。氧是一种高度活泼的非金属元素，能与大多数元素形成化合物。两个氧原子组成一个氧气分子，氧气是一种无色无味的气体。在地球大气中，氧气占 20.8%。1771 年，瑞典化学家舍勒（Carl Scheele）发现了氧元素。

氧在人体中有哪些作用？

氧是人体新陈代谢的重要物质基础。糖、脂肪和氨基酸等储能物质须与氧反应才能完成代谢过程并释放能量，从而满足人体各种活动之需。人体没有储存氧的功能，而细胞代谢会不断消耗氧，因此必须通过呼吸持续补充氧以维持生理功能。

氧是如何进入和排出人体的？

人体摄入的氧主要源于空气，食物和饮水中也溶解有少量氧气，但经饮食进入人体的氧基本可忽略不计。

在地球重力作用下，海拔越高空气越稀薄。随着空气密度逐渐降低，空气中氧的绝对含量（氧分压）随之降低。在海平面，氧分压为 159 mm Hg。海拔 4000 米时，氧分压为 97 mm Hg，约相当于海平面的 61%。海拔 8000 米时，氧分压为 58 mm Hg，约相当于海平面的 36%（表 2-4）。

表 2-4　海拔与空气氧含量

海拔（米）	高度分类	氧分压（mmHg）	空气有效氧含量（%）	相对海平面氧含量（%）	举例*
0	低海拔	159	20.9	100	上海
500	低海拔	150	19.6	93.8	成都
1000	中海拔	141	18.4	92.4	贵阳
1500	中海拔	132	17.3	82.8	玉溪
2000	中海拔	125	16.3	78.0	大理
2500	高海拔	117	15.3	73.2	丽江
3000	高海拔	110	14.4	68.9	林芝
3500	高海拔	103	13.5	64.6	拉萨
4000	超高海拔	97	12.7	60.8	日喀则
4500	超高海拔	91	11.9	56.9	那曲
5000	超高海拔	87	11.2	54.6	推瓦村
5500	极高海拔	80	10.5	50.2	玉龙雪山
6000	极高海拔	75	9.9	47.4	四姑娘山
6500	极高海拔	70	9.3	44.5	格拉丹东
7000	极高海拔	66	8.7	41.6	罗波岗日
7500	极高海拔	62	8.2	39.2	贡嘎山
8000	极端海拔	58	7.7	36.9	希夏邦马
8500	极端海拔	54	7.2	34.5	干城章嘉
8848	极端海拔	52	6.9	33.0	珠穆朗玛

* 当地海拔为标示海拔的近似值。

海拔超过 5000 米的地区人类很难长期居住。秘鲁安第斯山区的拉林科纳达（La Rinconada）海拔 5130 米，是世界上最高的永久定居点。当地的金矿吸引了 3 万人来小镇居住。中国西藏山南地区的推瓦村，海拔 5070 米，被誉为"最高的村落"，村民主要以畜牧为生。目前人类在 6000 米以上地区连续居住的最长纪录是两年。

　　世界上约有 1.4 亿人居住在海拔 2500 米以上的高原地区。长期生活在高海拔地区的人心肺功能增强，血液中红细胞增多，血红蛋白含量升高，组织毛细血管密度加大，脑血流量增加。从平原迁居到高原，完成这些代偿性改变大约需要一个月时间。海拔越高，代偿时间越长。适应了高原环境的人返回平原地区，有时会发生醉氧反应。醉氧的主要表现有头昏、头痛、乏力、嗜睡、记忆力下降等。发生醉氧的原因是过多的氧被输送到组织器官中。

　　攀登高山或初次进入高海拔地区，缺氧是最大的威胁。在高空飞行的飞机，当机舱突发失密时，乘客也会出现缺氧。缺氧容易引发脑水肿和肺水肿，这是急性高原病导致伤残或死亡的主要原因。人体缺氧时，注意力、判断力、记忆力都会明显下降，平衡功能和肌肉力量会减弱，情绪情感会出现波动，这些改变会大幅增加事故风险，导致间接伤残和死亡。

　　通过呼吸运动，新鲜空气进入肺内，其中的氧气经弥散作用透过肺泡进入血液，氧与血红蛋白在血液中结合。每升血液可携带 200 毫升氧气；相同条件下每升水最多可溶解 6 毫升氧气。可见血红蛋白具有强大的携氧能力。血氧随循环被运送到各组织器官，供细胞呼吸利用。在安静状态下，成人每分钟耗氧约 250 毫升，其中大脑耗氧量约占全身耗氧量的 20%。因此，人体缺氧往往首先累及大脑。

　　氧在体内的主要作用是参与有氧呼吸。有氧呼吸是以葡萄糖为原料生成直接供能物质三磷酸腺苷的系列反应，其过程可分为糖酵解和柠檬酸循环两个步骤。糖酵解的主要反应是，在多种生物酶参与下葡萄糖转化为丙酮酸，同时生成少量 ATP。柠檬酸循环的主要反应是，在有氧条件下丙酮酸转化为二氧化碳和水，同时生成大量 ATP。有氧代谢产生的二氧化碳经血液运送到肺部，最终经呼吸排出体外。

人体需要多少氧？

　　人体需氧量受运动、体重、体表面积、代谢率、年龄、性别等诸多因素影响，因此没有统一的摄入标准。体内氧的丰缺状态可通过血氧饱和度（SaO$_2$）衡量。血氧饱和度是指血液中氧合血红蛋白占全部血红蛋白的百分比。正常人安静状态下动脉血氧饱和度超过98%。

进行剧烈运动时，人体氧供应满足不了有氧呼吸的需求。肌肉组织会通过糖酵解获取ATP。这一过程不需要氧，但产生的丙酮酸会转变为乳酸，在肌肉组织中蓄积，这时会产生灼痛感。

空气中氧气的比例为20.8%，将吸入气中氧的比例提升到这一水平之上即为吸氧治疗。吸氧治疗可纠正体内缺氧状态，提升动脉血氧分压，恢复代谢水平，常用于治疗呼吸系统疾病和心脑血管疾病。另外，手术、休克、产程过长等情况下也常实施吸氧治疗。

缺氧有哪些危害？

急性缺氧常见于呼吸骤停、心跳骤停、窒息、咽喉水肿或痉挛、严重肺水肿、胸部创伤、呼吸肌麻痹、癫痫持续状态、麻醉意外、吸气中的氧含量过低、中毒、溺水、掩埋等情况。其发生的根本原因是，人体无法将足量氧气运送到组织细胞中。脑组织需氧量大，对缺氧尤其敏感，缺氧可引发急性缺氧性脑病。轻度缺氧时会出现烦躁、欣快、激动、反应迟钝、认知功能下降等表现，严重缺氧可出现肢体抽搐、肌力下降、反射消失、昏迷、去大脑性强直，甚至死亡。围产期窒息可引发新生儿缺血缺氧性脑病，造成发育迟缓、智力低下、瘫痪、癫痫、耳聋、视力障碍等后遗症。

慢性缺氧常见于慢性呼吸系统疾病、心脑血管病、贫血、慢性中毒、留住高原等情况。由于持续时间较长，慢性缺氧时人体会发生代偿性改变，以逐渐适应缺氧状态。这些代偿性改变包括肺通气量增加、心率加快、血压升高、血红蛋白含量增加、红细胞数量增多、组织毛细血管密度增加等。代偿不良的人会出现头痛、头昏、恶心、呕吐、乏力、失眠、嗜睡、手脚麻木、唇指发绀等缺氧表现。

过量吸氧有哪些危害?

人体需要持续吸入氧气,但氧气并非越多越好。氧气在医疗上常用于治疗心肺疾病和一氧化碳中毒。在实施氧气治疗时,不宜长时间吸入高浓度氧或纯氧,否则可引发急性氧中毒,导致脑水肿、肺水肿、视网膜脱落等严重问题。

人类长期生活在氧气占五分之一的空气中,机体早已适应了这种环境。正常人完全没有必要另外吸氧或开展氧疗。最近几年来,有商家在推销氧气机(氧疗机)时宣称,女性吸氧可养颜美容,消退瘀斑,促进毛发生长,预防脱发;男性吸氧可改善性功能;年轻人吸氧可消除疲劳,提高智力,提升工作效率;老年人吸氧可延年益寿,防治心脑血管病、老年性痴呆和肿瘤等疾病;孕妇吸氧,有助于胎儿发育,预防早产。有的商家甚至鼓吹,学生在临考前吸氧可提高成绩。这些夸张宣传导致氧气产品在部分地区泛滥。系统检索现有研究发现,商业宣传的这些疗效没有一条能找到科学依据;反而有很多研究提示,吸入高浓度氧气会带来明显的副作用。

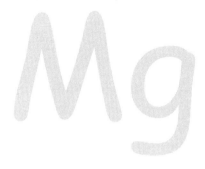

第三篇

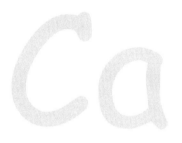

宏 量 元 素

K

Cl   S

Na

07. 钠

> 有的人吃盐多，血压升高明显；有的人吃盐多，血压升高不明显或不升高。前者为盐敏感，后者为盐抵抗。盐敏感的人要控制吃盐，盐抵抗的人也要控制吃盐吗？

钠（Na）的原子序数为 11，原子量为 22.99。在元素周期表中，钠位于第三周期第一主族（ⅠA）。在地壳中，钠的丰度为 23600 ppm，在各元素中位居第六。钠和氯是海洋中溶解最多的元素，海水平均盐度为 3.5%，即每升海水含氯化钠 35 克。1807 年，英国化学家戴维爵士（Sir Humphry Davy）通过电解法制得金属钠。

钠在人体中有哪些作用？

人体中钠多以离子形式存在，主要位于血液和细胞外液中。钠离子是细胞外液含量最多的阳离子；钾离子是细胞内液含量最多的阳离子。钠离子和钾离子共同维持细胞内外渗透压和电势差。钠、钾离子在细胞内外的浓度差，是神经、心肌、骨骼肌等细胞具备兴奋性并发挥各自功能的物质基础。

哪些食物富含钠？

人体中的钠主要源于食物中的盐（氯化钠）。食物中的盐可分为自主用盐（discretionary salt）、非自主用盐（nondiscretionary salt）和天然含盐三大类。自主用盐是家庭或个人能控制的盐量，包括烹饪用盐或在餐桌上添加的盐，还包括烹饪用酱油和其他调味品中的盐（钠）；非自主用盐是家庭或个人不能控制的盐，包括加工食品、餐馆食品、食堂食品中添加的盐；天然含盐是指食物和水本身含有的钠（盐），几乎所有食物都含有钠盐，只是含量有所不同。

人类掌握制盐技术只有五千年，在这之前的漫长进化历程中，天然食物是体内盐的唯一来源，根据食物成分估算，早期人类每天吃盐量只有 0.5～2 克，这一水平可能是人类吃盐量的合理下限。在天然食物中，肉食含盐量高于素食，海洋食物含盐量高于陆生食物和淡水食物，植物茎叶含盐量高于果实和种子，菌类食物也含有一定量的盐。

除了自主用盐（家庭用盐），加工食品、腌制食品、餐馆食品、外卖食品是中国人钠（盐）摄入的重要来源。盐能产生咸味，还能发挥其他味觉效应，这些作用使盐成为美味的主要根源。食物中的盐还具有防腐、保鲜、保色等作用，因此很多加工食品和餐馆食品都是高盐食品。

饮水也可成为盐摄入的重要来源。尽管饮水中钠（盐）含量一般较低，但成人每天水摄入量约为 3 升（包括食物含水），其中的含钠（盐）就成为一个不容忽视的因素。中国《生活饮用水卫生标准》（GB5749—2006）规定，饮用水钠含量不应超过 200 毫克/升。若以上限计算，成人每天可经饮水摄入钠 600 毫克，相当 1.5 克盐。经饮水摄入的钠（盐）在北方地区更高。

2004 年，中国农村饮用苦咸水的人口仍高达 3855 万人，主要分布在华北、西北、华东等地区，尤其以山东、河南、宁夏、新疆、甘肃等省及自治区为甚。宁夏回族自治区南部的西吉、海原、固原、隆德、泾源、彭阳六个国家级贫困县统称西海固。西海固位于黄土高原西南边缘，属温带大陆性干旱气候，年降水量只有 200 ～ 700 毫米，且大多集中在 6 ～ 9 月，年蒸发量则高达 1000 ～ 2400 毫米，这些地理气候特征导致西海固水源奇缺。当地居民饮水主要采自地下水、沟泉水和窖水（募集的雨雪水），这些水源矿化度很高，很多都是苦咸水。2012 年，在固原地区开展的调查发现，多个采样点地下水和地表水钠含量超过 200 毫克 / 升，其中西吉县马建乡地下水钠含量高达 2368 毫克 / 升，附近多个采样点地下水钠含量也超过 1000 毫克 / 升。在彭阳县开展的调查表明，地表水（河水、湖水、沟水）钠含量最高达 304 毫克 / 升，地下水钠含量最高达 792 毫克 / 升。

口服补液盐（ORS）是含有氯化钠、氯化钾、碳酸氢钠（或枸橼酸钠）和葡萄糖的复合溶液，用于急性腹泻患者补充水、钠和钾等成分。生理盐水是指渗透压与人体血浆渗透压相当的氯化钠溶液，其浓度一般为 0.9%，也就是说每 100 毫升生理盐水含盐（氯化钠）0.9 克。若每日输注生理盐水 1000 毫升，则经输液进入体内的盐高达 9.0 克，远超《中国居民膳食指南》推荐的吃盐量（6 克）。

钠是如何进入和排出人体的？

胃肠道对钠的吸收率高达 95% 以上。人体钠含量约为 1.38 克 / 千克，一名体重 70 千克的成人，体内约有 97 克钠。体内钠约有 50% 分布于细胞外液，10% 分布于细胞内液，40% 储存于骨骼中。但骨骼中的钠很少被释放出来，这一点和钙有本质区别。

钠被人体吸收后只有少部分被利用，大部分经肾脏随尿液排出。身处高温环境或参加剧烈运动时，会有较多钠经汗液排出。经粪便、泪液、精液和呼吸排出的钠基本可忽略不计，育龄妇女有部分钠随月经排出。对于参加一般日常活动的人，每天钠摄入量的 90% 经肾脏排出，这一比例相当恒定。因此，通过测定 24 小时尿钠排出量就可获知钠摄入量，从而推知吃盐量。

人体每天需要多少钠？

2012 年，世界卫生组织发布的《成人和儿童钠摄入量指南》建议，16 岁以上人群每天吃盐不宜超过 5 克（2000 毫克钠）。对于 2 ～ 15 岁儿童，应根据热量摄入水平控制吃盐量。该建议不适用于低钠血症、心力衰竭和 1 型糖尿病患者，也不适用于 2 岁以下婴幼儿。《美国膳食指南 2016—2020》推荐，成人每天钠摄入量不应超过 2300 毫克（6 克盐）。《中国居民膳食指南 2016》建议，成人每天吃盐量不宜超过 6 克。

2002 年中国居民营养与健康状况调查表明，城乡居民平均每天钠摄入量为 6268 毫克（相当于 15.9 克盐），远超中国营养学会的推荐摄入量。城市居民平均每天钠摄入量为 6041 毫克（相当于 15.3 克盐），其中烹调用盐占 66.6%，酱油占 10.1%，其他含钠调味品占 3.9%，其他来源占 19.4%。农村居民平均每天钠摄入量为 6369 毫克（相当于 16.2 克盐），其中烹调用盐占 74.2%，酱油占 7.5%，其他含盐调味品占 3.3%，其他来源占 15.0%。

钠摄入不足有哪些危害？

人体血清钠正常范围在 135 ～ 145 mmol/L 之间。血清钠浓度低于 135 mmol/L 就会出现低钠血症（hyponatremia）。发生低钠血症的常见原因包括大量饮水、肾功能损害、肝硬化、心脏病、长期腹泻、抗利尿激素分泌过多、脑性盐耗综合征（CSWS）等。脑组织对血钠浓度变化非常敏感，发生低钠血症时，首先会出现倦怠和思维迟钝；若低钠血症持续加重，可出现四肢乏力、肌肉抽搐、神志模糊、昏迷甚至死亡。

钠摄入过量有哪些危害？

参与循环的血量总和称为血容量，正常人血容量约等于体重的 7% ～ 8%，体重 70 千克的人血容量约为 5000 毫升。钠离子是血清中含量最多的阳离子，体内钠离子总量会影响血容量。由于循环系统是一个封闭体系，血容量增加时血压升高，血容量减少时血压降低。因此，体内水钠潴留会引起血压升高。

高盐饮食除了增加血容量，还会损害血管内皮功能，增加动脉硬度，导致左心室肥大，损害肾脏功能，增强脑干交感神经核对刺激的敏感性，这些改变都会进一步升高血压，增加心脑血管病的风险。流行病学调查和临床研究均证实，吃盐多会升高血压，吃盐少会降低血压。多数人年龄越大血压越高，减少吃盐可减弱血压随年龄升高的趋势。

2013 年，曾有媒体报道中国居民人均每年输液 8 瓶，超过西方发达国家人均 2.5 瓶的数倍，这一报道曾引起公众广泛关注。大量输注生理盐水有可能大幅增加进入人体的钠盐，对血压产生不良影响。在老年人群体中有引发心衰的风险。

除了高血压，高盐饮食还与脑卒中、冠心病、自身免疫性疾病、慢性肾病、骨质疏松、胃癌等有关。法国有句俗语："美女长在山里，不长在海边。"法国人认为，海边的人吃盐多，皮肤容易出现皱纹；山区的人吃盐少，皮肤光洁细腻。研究发现，钠离子和氯离子在保持人体渗透压和酸碱平衡方面发挥着重要作用，但如果吃盐过多，体内钠离子增加，会使表皮细胞失水，加速皮肤老化，时间长了就会形成皱纹。

同样采取高盐饮食，有的人血压升高，有的人血压不升高或升高不明显。吃盐量改变后血压升降明显的现象称为盐敏感（salt sensitive）。相反，吃盐量改变后血压升降不明显的现象称为盐抵抗（salt resistant）。吃盐多导致的高血压称为盐敏感高血压。与白种人相比较，黄种人和黑种人中盐敏感的比例更高，受高盐饮食的危害更大。在中国北方人群中，高血压患者盐敏感的比例为 58.7%，血压正常者盐敏感的比例为 28.6%。盐敏感的人除了容易患高血压，也容易患心脑血管病、胃癌、慢性肾病、骨质疏松等疾病。

在人的一生中，盐敏感性并非一成不变。随着年龄的增长和肾功能的下降，盐抵抗会转变为盐敏感；肥胖者和肾功能受损的人，盐敏感性也会增加。饮食钾摄入量增加，盐敏感性会减弱；钾摄入量减少，盐敏感性会增强。有研究发现，即使是盐敏感者，在增加吃盐量的同时每天补钾 70 mmol（2730 毫克），血压升高的幅度就不大，若每天补钾 120 mmol（4680 毫克），血压可完全不受吃盐多少影响。

　　血清钠浓度高于 145 mmol/L 就会出现高钠血症（hypernatremia）。发生高钠血症的原因包括饮水不足、腹泻、呕吐、发热、大量出汗、尿崩症、下丘脑—垂体受损、大量饮用或输注盐水等。发生高钠血症时，患者可出现思维混乱、行为异常、四肢抽搐、昏迷，甚至死亡。大量吞服食盐或饮用高浓度盐水会导致高钠血症，甚至引起死亡。中国古代和当代文献均曾记载用高浓度盐水自杀，国外也曾报道误将食盐当作蔗糖喂食导致宝宝死亡的惨剧。日本和韩国曾报道大量食用竹盐导致危及生命的高钠血症。

表 3-1　钠摄入参考标准（毫克／日）

中国营养学会			美国医学研究所		
年龄段	适宜摄入量（AI）	建议摄入量（PI-NCD）	年龄段	适宜摄入量（AI）	最高限量（UL）
0～6 月	170	—	0～6 月	110	—
7～12 月	350	—	7～12 月	370	—
1～3 岁	700	—	1～3 岁	800	1500
4～6 岁	900	1200	4～8 岁	1000	1900
7～10 岁	1200	1500	9～13 岁	1200	2200
11～13 岁	1400	1900	14～18 岁	1500	2300
14～17 岁	1600	2200	19～30 岁	1500	2300
18～49 岁	1500	2200	31～50 岁	1500	2300
50～64 岁	1400	1900	51～70 岁	1500	2300
65～79 岁	1400	1800	≥71 岁	1500	2300
≥80 岁	1300	1700			
孕妇	+0*	2000	孕妇	1500	2300
乳母	+0*	2000	乳母	1500	2300

* 在同年龄段基础上的增加量；—表示该值尚未确立；PI-NCD 为预防慢性病的建议摄
　入量。

08. 钾

旧石器时代人类的饮食特征是高钾低钠，现代人类的饮食特征是高钠低钾。饮食结构的改变是现代社会慢性病盛行的重要原因。那么高钠低钾饮食究竟有哪些危害呢？

钾（K）的原子序数为 19，原子量为 39.10。在元素周期表中，钾位于第四周期第一主族（ⅠA）。在地壳中，钾的丰度约为 20900 ppm，在各元素中位列第八。1807 年，英国化学家戴维爵士通过电解苛性钾首次获得金属钾。

钾在人体中有哪些作用？

人体中的钾离子有 98% 存在于细胞内，少量存在于细胞外。细胞膜上的钠钾泵能将细胞外的钾转运到细胞内，同时将细胞内的钠转运到细胞外。钠钾泵对这两种离子的转运不能反向进行，结果导致细胞内钾浓度明显高于细胞外，细胞外钠浓度明显高于细胞内。这种离子浓度差是维持心脏、神经和肌肉电活动的基础。钾在人体中的主要生理功能包括维持细胞内外渗透压，维持体内酸碱平衡，维持神经和肌肉兴奋性，保持心脏正常跳动，参与糖和蛋白质代谢等。

哪些食物富含钾?

大部分天然食物都含钾,蔬菜和水果是钾的最好来源。畜肉、禽肉、鱼肉、牛奶、豆类中也含有丰富的钾。每 100 克谷物中含有 100 ～ 200 毫克钾。谷物因食用量大,也可提供一定量的钾。食品在加工过程中钾会大量流失,因此现代人钾摄入量明显低于原始人,而钠摄入量明显高于原始人,这是现代人高血压盛行的重要原因。

正常人补钾的最佳方法是多吃富钾食物。食物补钾不仅效果明确、安全性高、经济方便,还能产生其他健康效应。富钾食物往往能减少钠摄入,增加维生素、微量元素和纤维素摄入,减少热量摄入,这些都有利于人体健康。

选择补钾食物应同时考虑食物的热值(能量)。食物即使含钾丰富,若热值很高,也不是理想的补钾食物,尤其对于希望控制体重的人而言。例如,100 克鲜冻羊肉含钾 587 毫克,100 克甜菜叶含钾 547 毫克,两种食物含钾水平相当,但 100 克冻羊肉热值高达 285 千卡,而 100 克甜菜叶热值仅为 22 千卡。尽管羊肉和甜菜都是富钾食物,若用羊肉补钾,很容易使热量摄入超标,引发肥胖和高血脂等其他健康问题;而用甜菜补钾就能避免热量摄入过多。

为了平衡食物热量和含钾量,学术界提出了含钾密度这一概念。含钾密度是指食物含钾量(毫克)与热量(千卡)的比值。含钾密度越高,在补钾量相当时,摄入的热量越低,通过该食物补钾的空间也就越大,补钾效果也就越好。根据这一定义,冻羊肉含钾密度为 2.06 毫克 / 千卡,而甜菜叶含钾密度高达 24.86 毫克 / 千卡,两者之优劣立见分晓。

世界卫生组织推荐成人每天钾摄入应高于 3600 毫克。成人每天能量摄入应在 2000 千卡以上。因此,食物中总体含钾密度应在 2.0 左右;而补钾食物含钾密度最好大于 4.0。由于要控制热量摄入,肥胖者、高血脂患者、糖尿病患者、中老年人和都市白领在选择补钾食物时,尤其应重视含钾密度。

在选择补钾食物时,还应考虑食物每餐食用量。即使某种食物含钾丰富，若每餐食用量很少，也难以达到补钾目的。100克干椒含钾达1085毫克，单从含量看干椒含钾丰富，但干椒每餐食用量仅为2克左右，每餐可补钾22毫克，相对于成人每天3600毫克需求量，几乎可忽略不计。每100克青椒含钾只有142毫克，但青椒每餐食用量约300克，每餐可补钾426毫克，远高于经干椒补充的钾量。

在现代饮食环境中，钾一般具有促进健康的作用，钠具有危害健康的作用。因此，选择补钾食物时，还应考虑钠含量。为了综合评价钠和钾含量，有学者提出了钠—钾比的概念。钠—钾比是指单位重量食物中钠含量和钾含量的摩尔数比值。请注意，该值是代表原子个数的摩尔数之比，而非两者重量之比。根据世界卫生组织的推荐，成人每天钠摄入量应低于2000毫克（87 mmol，相当于5克盐），每天钾摄入应高于3600毫克（90 mmol）。据此推算，膳食的合理钠—钾比应小于1.0，补钾食物也应符合这一基本标准。由于钠—钾比能更全面反映饮食中主要阳离子的健康效应，最近有学者建议在评价食物营养价值时，用钠—钾比代替钠含量和钾含量。

大部分天然食物钠—钾比远低于1.0，但在加工过程中加入食盐，使含钠量明显增加；在加工过程中钾会大量流失，导致钠—钾比大幅上升。例如，每100克葵花子含钠和钾分别为3.6毫克（0.16 mmol）和562毫克（14.4 mmol），钠—钾比为0.01；经盐焗炒制后，含钠量升高到1322毫克（57.5 mmol），钠—钾比高达4.6，升高了459倍。通过这一分析不难理解，天然葵花子是良好的补钾食物，而加盐炒制的葵花子并非合理的补钾食物。

食物中的钾均以阳离子形式存在，有阳离子必然有阴离子与之配对。在食物中与钾离子配对的阴离子也会产生健康效应。蔬菜和水果中的钾多与有机酸离子配对形成有机酸钾，如枸橼酸钾（柠檬酸钾）、苹果酸钾、酒石酸钾等；肉食和加工食品中的钾多以氯化钾形式存在。与氯化钾相比，有机酸钾在体内可产生弱碱性，除了补钾外，还能发挥保护骨骼、预防肾结石等作用。这样看来，不同食物中的钾其实并不一样。通过蔬菜水果补钾，往往能产生更多的健康效应。

在考虑饮食中含钾量的同时，还应考虑蛋白质、维生素和微量元素等营养素的含量。因此，补钾食物不应局限于一种或两种，而应多元化，这样才能保证饮食中各种营养素都能达到均衡摄入。为了补钾而多吃某一种食物，其实是错误的观点。

世界各国膳食指南都推荐居民增加钾摄入，但并不推荐通过保健品或药物补钾。其主要原因是担心高钾血症，尤其在肾功能不全或服用保钾药物的人中间。因此，药物补钾主要用于低钾血症患者。采用药物补钾时，常用氯化钾片或氯化钾口服液。服用补钾药物时应适量饮水，以防止或减轻高浓度钾对胃肠的刺激作用。尽管各国指南对膳食钾摄入均未设置上限，但药物补钾有可能导致高钾血症，因此应在医生指导下，严格控制补钾量。目前，中国市场销售的各种保健品多不含钾，即使含钾，其含量也很低。

钾是如何进入和排出人体的？

钾是人体必需的宏量元素，成人体内含钾总量约 150 克。人体没有储存钾的功能，必须持续补充。体内的钾主要源于食物，小部分源于饮水。食物中的钾主要在小肠吸收，其吸收率约为 85%。钾的吸收为主动转运过程，需通过钠钾泵将钾转运到细胞内。

进入人体的钾 85% 会在 4 小时内经肾脏排出，其余经粪便和汗液排出。钾的排出量与摄入量密切相关，摄入多，排出也多。因此，测量 24 小时尿钾量就能获知钾摄入量。

可能影响肾脏排钾的疾病包括糖尿病肾病、慢性肾病、重度心力衰竭、肾上腺皮质功能减退等。可能影响肾脏排钾的药物包括：血管紧张素转换酶抑制剂（ACEI）、血管紧张素受体阻断剂（ARB）、保钾利尿剂、醛固酮拮抗剂等。有这些疾病或正在服用这些药物的人，应定期检测血钾，根据结果决定钾的日常摄入量。

人体每天需要多少钾？

《美国膳食指南 2015—2020》推荐，成人每天至少应摄入钾 4700 毫克。中国营养学会推荐，成人每天至少应摄入钾 3600 毫克（表 3-2）。

2012 年中国居民营养与健康调查发现，城乡居民每天平均摄入钾 1617 毫克，钾摄入量还不到推荐量的一半。可见，中国居民饮食中普遍缺钾。目前，各国指南均鼓励居民增加钾摄入，这一推荐针对的是健康人，绝大多数健康人也能从补钾中获益。但应当强调的是，肾功能不全或正在服用保钾药物的人，大量补钾有可能引发高钾血症，触发心律失常，甚至危及生命。

表 3-2　钾摄入参考标准（毫克 / 日）

中国营养学会			美国医学研究所			
年龄段	适宜摄入量	推荐摄入量	年龄段	适宜摄入量（男）	适宜摄入量（女）	推荐摄入量
0～6 月	350	—	0～6 月	400	400	400
7～12 月	550	—	7～12 月	860	860	700
1～3 岁	900	—	1～3 岁	2000	2000	3000
4～6 岁	1200	2100	4～8 岁	2300	2300	3800
7～10 岁	1500	2800	9～13 岁	2500	2300	4500
11～13 岁	1900	3400	14～18 岁	3000	2300	4700
14～17 岁	2200	3900	19～30 岁	3400	2600	4700
18～49 岁	2000	3600	31～50 岁	3400	2600	4700
50～64 岁	2000	3600	51～70 岁	3400	2600	4700
65～79 岁	2000	3600	≥71 岁	3400	2600	4700
≥80 岁	2000	3600				
孕妇	+0*	+0*	孕妇		+300*	+0*
乳母	+400*	+0*	乳母		+200*	+400*

* 在同年龄段基础上的增加量；—表示该值尚未确立。

钾缺乏有哪些危害？

钾摄入不足或排出增加都会引起体内钾缺乏。钾摄入不足见于长时间禁食、少食、偏食或厌食等。由于肾脏保钾能力较差，钾摄入不足时可引起体内钾缺乏。钾排出增加的原因包括呕吐、腹泻、肠瘘、长期使用泻剂、大量出汗、肾功能不全、肾上腺皮质功能亢进、使用排钾利尿剂等。另外，大量输注葡萄糖时，钾离子由细胞外转移到细胞内也会引起低钾血症。

血钾浓度低于 3.5 mmol/L 称低钾血症。发生低钾血症时，神经传导和肌肉收缩障碍，会导致全身乏力和四肢麻木，严重时出现横纹肌溶解、四肢瘫痪、呼吸困难和急性肾衰竭；缺钾会影响心电活动，导致心率加快、心律失常、房室传导阻滞等，严重时出现房颤和室颤，甚至心脏骤停；缺钾会影响胃肠功能，导致厌食、恶心、呕吐、胀气、肠麻痹和肠梗阻；低钾还会影响中枢神经系统，导致情绪淡漠和精神错乱。发生低钾血症后，应及时送医，在补钾的同时，积极寻找并治疗原发病。

大量研究证实，膳食中的钾具有降压作用。著名的 INTERSALT 研究发现，饮食中钾含量越高，血压越低，血压随年龄增加的趋势越不明显。增加钾摄入可抵消高盐饮食引起的升压作用，高钾饮食可延迟高血压的整体发病年龄。高钾饮食还能增强降压药的效果，减少降压药的剂量和种类。

随访研究发现，钾摄入每增加 50 mmol（1950 毫克），收缩压降低 3.4 mmHg，舒张压降低 1.9 mmHg。美国心脏协会（AHA）评估后认为，如果能将钾摄入量提高到指南推荐水平（4700 毫克/日），美国居民高血压患病人数将减少 17%。

蔬菜和水果中含有丰富的钾，这是蔬菜水果具有降压作用的重要原因。美国膳食营养调查（NHANES）根据蔬菜水果食用量，将饮食分为高钾和低钾两种类型。高钾饮食者平均每天食用蔬菜水果 8.5 杯（每杯约 100 克），大约提供 4100 毫克钾；低钾饮食者平均每天食用蔬菜水果 3.5 杯，大约提供 1700 毫克钾。高钾饮食者比低钾饮食者收缩压低 7.2 mmHg，舒张压低 2.8 mmHg。

相反，蔬菜水果摄入不足会增加高血压的患病风险。在坦桑尼亚妇女中开展的调查发现，有牙周病或牙齿脱落的妇女高血压患病率明显偏高。进一步分析表明，有牙周病或牙齿脱落的妇女咀嚼功能差，她们难以进食比较坚韧的蔬菜和水果。不能咀嚼蔬菜水果导致她们钾摄入量明显偏低，最终引起高血压。

移民研究也证实了膳食钾的降压作用。当原始部落居民迁居到大都市后，原生态饮食很快就被加工食品取代，导致膳食钠摄入剧增，膳食钾摄入锐减，新移民的血压随之升高。居住在非洲维多利亚湖北岸的卢奥人（Luo）世代以捕鱼、畜牧和农耕为业，直到 20 世纪前叶，卢奥人还过着与世隔绝的生活，维持着原生态饮食。随着社会经济发展，卢奥人开始迁居到内罗毕（Nairobi）等大都市。跟踪研究发现，当卢奥人迁居到大都市后，其饮食中钠—钾比由 1.7 飙升到 4.2，迁居者收缩压比原住地同龄人高 26.1 mmHg，舒张压高 14.7 mmHg。

1981 年中国高血压普查发现，四川凉山彝族居民是中国高血压患病率最低的人群。为了分析背后的原因，原卫生部启动了专项研究，由协和医科大学何观清（1911—1995）教授带队，对凉山彝族居民血压状况和相关因素进行了调查。结果发现，居住在高海拔山区的彝人过着近乎与世隔绝的生活，他们的原生态饮食具有低钠、高钾、低脂、高纤维素等特点。当彝人由山区迁居到县城后，饮食中钠—钾比由 0.64 飙升到 2.53，收缩压由 99.4 mmHg 上升到 108.6 mmHg，舒张压由 63.2 mmHg 上升到 71.3 mmHg。数年后，迁居的彝人血压与当地汉人已相差无几。

膳食钾降压是多种机制共同作用的结果。钾能减少肾小管对钠的重吸收，增加尿钠排出量，降低血容量，从而发挥降压效果；高钾饮食可小幅升高血钾，开放细胞膜上的钾通道，导致动脉血管舒张，引起血压下降；另外，钾还能调节压力反射的敏感性，使血压下降。

高钾饮食不仅能降低血压，还能预防中风、心脏病和慢性肾病。荷兰学者曾对 20069 名居民进行 10 年随访，结果发现：每天多吃 25 克白色蔬菜或水果，就能将中风风险降低 9%。白菜、萝卜、茭白等白色蔬菜中含有丰富的钾，研究者认为，正是食物中的钾发挥了预防中风的作用。

美国食品药品管理局规定，食品含钾超过 350 毫克 /100 克为富钾食品，可在包装上标注："食用富钾食品和低钠食品可降低高血压和中风的风险。"（Diets containing foods that are good sources of potassium and low in sodium may reduce the risk of high blood pressure and stroke.）

钾过量有哪些危害?

肾脏具有强大的排钾能力，即使肾功能受损 90%，每日仍能排出 200 mmol（7800 毫克）钾。由于肾脏排钾能力强，健康人一般不会因高钾饮食而导致高钾血症。引起高钾血症的常见原因包括肾功能严重受损、使用保钾药物、细胞内钾向细胞外转移等。人体血钾浓度维持在 3.5 ~ 5.5 mmol/L 之间，血钾浓度高于 5.5 mmol/L 称高钾血症。高钾血症可引起心律失常，血钾浓度超过 6.5 mmol/L 会导致心脏骤停，甚至死亡。怀疑患高钾血症应及时送医。

09. 钙

Ca

人体内的钙主要存在于骨骼中，钙能使骨骼具备一定硬度，摄入适量钙有利于维持骨骼健康。当前，药店、超市和互联网上补钙剂随处可见，那么究竟哪些人需要补钙呢？

钙（Ca）的原子序数为 20，原子量为 40.08。在元素周期表中，钙位于第四周期第二主族（ⅡA）。在地壳中，钙的丰度约为 41500 ppm，在各元素中位居第五。1808 年，英国化学家戴维爵士通过电解石灰和水银混合物制得金属钙。

钙在人体中有哪些作用？

成人体内约有 1000 ～ 1300 克钙。体内的钙有 99% 以钙盐形式储存于骨骼中，其余以离子形式存在于血液和组织中，所以骨骼是人体的钙库。钙和镁能使骨骼具备一定硬度。坚硬的骨骼使人体能对抗重力、维持姿势。钙在人体中还参与血管舒缩、肌肉运动、神经传导、激素分泌、凝血功能、卵细胞受精和细胞间信号转导等过程。

哪些食物富含钙?

在西方传统饮食中,奶制品是居民钙摄入的重要来源。在中国传统饮食中,豆制品是居民钙摄入的重要来源。蔬菜和水果都含钙,深色蔬菜含钙尤其丰富,但蔬菜和水果中的草酸会影响钙的吸收。饮水也含有不同水平的钙。

随着消费量的增加,奶制品正在成为中国居民钙摄入的重要来源。但是,一些人因过敏或代谢问题,无法进食奶制品。天然奶经发酵后可制成酸奶,酸奶中含有大量乳酸。小肠分泌的乳酸酶能分解乳酸。当摄入的乳酸超过肠道乳酸酶分解能力时,就会出现腹胀、腹痛、腹泻等症状,这种现象称为乳酸不耐受。普通人乳酸不耐受的发生率高达 25%。牛奶过敏比乳酸不耐受少见,大约影响 1% 的人。牛奶不耐受或不喝奶的人容易发生钙缺乏。

素食中含有较高水平的植酸和草酸,这些成分会阻碍钙吸收。乳卵素食者(吃蛋和奶制品的素食者)钙摄入量与杂食者相当。但是,完全素食者(不吃任何动物性食物)和卵素食者(吃蛋,但不吃奶制品)钙摄入量往往严重不足。牛津队列研究发现:和杂食者相比,乳卵素食者发生骨质疏松的风险并未升高;但完全素食物者发生骨质疏松的风险明显升高,其原因是这些人钙摄入偏少,而且钙吸收率明显降低。因此,完全素食者和卵素食者应适量补钙。

制作豆腐时须加入石膏(硫酸钙)使豆蛋白凝结析出,豆制品是中国传统饮食中钙的重要来源。粮食一般含钙不高,但每日食用量大,也可成为钙的重要来源。食物中加入钙称为强化过程,经常被强化的食物包括盐、果汁、饮料、豆制品和奶制品等。含钙较多的食物还包括菠菜、白菜、甘蓝、西蓝花等蔬菜,但蔬菜中的钙不易被吸收。

在水硬度高的地区,水中的钙也是钙摄入的重要来源。假如每升饮水含钙 100 毫克,成人每天摄入水 3 升(包括食物中的水),则经过饮水摄入的钙就高达 300 毫克，占成人适宜摄入量（800 毫克）的 37.5%。

目前市场上存在多种补钙剂，最常见的形式是碳酸钙和柠檬酸钙。碳酸钙的吸收有赖于胃酸，与食物一起服用时吸收率最高，因为食物可刺激胃酸分泌。柠檬酸钙的吸收率则与胃酸关系不大，也适用于胃酸缺乏症、胃炎、胃溃疡等患者。碳酸钙具有中和胃酸的能力，因此也可作为制酸药治疗消化性溃疡。可用作补钙剂的化合物还包括葡萄糖酸钙、乳酸钙、磷酸钙等。对果汁等食品进行钙强化时，常采用柠檬酸钙或苹果酸钙，这类钙剂吸收率较高。

补钙的最佳方法是适量增加奶制品、豆制品和蔬菜水果的摄入量。食补能在增加钙摄入的同时，维持其他营养素的均衡。含钙丰富的天然食物不仅能提供人体必需的矿物质，还可提供维生素和膳食纤维。补钙剂仅适合于特殊人群，如绝经后女性、耐力运动员、女军人等；或在特殊情况下使用，如发生低钙血症时。美国国立卫生研究院（NIH）建立了完善的膳食补充剂（保健品）成分数据库（http://www.dsld.nlm.nih.gov/dsld/），可查询市场销售的膳食补充剂（保健品）中各种营养素的含量，其中就包括钙。

1993 年，美国食品药品管理局发布了膳食钙作用的声称："一生中通过均衡膳食摄入适量钙，可降低骨质疏松发生的风险。"（Adequate calcium throughout life, as part of a well-balanced diet, may reduce the risk of osteoporosis.）这就是说，要预防骨质疏松，首先应保持膳食均衡。

钙是如何进入和排出人体的？

食物中的钙大多以不溶复合物的形式存在。在胃酸和消化酶的作用下，钙从复合物中游离出来后才能被吸收。钙主要在小肠吸收，其吸收率在 20% ～ 60% 之间。钙的吸收方式包括主动吸收和被动吸收两种：当摄入钙量不大时，钙的吸收以主动吸收为主，主动吸收受维生素 D_3 和体内钙水平调控；当摄入钙量较大时，钙的吸收以被动吸收为主。

影响钙吸收的因素包括体内钙的需求量、血钙和血磷水平、膳食中钙含量、食物构成、体内维生素 D 水平、胃酸分泌量、雌激素水平、年龄等。钙的生理需求量主要受骨骼生长速度的影响。在生命周期中，骨骼生长越快钙吸收率也越高。婴幼儿钙吸收率可高达 60%，儿童钙吸收率也在 40%以上。成人钙需求减少，钙吸收率会降到 30% 以下，老年人钙吸收率会进一步下降。孕妇钙需求量明显增加，钙吸收率也相应升高。钙摄入不足的孕妇，也会发生骨质疏松。哺乳妈妈缺钙会影响乳汁分泌，婴幼儿缺钙会影响生长发育。

雌激素会影响钙的吸收和代谢。女性绝经后体内雌激素水平骤然降低，钙吸收率下降，钙排出量增加，导致破骨作用增强。绝经后第一年骨密度可降低 5%；而同龄男性每年骨密度降低不超过 1%。因此，雌激素水平骤降是绝经后女性易发生骨折的主要原因。采用雌激素和黄体酮实施激素替代疗法（HRT）有助于提高血钙浓度，降低骨质疏松和骨折风险。但这种方法会增加乳腺癌等肿瘤的风险。所以，补充钙和维生素 D 依然是预防绝经后骨折的首选策略。

闭经是指育龄妇女月经周期停止，或根本就没有来临。发生闭经的常见原因是血雌激素水平过低，因此闭经也可对钙平衡产生明显影响。发生闭经的女青年若患有神经性厌食，会进一步减少钙摄入。月经初潮从未来临的女性，可阻碍骨骼发育，这些女青年往往身材矮小，若能及时补钙就可改变这种状况。

年轻女性长期维持高强度运动可导致停经，之后出现骨质疏松和饮食紊乱，这种现象容易发生在女运动员和女军人中，因此称为女运动员三联症（FAT）。骨密度降低到一定程度会导致应力性骨折。应力性骨折又称疲劳性骨折，是在过度运动或承重后造成骨骼发生结构性破坏。应力性骨折多发生在身体承重部位，如小腿和脚部。有月经不调、偏食、骨折史的女性，开展高强度训练时更易发生应力性骨折，这些女性往往需要补充钙和维生素 D。美国海军开展的研究发现，给参加高强度训练的女兵补充钙和维生素 D，能明显降低应力性骨折的发生率。

在胃肠中植酸和草酸能与钙结合，降低钙吸收率。蔬菜水果含有丰富的草酸，粮食、豆类和坚果含有丰富的植酸。菠菜中的钙吸收率明显低于牛奶中的钙，菠菜和牛奶同时食用会降低钙吸收率。另一方面，蔬菜和水果中含有丰富的有机酸盐，经吸收代谢后产生碳酸盐，使血液 pH 值趋于碱性，进而减少钙排出。综合来看，蔬菜水果对体内钙平衡不产生明显影响。

高盐饮食能增加尿钙流失，因此高盐饮食是引发骨质疏松的一个潜在原因。咖啡因会降低钙吸收率，轻微增加尿钙排出。研究表明，一杯咖啡会导致 3 毫克钙流失，对成人而言这种流失量基本可忽略不计。因此，适量喝咖啡或饮茶并不影响骨骼健康。酒精会降低钙吸收率，还会抑制维生素 D 合成酶的活性，进而引起体内维生素 D 缺乏。因此，长期酗酒无疑会影响骨骼健康。适量蛋白质和氨基酸可与钙结合成可溶性络合物，从而促进钙的吸收。低磷饮食可降低血磷水平，促进维生素 D 的活化，进而促进钙的吸收。

成人体内大约有 1200 克钙。体内的钙有 99% 储存于骨骼和牙齿中，只有 1% 存在于软组织、血液、细胞外液中。骨骼中的钙溶解后可释放到血液中，因此骨骼是人体的"钙库"。成骨和破骨作用有利于维持血钙水平的稳定。血钙水平受甲状旁腺素、降钙素、维生素 D_3 三者精细调节，严格维持在 2.25～2.75 mmol/L 之间。

体内的钙主要经肠道和肾脏排出，少部分经皮肤随汗液排出。尿钙排出量受血钙水平影响，因此可发挥稳定血钙水平的作用。此外，尿钙排出量也受雌激素、膳食蛋白、钠摄入量、血磷水平等因素影响。

人体每天需要多少钙？

美国医学研究所推荐，19～50 岁成人每天应摄入 1000 毫克钙，50 岁以上成人每天应摄入 1200 毫克钙，成人钙可耐受最高摄入量为每天 2500 毫克。中国营养学会推荐，18～49 岁成人每天应摄入 800 毫克钙，50 岁及以上成人每天应摄入 1000 毫克钙，成人钙可耐受最高摄入量为每天 2000 毫克

（表3-3）。通过日常饮食，钙摄入很少能超过这一限量，钙摄入超限主要见于不合理补钙。

表3-3　钙摄入参考标准（毫克／天）

中国营养学会				美国医学研究所		
年龄段	平均需要量	推荐摄入量	最高可耐受量	年龄段	推荐摄入量	最高可耐受量
0～6月	—	200（AI）	1000	0～6月	210	—
7～12月	—	250（AI）	1500	7～12月	270	—
1～3岁	500	600	1500	1～3岁	500	2500
4～6岁	650	800	2000	4～8岁	800	2500
7～10岁	800	1000	2000	9～13岁	1300	2500
11～13岁	1000	1200	2000	14～18岁	1300	2500
14～17岁	800	1000	2000	19～30岁	1000	2500
18～49岁	650	800	2000	31～50岁	1000	2500
50～64岁	800	1000	2000	51～70岁	1200	2500
65～79岁	800	1000	2000	≥71岁	1200	2500
≥80岁	800	1000	2000			
孕早期	+0*	+0	+0	孕妇	+0	+0
孕中期	+160	+200	+0	乳母	+0	+0
孕后期	+160	+200	+0			
乳母	+160	+200	+0			

* 在同年龄段基础上的增加量；AI为适宜摄入量；—表示该参考值尚未确定。

2006年美国全民健康与营养调查提示：男性每日饮食钙摄入量为871～1266毫克，女性每日饮食钙摄入量为748～968毫克，美国50岁以上妇女有5%钙摄入超限，主要发生在补钙者中间。2012年中国居民营养与健康状况调查发现，城市居民每天平均摄入钙412毫克，农村居民平均每天摄入钙321毫克。中国居民钙摄入量明显低于美国居民的主要原因是，奶制品消费量明显偏少。

钙缺乏有哪些危害？

在甲状旁腺素、降钙素和维生素D_3的调节下，血钙浓度严格维持在

2.25～2.75mmol/L 之间。短期缺钙一般不影响血钙浓度，也不会对人体产生明显影响。低钙血症往往是因疾病或药物所致，包括肾功能不全、胃切除、服用利尿剂等。低钙血症可引起手脚麻木、四肢抽筋、皮肤刺痛、肌肉痉挛、食欲降低、嗜睡等症状，严重低钙血症可诱发恶性心律失常，甚至导致死亡。

骨是活性组织，一生都处于动态重塑之中。一方面骨组织不断溶解吸收，称为破骨作用；另一方面骨组织重新形成，称为成骨作用。通过破骨和成骨两重作用，骨钙和血钙维持着动态平衡。在儿童青少年时期，成骨作用大于破骨作用；在老年时期，破骨作用大于成骨作用。由成骨为主过渡到破骨为主称为骨转换。骨转换后人体容易发生骨质疏松和骨折。

长期钙缺乏可导致骨钙流失。其原因在于，钙摄入不足使血钙浓度降低，大量骨钙被动员入血。因此，长期缺钙可引起骨质疏松，增加骨折风险，这种情况在老年人中更容易发生。在儿童，严重缺钙有时可导致佝偻病，尽管大多数佝偻病是因维生素 D 缺乏所致。

根据流行病学调查，50 岁以上中国人骨质疏松症总体患病率为 35%，其中男性为 23%，女性为 49%，中国骨质疏松患病总人数高达 1.4 亿。据估计，2010 年中国大约有 233 万人因骨质疏松发生骨折，直接医疗费用超过 800 亿元。除了骨质疏松，钙缺乏还可能与心脑血管病、高血压、结直肠癌等慢性疾病有关。

尽管很多研究观察到钙会影响骨健康，但补充钙和维生素 D 能否降低骨折风险目前尚存争议。美国预防工作组（USPSTF）认为，现有研究结果尚不支持在老年人中普遍补钙以预防骨折。绝经后妇女补钙每天不宜超过 1000 毫克，补充维生素 D 每天不宜超过 400 国际单位（IU）。

荟萃分析发现，健康儿童补钙后对腰椎或股骨密度没有影响，对上肢和其他部位骨密度影响也很小，补钙后全身骨量仅增加 1.7%。从公共卫生角度考虑，儿童补钙基本不产生健康效应。对大多数儿童青少年来说，促进骨骼健康的关键是建立均衡的饮食模式，增加膳食钙含量，减少碳酸饮料的消费量，养成定期运动的习惯。

钙过量有哪些危害?

大量补钙（每天超过 1000 毫克）的一个副作用就是可能对心脑血管产生不良影响。大量补钙会导致血钙一过性升高，临时打乱体内钙平衡。血钙升高可促进血凝，导致血管钙化和动脉硬化，进而增加心脑血管病的风险。瑞典学者开展的研究发现，相对于每天摄入钙 600 ～ 1000 毫克，老年妇女每天摄入钙超过 1400 毫克会明显增加心脑血管病的死亡风险。

大量补钙还会增加肾结石的风险，这是设立钙可耐受最高摄入量（UL）的主要依据。在妇女健康研究（WHI）中，绝经后妇女每天补充 1000 毫克钙，7 年后补钙者肾结石发病率比不补钙者高 17%。护士健康研究（Nurses' Health Study）也发现补钙增加肾结石风险，但天然食物中的钙反而可预防肾结石。

大量补钙可引起胃肠道不良反应，常见的包括腹痛、腹胀、便秘等。钙、锌、镁、铁等二价阳离子在肠道和肾小管的吸收具有相互竞争作用，因此大剂量补钙可能会干扰铁、锌、镁等的吸收。同样，含锌、镁、铁、铝的制剂会影响钙的吸收，增加尿钙排出量。

10. 镁

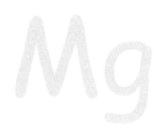

镁是人体内 300 多种生物酶的辅助因子，镁还参与能量代谢。那么镁摄入不足会有哪些危害呢？

镁（Mg）的原子序数为 12，原子量为 24.31。在元素周期表中，镁位于第三周期第二主族（ⅡA）。在地壳中，镁的丰度约为 23300 ppm，在各元素中位居第七。1808 年，英国化学家戴维爵士通过电解法首次制得金属镁。

镁在人体中有哪些作用？

成人体内大约有 25 克镁，含量居金属元素第四位，仅次于钙、钠、钾。人体中的镁约有 60% 存在于骨骼中。骨骼是人体的镁库，当血液中镁浓度降低时，骨骼中的镁就会释放到血液中，这一机制使血镁浓度维持在 0.75 ～ 0.95 mmol/L（18 ～ 23 毫克 / 升）之间。在人体中，镁是 300 多种生物酶的辅助因子，这些酶参与合成蛋白质，控制血压，调节血糖，维持神经、心脏和肌肉的正常功能。镁参与体内的能量代谢，促进骨骼生长，维持骨骼结构，参与 DNA、RNA、谷胱甘肽等物质的合成。

哪些食物富含镁?

食物大约提供 90% 的镁,饮水大约提供 10% 的镁。绿色蔬菜含有丰富的镁,坚果、瓜子、豆类、红肉和鱼肉含一定量的镁,鲜奶和奶制品含镁较少。未经加工的谷类含镁丰富,但加工食品中镁大量流失,部分加工食品会刻意添加镁。自来水、瓶装水和桶装水中都含有镁,其镁含量在 1 ~ 120 毫克 / 升之间。饮食中的镁大约有 30% ~ 40% 会被人体吸收。

部分膳食补充剂(保健品)和多种维生素中会加入镁,其中的镁以氧化镁、硫酸镁、天门冬氨酸镁、柠檬酸镁、乳酸镁、氯化镁等形式存在。镁剂在临床上常用作通便药物,这时镁的剂量往往超过安全限量,原因是通便药物中的镁大部分并不能被吸收。氢氧化镁可用作制酸药,治疗消化性溃疡。

镁是如何进入和排出人体的?

饮食中的镁主要在肠道吸收,吸收率不仅取决于食物镁含量,还取决于体内镁的丰缺度。体内镁缺乏时,肠道吸收镁增加;体内镁充足时,肠道吸收镁减少。肠道对不同食物中镁的吸收率也不同,肉食中的镁容易被吸收,素食中的镁不易被吸收。其原因在于,素食中的纤维素可抑制镁的吸收。另外,长期酗酒,服用钙剂、铁剂、锌剂等都会降低镁的吸收率。同时补充大量锌,会干扰镁的吸收和代谢。

血镁浓度主要由肾脏调节。血镁浓度高,肾脏排镁增加;血镁浓度低,肾脏排镁减少。肾脏排镁具有日夜节律性,白天排镁少,夜间排镁多。在正常生理状态下,每天大约有 100 毫克镁经尿液排出。

人体每天需要多少镁?

美国医学研究所认为,成年男性镁适宜摄入量为每天 420 毫克,成人女性镁适宜摄入量为每天 320 毫克，成人镁最高可耐受摄入量（UL）为每天 350 毫克（仅指食物中的镁，不包括饮水中的镁）。中国营养学会建议，成人每天应摄入镁 330 毫克，孕妇在同年龄段基础上每天应额外增加 40 毫克镁（表 3-4）。2002 年中国居民健康与营养调查表明，城乡居民人均每天摄入镁 309 毫克，其中农村居民 315 毫克，城市居民 292 毫克。可见，中国城乡居民镁摄入量普遍偏低。

表 3-4　镁摄入参考标准（毫克／日）

中国营养学会			美国医学研究所					
年龄段	平均需要量	推荐摄入量	年龄段	平均需要量（男）	平均需要量（女）	适宜摄入量（男）	适宜摄入量（女）	可耐受摄入量#
0～6 月	—	20（AI）	0～6 月	—	—	30（AI）	30（AI）	—
7～12 月	—	65（AI）	7～12 月	—	—	75（AI）	75（AI）	—
1～3 岁	110	140	1～3 岁	65	65	80	80	65
4～6 岁	130	160	4～8 岁	110	110	130	130	110
7～10 岁	180	220	9～13 岁	200	200	240	240	350
11～13 岁	250	300	14～18 岁	340	300	410	360	350
14～17 岁	270	320	19～30 岁	330	255	400	310	350
18～49 岁	280	330	31～50 岁	350	265	420	320	350
50～64 岁	280	330	51～70 岁	350	265	420	320	350
65～79 岁	270	320	≥71 岁	350	265	420	320	350
≥80 岁	260	310						
孕妇	+30*	+40*	孕妇		+35*		+40*	+0*
乳母	+0*	+0*	乳母		+0*		+0*	+0*

* 在同年龄段基础上的增加量；—表示该值尚未确立；AI 为适宜摄入量；# 仅指食物中的镁，不包括饮水中的镁。

镁缺乏有哪些危害?

当血镁浓度低于 0.61 mmol/L 时，一般认为发生了低镁血症。由于镁需求量增加，孕妇和乳母会发生镁缺乏，尤其是大量喂奶的妈妈。长期酗酒、克罗恩病、脂肪泻等会干扰镁的吸收，进而导致低镁血症。糖尿病患者尿镁排出量增加，也容易发生低镁血症。低镁血症的早期表现有食欲下降、恶心、呕吐和四肢乏力。随着缺镁程度加重，可出现四肢刺痛、肌肉痉挛、情绪不稳、血压升高、癫痫发作等。严重低镁血症可影响中枢神经系统，出现行为异常和人格改变。严重镁缺乏还会引发低钙血症和低钾血症。

镁摄入量还与多种慢性疾病有关。增加镁摄入量，尤其是膳食镁的摄入量，有利于降低血压，也可降低心脑血管病的风险。荟萃分析发现，每天镁摄入量增加100毫克就可使脑卒中风险降低8%。水的硬度是指溶解在水中钙镁盐的总量。水中钙镁含量越高，硬度就越大。流行病学研究表明，饮水硬度高的地区心脑血管病风险低。1960年，美国曾对88个主要城市自来水中各种元素含量进行监测，结果发现，饮水中16种元素含量与心脑血管病死亡风险有关。其中，自来水镁含量与心脑血管病死亡风险成反比；也就是说，饮用水镁含量越高，心脑血管病死亡风险越低。

血液中胰岛素由胰岛β细胞合成和释放，其释放量受血糖水平和血胰岛素水平影响。在镁缺乏时，胰岛β细胞对血糖水平和血胰岛素水平的感知能力下降，即使在血糖较高或胰岛素较低时，也不增加分泌量，导致血糖不断升高，最终发生糖尿病。另外，镁缺乏可减弱胰岛素的作用，导致胰岛素抵抗，进而使血糖升高而发生糖尿病。荟萃分析发现，日均镁摄入量每增加100毫克，可将糖尿病风险降低15%。

镁大约占骨骼矿物成分的1%。随着年龄增加，骨骼中镁含量逐渐减少，其中磷酸盐结晶会变得粗大，使骨骼脆性增加。血镁浓度降低往往伴有血钙浓度降低，导致骨溶解增加。在挪威开展的全民调查发现，饮用水镁含量与骨折风险成反比。也就是说，饮用水镁浓度越高，发生骨折的风险就越低。

有研究发现，绝经妇女实施雌激素替代治疗，同时每天补充500毫克镁可增加骨密度。但预防骨质疏松应该补充多少镁目前尚无定论。但也有研究提示，大量补镁反而会危及骨骼健康，其原因是大量镁会干扰钙调素、甲状旁腺素和骨化三醇的作用。

年轻女性在月经期容易发生偏头痛。研究提示，月经期发生的偏头痛与血镁浓度降低有关。雌激素可增加镁的吸收和利用，减少镁经肾脏排出。在月经前期和月经期，血雌激素水平降低，导致镁吸收和利用下降，镁的神经镇静作用减弱，进而引发偏头痛。因此，镁剂可防治月经期偏头痛。美国神经病学会（AAN）和美国头痛学会（AHS）联合制定的指南认为：镁剂对于预防偏头痛可能有效。由于预防偏头痛所用镁剂超过了最高可耐受摄入量，因此应在医生指导下服用。

镁过量有哪些危害？

当血镁浓度高于 1.05 mmol/L 时，一般认为发生了高镁血症。高镁血症相对少见，多与肾功能异常和大量使用镁剂有关。死海湖水中含有高浓度镁，有文献报道，在死海里游泳发生溺水的人发生了高镁血症。轻度高镁血症可能没有症状；中度高镁血症可出现低血压、恶心、呕吐、腹痛、腹泻、四肢乏力等症状；重度高镁血症可出现嗜睡、呼吸困难、神经反射降低、昏迷，甚至死亡。高镁血症对心脏的影响包括心动过缓、心脏传导阻滞，甚至心脏骤停。

11. 磷

大型灾难救助期间，长时间被困的人获救进食后，很容易发生再喂养综合征。这种综合征可再次危及获救者的生命，那么怎样预防再喂养综合征呢？

磷（P）的原子序数为 15，原子量为 30.97。在元素周期表中，磷位于第三周期第五主族（VA）。地壳中磷的丰度为 1050 ppm，在各元素中位居第十一。1669 年，德国炼金术家布兰德（Hennig Brand）在尿液中发现了含磷化合物。

磷在人体中有哪些作用？

磷是核酸和三磷酸腺苷的构成元素。核酸（DNA 和 RNA）是人体中的遗传物质；三磷酸腺苷（ATP）是细胞中的直接供能物质。细胞内几乎所有代谢过程都需要 ATP。ATP 也为细胞内各种磷酸化反应提供磷酸根，磷酸化是细胞中的关键调节机制。磷脂是细胞膜的主要结构成分。钙和磷是骨骼和牙齿的重要构成元素。骨骼的主要成分是羟基磷灰石、磷酸钙和碳酸钙；牙釉质的主要成分也是羟基磷灰石。磷缺乏会影响核黄素（维生素 B_2）和烟酸（维生素 B_3）吸收。核黄素缺乏会导致口角炎，烟酸缺乏会导致糙皮病。

哪些食物富含磷？

大多数天然食物都含磷，磷常与蛋白质同时存在。肉、蛋、奶含有丰富的磷，坚果、豆类、蔬菜、海产品、谷物也含较高水平的磷。在现代西方饮食中，奶制品和肉类是磷摄入的主要来源；在传统中国饮食中，豆类和谷物是磷摄入的主要来源。

磷酸和磷酸盐（磷酸钠、磷酸二氢钠、磷酸氢二钠）有助于保持食物的水分，维持食物的颜色，有助于冷冻食品维持新鲜，因此常用作食品添加剂。含磷添加剂的广泛使用显著增加了现代人的磷摄入量。

部分膳食补充剂（保健品）和多种维生素中含有磷。补充剂中的磷通常以磷酸盐（磷酸氢二钾、磷酸氢二钠）和磷脂（磷脂酰胆碱、磷脂酰丝氨酸）的形式存在。膳食补充剂（保健品）每日剂中磷的含量一般在120～1200毫克之间。

磷是如何进入和排出人体的？

食物中的磷包括天然磷和添加磷，天然磷多为有机磷，添加磷多为无机磷。有机磷在胃肠道吸收慢、吸收率低，因为有机磷必须经酶消化降解为无机磷才能被吸收。天然食物中磷的吸收率在40%～70%之间。动物源性食物磷吸收率明显高于植物源性食物，吃母乳的宝宝磷吸收率可高达90%，吃豆奶粉的宝宝磷的吸收率只有59%。钙可与磷在肠道内结合，因此高钙食物和补钙剂都会降低磷的吸收率。研究发现，若每天补充2500毫克钙，会有多达1050毫克磷因结合而无法吸收。膳食补充剂和食品添加剂中的磷吸收率约为70%。

维生素D、适宜的钙磷比（2∶1）、酸性环境等可促进磷的吸收。食物中的植酸、钙、锶、铝等阳离子会阻碍磷的吸收。食品经加热或长时间贮藏后，会产生不同程度的类黑精色素，这一反应称为美拉德反应（Maillard reaction）。美拉德反应会让食品变为诱人的金黄色乃至深褐色，因此广泛用于食品烘焙、咖啡加工、肉类加工、香精生产、酱油酿造等领域。研究发现，美拉德反应的产物会影响磷的吸收。

甲状旁腺素的主要作用是升高血钙、降低血磷。血钙和血磷水平通过反馈机制会影响甲状旁腺素的分泌，血钙和血磷对甲状旁腺素的影响正好相反。血钙下降会刺激甲状旁腺素分泌，血钙升高会抑制甲状旁腺素分泌；血磷降低会抑制甲状旁腺素分泌，血磷升高会刺激甲状旁腺素分泌。

成人体内大约有 700 克磷，其中骨骼和牙齿中的磷约占 85%；其余的磷位于软组织和细胞外液中。人体磷含量随年龄增长而增加，婴儿期磷占体重的 0.5%，成年期磷占体重的 0.7%～1.1%。

经肾脏排出的磷占总排出量的 70%，经粪便排出的磷占总排出量的 30%。磷排出量随磷摄入量增加而增加，这样可维持体内磷的平衡。因为磷主要经肾脏排出，慢性肾病患者应控制磷摄入，避免高磷食物，尤其是有大量含磷添加剂的食品。部分常用药物，如抗酸剂和泻药，也会加入磷酸盐，慢性肾病患者在服用这些药物时应谨慎。

人体每天需要多少磷？

美国医学研究所推荐，成年人每天应摄入磷（RDA）700 毫克；磷的最高可耐受摄入量（UL）为每天 4000 毫克。欧洲食品安全局推荐，15 岁及以上人群每天摄入磷 550 毫克。中国营养学会推荐，18 岁及以上人群每天摄入磷（RNI）720 毫克，磷的最高可耐受摄入量为每天 3500 毫克。

在现代饮食环境中，绝大多数人磷摄入过多，主要因为加工食品和快餐食品会普遍添加磷酸盐。加入磷酸盐可改善食品的口味、颜色和质地，加快备餐速度，延长食品保质期。

磷缺乏有哪些危害？

在饮食正常的人中，磷缺乏症相当少见。磷缺乏（主要是磷酸盐缺乏）基本都在疾病或灾害时发生，其常见原因包括甲状旁腺功能亢进、糖尿病性酮症酸中毒、肾脏疾病、呼吸性碱中毒、营养不良、长期酗酒和再喂养综合征等。血磷浓度低于 0.81 mmol/L（25 毫克 / 升）为低磷血症。低磷血症可出现全身乏力、食欲不振、呼吸困难、癫痫发作、横纹肌溶解、骨骼软化、溶血性贫血、感觉异常、共济失调、精神错乱等症状，严重时可危及生命。

人体长时间饥饿后快速饱餐会引发再喂养综合征（refeeding syndrome）。再喂养综合征发生的机制在于，饥饿时缺乏碳水化合物，人体以脂肪为主要供能物质，这样会导致细胞内磷消耗殆尽。快速饱餐后，体内供能物质由脂肪转变为碳水化合物，刺激胰岛素分泌增加，大量磷、钾、镁由血液进入细胞内，导致低磷、低钾和低镁血症。由于这类患者往往会出现严重的低磷血症，因此也称再喂养低磷血症。再喂养综合征可导致肌无力、肺通气受限、呼吸衰竭、凝血功能障碍、精神错乱、昏迷、心脏骤停、心力衰竭和死亡。给高危人员补充磷和硫胺素可有效预防再喂养综合征。

地震、水灾、矿难等大型灾害发生后，受困者可能多日没有进食。当幸存者获救后重新进食或实施营养治疗时，特别是补充大量含糖制剂后，就可能引发低磷、低钾和低镁血症，若未及时发现和纠正，很容易因重要器官衰竭而导致死亡。早年没有认识再喂养综合征，这样的悲剧时有发生。因此，在抢救长期未进食的受困者时，应避免摄入太多高糖食物和饮料，避免大量输入葡萄糖液；最关键的是要及时检测并补充磷、钾和镁。再喂养综合征也可发生在绝食者、长期禁食者、减肥者、长期嗜酒者和接受大手术的患者中。

妊娠晚期胎儿会从母体获得较多钙和磷以促进骨骼钙化。因此，早产儿容易发生钙缺乏和磷缺乏，进而引发佝偻病。因此，早产儿应该更加重视磷、钙和维生素 D 的营养。

磷过量有哪些危害?

健康人一般不会因膳食导致磷过量,因为体内过多的磷会迅速经肾脏排出。但肾功能不全、甲状旁腺功能亢进、大量使用含磷药物、维生素 D 中毒、急性酸中毒等可引发磷过量。血磷浓度高于 1.46 mmol/L(45 毫克 / 升)为高磷血症。

高磷血症会引起肾性骨病。肾性骨病又称肾性骨营养不良,是由于高血磷和低血钙刺激甲状旁腺素持续分泌,增加骨钙不断溶解和释放,导致骨质脱钙和骨质疏松,引发纤维性骨炎。另外,高磷饮食会干扰钙的吸收,进一步加重骨质疏松。发生肾性骨病的人单纯补钙有时并不能遏制病情的进展,因为高磷会刺激甲状旁腺素持续分泌。因此要同时控制磷摄入量,避免含磷酸盐添加剂的食品。

快餐和加工食品的共同特点是高磷低钙,而低钙会放大高磷饮食的副作用,诱发甲状旁腺功能亢进,使骨骼变脆而容易发生骨折。可乐等碳酸饮料会添加磷酸和磷酸盐,所添加的磷酸吸收率接近 100%。研究发现,每天饮用 2.5 升可乐,血磷、血甲状旁腺素和血骨化三醇水平都会明显升高。因此,含磷饮料会打乱体内钙磷平衡,引起内分泌功能紊乱,对组织器官产生不利影响。弗拉明翰研究(Framingham study)发现,经常饮用可乐的人,骨密度降低,容易发生骨质疏松,尤其是绝经后妇女。血液中过多的磷酸盐会在非骨组织中沉积下来,尤其容易沉积在血管壁,导致血管狭窄,进而引发心脑血管病。

美国膳食指南建议,膳食中钙磷比应在 1.5∶1 以上(两者均以毫克计,以摩尔数计钙磷比应在 1∶1 以上)。现代人饮食钙磷比远低于这一比例,大约四分之一的人钙磷比甚至小于 0.6。从这一点来看,现代人钙摄入偏低,而磷摄入偏高。因此,高磷血症患者应限制磷的摄入量,适当增加植物源性蛋白摄入,选择不含磷添加剂的食品,同时选择含钙丰富的食物。

表 3-5　磷摄入参考标准（毫克／天）

中国营养学会				美国医学研究所			
年龄段	平均需要量	推荐摄入量	最高可耐受量	年龄段	平均需要量	推荐摄入量	最高可耐受量
0～6 月	—	100（AI）	—	0～6 月	—	100（AI）	—
7～12 月	—	180（AI）	—	7～12 月	—	275（AI）	—
1～3 岁	250	300	—	1～3 岁	380	460	3000
4～6 岁	290	350	—	4～8 岁	405	500	3000
7～10 岁	400	470	—	9～13 岁	1055	1250	4000
11～13 岁	540	640	—	14～18 岁	1055	1250	4000
14～17 岁	590	710	—	19～30 岁	580	700	4000
18～49 岁	600	720	3500	31～50 岁	580	700	4000
50～64 岁	600	720	3500	51～70 岁	580	700	4000
65～79 岁	590	700	3000	≥71 岁	580	700	3000
≥80 岁	560	670	3000				
孕妇	+0*	+0*	3500	孕妇	+0*	+0*	3500
乳母	+0*	+0*	3500	乳母	+0*	+0*	4000

* 在同年龄段基础上的增加量；—表示该值尚未确立；AI 为适宜摄入量。

12. 硫

硫缺乏时人体会合成更多同型半胱氨酸。同型半胱氨酸会增加心脑血管病的风险。那么，如何保证充足的硫摄入呢？

硫（S）的原子序数为 16，原子量为 32.06。在元素周期表中，硫位于第三周期第六主族（ⅥA）。硫在地壳中的丰度为 350 ppm。硫是人类自古就认识的元素。

硫在人体中有哪些作用？

人体蛋白质由 20 种氨基酸构成，其中半胱氨酸和蛋氨酸两种氨基酸含硫。维生素 B_1（硫胺素）和维生素 B_7（生物素）含硫，胰岛素和肾上腺皮质激素含硫，肝脏中的谷胱甘肽含硫，牛磺酸、硫辛酸、辅酶 A、肝素、金属硫蛋白、硫酸软骨素等也含硫。人体中硫主要以含硫氨基酸的形式存在于肌肉组织中。

哪些食物富含硫？

体内硫的主要来源是膳食中的蛋白质。肉食中蛋白质的平均含量约为 16.5%，素食中蛋白质的平均含量只有肉食的一半，而且动物蛋白含硫氨基酸的比例（4.48%）远高于植物蛋白（2.49%）。素食者因蛋白质摄入少，尤其是含硫氨基酸摄入少，更容易出现硫缺乏。一般认为，膳食蛋白至少应有 30% 为动物蛋白，这样才能为人体提供足量的硫元素。尽管大豆是一种素食，其蛋白质含硫氨基酸比例只有蛋清的一半，但大豆蛋白质含量高达33%。因此，经常食用豆制品的人也能获得足量硫。

蔬菜和水果中含有丰富的谷胱甘肽，这种三肽由谷氨酸、半胱氨酸及甘氨酸组成。十字花科（卷心菜、萝卜、芥菜等）植物含有硫氰酸盐和异硫氰酸盐，百合科（大蒜等）植物含有大蒜素，动物肝脏和土豆含有硫辛酸，这些都是含硫化合物。有研究提示，异硫氰酸盐和大蒜素具有防癌作用，硫辛酸具有清除自由基和螯合重金属离子的作用。面包、肉制品、海产品、葡萄酒、啤酒等食品会加入硫酸盐作为防腐剂，这些食物也会成为人体硫摄入的来源。

在细胞内，蛋氨酸的一项重要功能就是启动蛋白质（多肽）合成。但是，人体并不储存蛋氨酸，若短期内摄入大量蛋氨酸，多余部分就会代谢为硫酸盐并经尿液排出。因此，高蛋白食物（瘦肉、鸡蛋等）应经常吃，而非一次吃很多。

膳食蛋白中蛋氨酸和半胱氨酸之比约为 2.5 : 1。因此，蛋氨酸是人体硫的主要来源，成人通过蛋氨酸就能获得足量硫。在胱硫醚酶催化下，蛋氨酸可在体内转化为半胱氨酸。新生儿体内缺乏胱硫醚酶，因此刚出生的宝宝，尤其是早产的宝宝，既需要蛋氨酸，也需要半胱氨酸。值得庆幸的是，初乳中含有丰富的蛋氨酸和半胱氨酸，因此吃母乳的宝宝不会发生硫缺乏。

硫是如何进入和排出人体的？

食物中的硫可分为有机硫和无机硫，其中有机硫约占 64%，无机硫约占36%。成人每天从饮食中摄入 1500 毫克硫。食物中的无机硫和维生素 B_1 可被胃肠道直接吸收，蛋白质需水解为含硫氨基酸后才能被吸收。人体中的硫主要经肾脏排出。体内的含硫化合物最终代谢为硫酸盐、硫代硫酸盐、牛磺酸等产物后经尿液排出。

人体每天需要多少硫？

2007 年，世界卫生组织推荐，成人含硫氨基酸的每日平均需要量（EAR）为 15 毫克 / 千克体重。美国医学研究所也推荐，成人含硫氨基酸的每日平均需要量为 15 毫克 / 千克体重。依此计算，成人硫每日需要量应为 5.5 毫克 / 千克体重。体重 60 千克的成人每天大约需要 900 毫克含硫氨基酸，或者 330 毫克硫。若每天摄入 70 克蛋白质，含硫氨基酸摄入量大约是需求量的 2 ~ 3 倍。

硫缺乏有哪些危害？

目前尚没有因硫缺乏而导致疾病的报道。毛发低硫营养不良是一种罕见的遗传病，其特征性表现为头发短而脆，发硫含量异常低下。因为高硫基质蛋白合成障碍，该病患者头发中胱氨酸和甲硫氨酸缺乏，患者会出现皮肤和神经受损的症状。部分患者会出现智力障碍、生育力低下和身材矮小。

完全素食者因蛋白摄入少，体内可能缺少含硫氨基酸。儿童体内因合成蛋白质需要更多含硫氨基酸，因此也应补充额外的优质蛋白质，否则就会影响身体发育。

同型半胱氨酸可通过增强氧化应激反应，促进动脉粥样硬化的发生和发展。当体内叶酸或 B 族维生素缺乏时，同型半胱氨酸无法转变为蛋氨酸，导致血液中同型半胱氨酸水平升高，从而增加冠心病和脑卒中的风险。北京大学霍勇教授带领的团队发现，给高同型半胱氨酸血症的高血压（H 型高血压）患者补充叶酸，可有效预防心脑血管病。

人体中的硫主要源于膳食，当膳食中硫缺乏时，人体会合成更多同型半胱氨酸（可能作为硫的储备）。因此，硫摄入不足也可能增加冠心病和脑卒中的风险。膳食硫缺乏主要见于素食者，以及低硫水土地区的居民。

印度作为发展中国家，居民多采用低脂天然饮食，高血压患者和吸烟者比例都较低，但在全球范围印度冠心病和脑卒中发病率都较高，这种现象被学术界称为"印度怪象（India paradox）"。调查发现，印度北部水土中硫含量很低，加之当地人偏好素食，这些饮食特点使居民硫摄入普遍偏低，血同型半胱氨酸水平则普遍偏高，从而增加了心脑血管病的患病风险。可见，低硫饮食是"印度怪象"发生的可能原因。

硫胺素（维生素 B_1）是一种含硫维生素。缺乏硫胺素可导致脚气病、神经性皮炎等疾病。米糠、蛋黄、牛奶、西红柿等食物中含有丰富的硫胺素。大米中含有少量硫胺素，但主要位于大米包浆中，反复淘洗或浸泡会导致硫胺素流失。以大米尤其是精制大米为主食的人容易缺乏硫胺素。

生物素是另一种含硫维生素，参与脂肪酸和糖的代谢过程。生物素缺乏可导致皮炎、湿疹、萎缩性舌炎、脱发等病症。牛奶、蛋黄、草莓、柚子、葡萄等食物含有丰富的生物素。鸡蛋中含有抗生物素蛋白，可阻碍生物素的吸收，因此鸡蛋不宜生食。

硫过量有哪些危害？

服用含硫化合物或饮用含硫矿泉水可导致硫摄入过量。摄入过量无机硫可引起腹泻，这种情况在婴幼儿中更容易发生，症状也更严重。过量硫化物会在肠道菌群作用下转化为硫化氢，进而引发溃疡性结肠炎。

硫磺泉是指含硫化氢丰富的地下泉水。硫化氢具有明显的臭鸡蛋味，硫磺泉有时也被称作"臭蛋泉"。硫化氢具有溶解角质、杀菌、杀灭寄生虫等作用，因此在硫磺泉中洗澡可治疗皮肤疔疮和皮癣。但这种含硫丰富的泉水不宜饮用，否则会引发溃疡性结肠炎。

表 3-6   含硫氨基酸摄入参考标准（毫克 / 千克体重 / 天）

世界卫生组织		美国医学研究所				
年龄段	平均需要量	年龄段	平均需要量（男）	平均需要量（女）	推荐摄入量（男）	推荐摄入量（女）
1 月龄	57	0～6 月	—	—	59（AI）	59（AI）
2 月龄	42	7～12 月	30	30	43	43
3 月龄	36	1～3 岁	22	22	28	28
4 月龄	33	4～8 岁	18	18	22	22
5～6 月	31	9～13 岁	18	17	22	21
7～12 月	31	14～18 岁	17	16	21	19
1～2 岁	22	19～30 岁	15	15	19	19
3～10 岁	18	31～50 岁	15	15	19	19
11～14 岁	17	51～70 岁	15	15	19	19
15～18 岁	16	≥71 岁	15	15	19	19
≥19 岁	15					
孕妇	—	孕妇		20		25
乳母	—	乳母		21		26

—表示该值尚未确立或无意义；AI 为适宜摄入量。

13. 氯

为了杀灭细菌和病毒，水厂会把氯气或二氧化氯通入水中，生成次氯酸和次氯酸盐。自来水中的氯化物会保留到用户端。那么，这些氯化物对人体究竟有没有害？

氯（Cl）的原子序数为 17，原子量为 35.45。在元素周期表中，氯位于第三周期第七主族（ⅦA）。在地壳中，氯的丰度大约为 145 ppm。氯是一种性质活泼的非金属元素，属于卤族之一。1810 年，英国化学家戴维爵士发现氯元素。

氯在人体中有哪些作用？

人体中氯离子与钠离子共同维持着体液平衡和血容量，保持血压平稳。氯离子还有助于平衡细胞内外渗透压，维持血液 pH 值稳定。人体发生代谢性酸中毒时，肾脏会排出更多氯离子以降低血液酸度。在肝脏中，氯离子有助于清除有毒物质。在消化道，氯离子参与胃酸（盐酸）合成。

哪些食物富含氯？

饮食中的氯主要源于食盐（氯化钠），少量源于氯化钾。酱油、腌菜、咸肉、加工食品中都含有丰富的氯。蔬菜中也含有一定量的氯，海带、紫菜、生菜、西红柿和芹菜中含有丰富的氯。

饮水中也含有少量氯。饮水中的氯除了溶解的氯化物外，还有添加的次氯酸钠。自来水厂常用次氯酸钠杀灭水中微生物，这一技术在控制消化道传染病方面发挥着巨大作用。氯可杀灭水中绝大多数病毒和细菌，残余氯可防止二次水污染。消毒时氯的用量易于控制，而且价格低廉。

世界卫生组织建议，出厂水游离氯含量应在 0.5～5 毫克/升之间，用户端饮用水游离氯含量应在 0.2 毫克/升以上。中国《生活饮用水卫生标准》（GB5749—2006）规定，出厂水游离氯含量应在 0.3～4 毫克/升之间，用户端游离氯含量应在 0.05 毫克/升以上，这些标准是为了防止饮水发生二次污染。

最近有学者提出，自来水残余氯能与有机污染物结合，生成有毒化合物和致癌物，进而危及人体健康。可见，控制饮用水有机物污染非常重要，而不是无限制地降低自来水中的氯。在 2006 年修订的国家标准中，对饮用水有机物含量进行了严格限定。

氯是如何进入和排出人体的？

食物中的氯主要以氯化钠的形式摄入，以氯离子 Cl^- 的形式在小肠吸收。氯离子主要以被动扩散的方式被吸收，因此吸收速度较快。

氯约占人体重量的 0.15%，体重 70 千克的成人体内约含氯 105 克。氯在体内主要以氯离子形式存在。细胞外氯约占 85%；细胞内氯约占 15%。红细胞中的氯可参与 CO_2 运输。血液中 CO_2 在碳酸酐酶作用下，与水结合形成碳酸，再解离为 H^+ 和 HCO_3^-。当血液 CO_2 浓度升高时，氯离子从红细胞进入血浆，CO_2 以 HCO_3^- 的形式从血浆进入红细胞，使血液中的 CO_2 随血液循环运送到肺部，然后通过呼吸排出体外。

体内多余的氯主要经肾脏排出。肾小球滤过的氯离子有 80% 被近端肾小管重吸收。重吸收的氯离子通过基底膜上的钾—氯协同转运蛋白再次返回到血液中。人体通过汗液也排出一定量的氯。

人体每天应摄入多少氯？

在现代饮食环境中，高盐食品几乎无法避免，成人基本不存在缺氯问题。因此，各国膳食指南均未强调氯的必需摄入量。婴儿每天大约需要 0.2 克氯，成人每天大约需要 1.5 ～ 2.5 克氯（表 3-7）。但大多数人氯摄入量远超生理需求，其原因是吃盐太多。要了解体内氯的营养状况，可以测量血氯水平。要了解氯的摄入量，可测量 24 小时尿氯量。

表 3-7　氯摄入参考标准（毫克 / 日）

中国营养学会		美国医学研究所		
年龄段	适宜摄入量	年龄段	适宜摄入量	最高可耐受量
0 ～ 6 月	260	0 ～ 6 月	180	—
7 ～ 12 月	550	7 ～ 12 月	570	—
1 ～ 3 岁	1100	1 ～ 3 岁	1500	2300
4 ～ 6 岁	1400	4 ～ 8 岁	1900	2900
7 ～ 10 岁	1900	9 ～ 13 岁	1900	3400
11 ～ 13 岁	2200	14 ～ 18 岁	2300	3600
14 ～ 17 岁	2500	19 ～ 30 岁	2300	3600
18 ～ 49 岁	2300	31 ～ 50 岁	2300	3600
50 ～ 64 岁	2200	51 ～ 70 岁	2000	3600
65 ～ 79 岁	2200	≥71 岁	1800	3600
≥80 岁	2000			
孕妇	+0*	孕妇	+0*	+0*
乳母	+0*	乳母	+0*	+0*

* 在同年龄段基础上的增加量；—表示该值尚未确立。

氯缺乏有哪些危害？

血氯浓度主要受胃肠道和肾脏调控，人体血氯维持在 96 ～ 106 mmol/L

之间。饮食正常的健康人很少发生氯缺乏。氯缺乏可见于大量出汗、呕吐、腹泻、肾功能不全等情况。肺癌、颅脑疾病和脊髓外伤等疾病可导致抗利尿激素分泌异常综合征（SIADH），进而引发低钠低氯血症。缺氯可导致代谢性碱中毒、低血容量和尿钾流失增加。

大型临床研究表明，血氯偏低与心脑血管病有关。比利时大学间营养与健康（BIRNH）研究对 9106 名受试者进行 10 年随访后发现，血氯水平低于 100 mmol/L 会显著增加全因死亡率和心脑血管病死亡率。其影响甚至强于糖尿病、吸烟和高脂血症。低氯血症增加心脑血管病和死亡风险的机制目前尚不清楚。血清氯离子水平对心脑血管病风险的影响独立于血钠、血钾水平之外。这一结果提示，血清氯和血清钠在心脑血管病发病方面可能具有不同作用。

母乳中含有适宜的氯，吃母乳的宝宝一般不用担心氯摄入不足。配方奶粉中氯含量过低可导致宝宝氯缺乏（低氯血症），出现表情淡漠、皮肤干燥、囟门凹陷等症状，长期氯缺乏可影响神经发育。若宝宝出现上述症状，应及时检测是否有低氯血症，必要时给予补氯。

氯过量有哪些危害？

短期氯摄入过量见于烧伤或脱水后大量补充氯化钠或氯化铵时。血清氯浓度超过 109 mmol/L 为高氯血症。高氯血症会引起代谢性酸中毒。长期摄入过量盐（氯化钠）会导致血压升高。

食盐中的氯和钠在高血压发生过程中均发挥一定作用。其中的钠起主导作用，氯起辅助作用。动物研究发现，盐敏感高血压的发生有赖于钠离子和氯离子的配对摄入。在达赫模型中，用高盐饮食饲养大鼠数周后，动物就会出现高血压；但用碳酸氢钠饲养大鼠，数周后并未出现高血压。

早在 1929 年就有学者观察到，给高血压患者饮食中补充碳酸氢钠，可升高血压，但升压幅度不如补充氯化钠那么明显。同样，饮食中补充枸橼酸钠或磷酸钠，其升压作用也不如氯化钠那么明显。这些研究结果显示，氯离子具有轻度升压作用。

采用高氯饮食时，血氯水平升高可增加肾小球致密斑处氯离子浓度，通过增强管球反馈，使肾脏小动脉阻力增加，肾血流量和肾小球滤过率降低，体内水钠潴留，最后导致血压升高。

在日常饮食中，由于大部分氯离子是伴随钠离子共同存在的（以氯化钠的形式存在于食盐中），氯离子对血压的单独影响并未引起重视。对加工食品中钠离子和氯离子含量进行测定发现，两者并不完全匹配存在。在加工食品消费量日渐增多的情况下，钠离子和氯离子可能对血压产生独立影响。

Cr

Si

Fe

Zn

第四篇

必需微量元素

Ni

Mn

Cu

Mo

As

14. 硼

长期给庄稼施用化肥会耗竭土壤中的硼，进而降低粮食、蔬菜和水果中的硼含量，引起当地居民硼缺乏。那么，有没有办法防止居民大范围缺硼呢？

硼（B）的原子序数为 5，原子量为 10.81。在元素周期表中，硼位于第二周期第三主族（ⅢA）。在地壳中，硼的丰度约为 10 ppm。1808 年，英国化学家戴维爵士和法国化学家盖-吕萨克（Joseph Gay-Lussac）差不多同时制得硼。

硼在人体中有哪些作用？

在人体中，硼可促进维生素 D、雄激素、雌激素的合成和活化，维持骨骼健康。硼可稳定核糖结构，而核糖是合成 RNA 的主要原料，因此硼缺乏会引起生长发育异常，并影响神经、消化、免疫等功能。1996 年，世界卫生组织将硼列为人体可能必需的微量元素。

哪些食物富含硼？

不同食物含硼量差异很大，因此饮食结构会影响硼摄入。一般而言，双子叶植物（如土豆）含硼高于单子叶植物（如水稻）。斐济居民以土豆为主食，硼摄入量较高；印度居民以大米为主食，硼摄入量较低。印度关节炎发病率明显高于斐济。有研究者认为，印度关节炎高发的主要原因是居民硼摄入偏低。

水果和蔬菜含硼丰富，尤其是苹果、梨、绿叶蔬菜；豆类和坚果也含有一定量的硼。用水果和谷物加工的葡萄酒、啤酒和苹果汁也含有丰富的硼，有的饮水含有高水平的硼。调查发现，肉食者每天硼摄入量只有 0.2 毫克，而素食者每天硼摄入量可达 20 毫克。因此素食者骨质疏松发病率较低。相反，不吃蔬菜和水果的因纽特人骨质疏松发病率很高，即使年轻人也经常出现股骨头坏死。

饮食中的硼还有利于预防关节炎。约旦河谷土壤含硼极高，只有能够耐受高硼环境的枣椰树方可生长。当地的以色列居民关节炎发病率还不到 0.5%。澳大利亚卡纳芬（Carnarvon）地区天气炎热，蒸发率很高，地下水中的矿物质会在植物体内浓集，这里出产的豆类含硼很高，当地居民关节炎的患病率只有 1%，而很多西方发达国家关节炎的患病率高达 20%。

庄稼施肥会影响农产品硼含量。传统有机肥含有硼，工业化肥不含硼。每公顷作物可吸收 30 至 300 克硼，果树和十字花科植物吸收硼更多。如果不施用含硼肥料，土壤中的硼含量会逐年降低，其出产的粮食、蔬菜和水果含硼量也会逐年降低。牙买加有 200 年甘蔗种植史，该国自 1872 年就开始普遍施用化肥，这导致土壤中硼匮乏。检测发现，牙买加土壤硼含量只有美国土壤的三分之一。牙买加成人有 70% 患关节炎。连当地的狗都因关节炎而普遍存在跛行现象。

新西兰纳瓦（Ngawha）温泉因治疗关节炎而享誉全球。纳瓦温泉含硼高达 300 ppm。以前人们错误地认为，纳瓦温泉治疗关节炎是因为在高硼水中沐浴。最近开展的调查表明，纳瓦温泉治疗关节炎的真实原因是，患者饮用了当地的富硼水。给关节炎患者直接服用硼酸钙，可减轻疼痛和关节僵硬等症状，增加关节活动度。

硼是如何进入和排出人体的？

食物中的硼多以四硼酸钠或有机硼酸酯的形式存在。食物中的无机硼主要经被动扩散吸收。体内多余的硼大部分经尿液排出，少部分经粪便和汗液排出。

人体每天需要多少硼?

目前尚未制定硼的每日推荐摄入量，但一般认为成人对硼的每日需求量低于 2 毫克。成人从日常饮食中每天大约摄入 0.8 ~ 1.5 毫克硼。美国医学研究所设定的硼可耐受最高摄入量为每日 20 毫克（表 4-1）。世界卫生组织设定的硼可耐受最高摄入量为每天 0.4 毫克硼 / 千克体重，相当于体重 70 千克的成人每天不超过 28 毫克硼。

补充硼的最佳方法是保持膳食均衡。均衡膳食一方面可保证足量硼摄入，另一方面可保证其他必需营养素的摄入。在美国开展的调查发现，经常吃垃圾食品的人，每天硼摄入不到 1 毫克。

表 4-1　硼摄入参考标准（毫克 / 日）

美国医学研究所	
年龄段	可耐受最高摄入量
0 ~ 12 个月	—
1 ~ 3 岁	3
4 ~ 8 岁	6
9 ~ 13 岁	11
14 ~ 18 岁	17
≥19 岁	20
孕妇	+0*
乳母	+0*

*在同年龄段基础上的增加量；—表示该值尚未确立。

硼缺乏有哪些危害?

硼缺乏可能会诱发关节炎。在全球范围内，居民平均每日硼摄入量不足 1 毫克的地区，关节炎的发病率在 20% ~ 70% 之间；居民平均每日硼摄入量在 3 ~ 10 毫克的地区，关节炎的发病率基本都低于 10%。关节炎患者骨骼和滑液中硼含量明显低于健康对照。小样本的临床研究表明，骨关节炎患者接受每天 6 毫克硼剂后，50% 的患者症状明显改善。

钙和镁都是构成骨骼的主要矿物质，绝经后妇女发生骨质疏松的主要原因就是钙镁流失太多。硼可减少体内钙和镁流失，进而促进骨骼健康。用无硼饲料喂养大鼠，脊椎骨体积变小，骨小梁厚度减少，骨微结构发育不完整，骨折后的修复能力明显下降。反之，给大鼠补充硼剂，可增加骨折后的修复能力，增加骨密度，增加牙釉质厚度。另外，硼与氟反应后形成四氟硼酸盐，从而减少氟经肠道的吸收量，增加氟经尿液的排出量。因此，在高氟水地区适量硼摄入有助于预防氟骨症的发生。

美国农业部（USDA）开展的研究发现，绝经后妇女每天补充 3 毫克硼，经尿排出的钙会减少 40%，经尿排出的镁会减少三分之一。美国加州大学开展的研究发现，绝经后妇女补充少量硼会减少骨钙流失量，减少骨质疏松发生的风险。补硼可升高血雌激素水平，部分纠正绝经后妇女体内雌激素分泌不足的缺陷，从而发挥促进骨骼健康的作用。

硼过量有哪些危害？

硼是人体必需的微量元素，但过量硼对人体有害。硼可抑制多种生物酶，摄入过量硼可导致急慢性中毒，甚至危及生命。硼砂进入胃内会刺激胃酸分泌，引起食欲减退、消化不良，严重时出现恶心、呕吐、腹泻等症状。摄入 1 克硼砂就可致人中毒，15 克就有致命危险，婴幼儿摄入 2 克即可致死。硼中毒会导致皮炎和脱发，长期摄入过量硼还会损害男性生育能力。

婴幼儿代谢活跃，过量硼产生的毒性更大。文献曾报道一名出生两天的宝宝因硼中毒而死亡，原因是妈妈用硼酸液清洗乳头，然后给宝宝喂奶，导致宝宝因摄入过量硼而不幸身亡。受损的皮肤或黏膜会吸收硼酸盐，用硼酸盐消毒伤口也会导致硼中毒。

　　硼砂的主要成分是硼酸钠，为白色结晶状粉末。加入硼砂能使面食富于韧性和弹性，吃起来筋道爽口。硼酸盐还具有防腐作用，在过去 200 年间，硼酸盐曾长期用作食品防腐剂，在硼的毒性被揭示出来后，这一用途已经停止。由于过量硼对人体有毒副作用，中国《食品添加剂卫生管理办法》明令禁止将硼酸和硼砂用于食品添加剂，但仍有不法商贩在面食、年糕、粽子、汤团、腐竹等食品中使用硼砂。

　　2008 年 5 月 15 日，河南省商水县某中学 200 余学生发生食物中毒。中毒者表现为头痛、头晕、呕吐、腹泻，个别中毒者出现发热。调查发现中毒原因是硼砂摄入过量，学生所食用的凉皮硼砂含量高达 4.33 克 / 千克。2006 年，广西梧州市卫生监督所对 77 种市售生面食进行抽检发现，湿面条硼砂检出率为 28.3%，云吞皮硼砂检出率为 36.4%。可见，食品中违规添加硼砂并不少见。

　　2019 年 9 月 8 日，深圳市消费者委员会发布儿童玩具检测报告，在抽检的 17 款软泥中，13 款硼元素迁移量超过欧盟标准。目前市场销售的软泥和水晶泥大多由树脂、发泡粉等加工而成。软泥和水晶泥中加入硼砂，可明显增加延展性，使泥团撕扯时不易断裂，从而增加玩具的趣味性。但这种玩具极有可能造成儿童硼中毒。

　　牛肉拉面是起源于兰州市的传统风味小吃，深受各地居民喜爱。在制作拉面时加入蓬灰，不仅使面条能拉得细长，而且煮熟的面条爽滑透黄、筋道十足。蓬灰是戈壁臭蓬蒿燃烧后剩余的灰烬，这种传统添加剂已有 200 多年的使用历史，其主要成分是碳酸钾（K_2CO_3），另外还含有多种生物碱和矿物质。近年来，有些商贩和食摊采用人工配制的"速溶蓬灰"加工面食，经检测发现，有些"速溶蓬灰"的主要成分就是硼砂。

　　有些漱口液也含有硼酸盐。含硼漱口液主要用于清洁口腔和牙齿，因此销量很大。使用这种漱口液时，硼会经黏膜吸收进入血液。若不慎吞服，进入体内的硼会更多，儿童和孕妇使用含硼漱口液具有一定风险。因此，部分国家将含硼漱口液以药物形式予以管制。

15. 硅

硅是制造计算机芯片的核心原材料，以硅半导体为基础的信息工业革命被称为人类发展的第三次浪潮。那么人体需要硅元素吗？

硅（Si）的原子序数为 14，原子量为 28.08。在元素周期表中，硅位于第三周期第四主族（IVA）。在地壳中，硅的丰度为 282000 ppm，在各元素中位居第二，仅次于氧。1823 年，瑞典化学家贝采利乌斯（Jöns Berzelius）首次制得高纯度硅。

硅在人体中有哪些作用？

在人体中，硅参与骨、软骨和结缔组织构成，参与调节骨代谢和胶原合成。硅可提高羟化酶的活化，增加弹性蛋白的合成，优化胶原蛋白的结构，促进胶原网络形成，因此硅可增强皮肤弹性，减少头发脱落，增加头发亮度，使指甲光泽丰润。这些作用使硅剂成为一种流行的美容保健品。1996年，世界卫生组织将硅列为人体可能必需的微量元素。

哪些食物富含硅？

人体内的硅主要源于饮食。经西方饮食每天可摄入硅 20 ～ 50 毫克；经东方饮食每天可摄入硅 140～200 毫克。男性硅摄入量高于女性，主要是因为男性喝啤酒较多，而啤酒含较高水平的硅。除了食物，人体经饮水摄入的硅可占总摄入量的 20% 以上。

植物可吸收土壤中的硅。硅能使植物茎秆保持强度和刚性，使植株不至于倒伏。单子叶植物（谷类）体内蓄积的硅大约是双子叶植物（豆类）的 10～20 倍，因此大米硅含量远高于大豆。

在天然食物中，植物源性食物（粮食、蔬菜、水果）硅含量高于动物源性食物（肉、蛋、奶）。全谷食物含有高水平的硅，大麦、燕麦、米糠和麦麸中硅含量尤其高，稻壳硅含量高达 110 毫克 / 克。在食品加工过程中，洗涤、除壳、脱皮、去糠、抛光等流程会使谷物中的硅流失殆尽。

蔬菜大多含有较高水平的硅，菠菜、甜菜、萝卜、西红柿含硅尤其丰富。水果中的香蕉含硅较高。各种干果和坚果也含有较高水平的硅。甘蔗茎秆在生长过程中会蓄积硅，因此源于甘蔗的白糖含硅也较高。虽然肉类含硅水平较低，但扇贝等海产品含有较高水平的硅。

植物从水土中吸收可溶硅后沉积到组织中，形成非晶态二氧化硅颗粒，这就是植硅石。植硅石相当于植物体内的结石，是植物性食物含硅的主要形式。植硅石在胃肠道的吸收率不到 2%。蔬菜水果表面沾染的砂土成分为硅酸盐，这种形式的硅在胃肠吸收率更低。很少一部分二氧化硅和硅酸盐与胃酸反应，生成可溶性原硅酸后被吸收。老年人胃酸分泌减少，转化原硅酸的能力降低，硅的吸收率随之降低。

酿造啤酒会用到大麦和啤酒花，这两样原料都含有高水平的硅。酿造过程会将植物中富集的二氧化硅（植硅石）转化为可溶性原硅酸。因此，啤酒不仅含硅丰富，而且所含硅很容易被胃肠吸收。相比之下，葡萄酒和白酒含硅很低。

土壤和岩石中的硅会有微量溶解在水中。各地饮用水硅含量与地质构造和气候特征有关。英国西北部（苏格兰高地）地下水硅含量较低（0.2～2.5 毫克 / 升），原因是该地岩石风化水平低。英国东南部地下水硅含量较高（2.8 ～ 14 毫克 / 升），原因是该地岩石风化水平高。欧洲出产的矿泉水（evian，依云）硅含量在 4 ～ 16 毫克 / 升之间。马来西亚出产的矿泉水硅含量在 30 ～ 40 毫克 / 升之间。饮水中的硅主要以原硅酸和偏硅酸形式存在。

硅可用作食品添加剂，含硅添加剂会显著增加硅摄入量。硅酸盐可用作面粉抗结剂、大米包衣剂、液态奶增稠剂、葡萄酒澄清剂、糖果抛光剂、巧克力脱模剂、口香糖粉化剂等。

目前市场的补硅保健品种类繁多。美国和加拿大多使用植物性硅；法国多使用有机硅；德国多使用胶体硅；英国多使用二氧化硅；比利时多使用胆碱稳定的原硅酸（ch-OSA）。各种补硅保健品的生物利用度差异巨大（1% ～ 50%）。生物利用度是指服用药物后可吸收入血的比例。生物利用度低说明保健品中的硅只有很少一部分被吸收。美国国立卫生研究院建立了完善的膳食补充剂（保健品）成分数据库（http://www.dsld.nlm.nih.gov/dsld/），可查询市场销售的膳食补充剂（保健品）中各种营养素的含量，其中就包括硅。

有些药物和化妆品含有硅。在阿司匹林制剂中，硅酸镁常用作赋形剂或干燥剂。这类硅酸盐性质稳定，被分解吸收的比例很低。在化妆品和洗漱用品中，硅也经常用作增稠剂和赋形剂。牙膏、乳膏、唇膏和腮红中普遍含有二氧化硅或硅酸镁铝。粉状化妆品常用滑石粉（硅酸镁）作赋形剂。磨砂膏和洗发香波中常含有植硅石。护手膏和指甲油加入硅油可提高渗透力。二氧化硅和硅酸盐很难经皮肤黏膜吸收，但硅酮和硅油会有部分经皮肤吸收。

近年来，用二氧化硅合成的无定形纳米材料（SAS）广泛用于食品生产、加工、包装和储存。因此，硅纳米材料的健康效应已成为学术界探讨的一个热点。美国食品药物管理局规定，食品中添加的二氧化硅不得超过 2%。欧盟委员会规定，粉状食品添加二氧化硅不得超过 1%。纳米级二氧化硅主要用作抗结剂、增稠剂、澄清剂、消泡剂等。市场销售的面粉、奶茶、咖啡（伴侣）和很多饮料中都含有二氧化硅纳米颗粒。

硅在整形美容领域有哪些用途？

在合成橡胶中引入硅原子可改善聚合材料的性能。硅橡胶（硅胶）具有耐高温、抗撕拉、抗挤压、高弹性等特点，而且在体内基本无毒，与组织相容性好。这些优势使硅胶成为良好的人体植入材料，尤其是制作乳房假体（彩图3）。

乳房植入物外部为坚韧的硅胶囊（聚硅氧烷），内部为硅凝胶、生理盐水等填充物。这种囊状假体会使乳房富于弹性和动感。植入硅胶假体一般不影响宝宝哺乳，除非手术对乳腺组织破坏太多。硅凝胶乳房假体的优点是，弹性强、不易下垂；盐水乳房假体的优点是，手术时先将空囊植入体内再填充盐水，这样便于控制成型乳房的大小。

乳房假体外囊在受到挤压、牵扯、撞击、震动、颠簸等情况会发生破裂。随着时间推移，硅胶老化使破裂更容易发生。盐水假体破裂一般会在数小时内感知，人体会将泄漏的盐水逐渐吸收，成型的乳房会随之瘪陷。硅凝胶假体破裂因没有明显症状，当时不太容易被发现，但一定时间后，硅凝胶会刺激疤痕组织增生，从而可引起疼痛和乳房变形。乳房假体破裂后须实施重建手术，更换假体。

1962年，美国食品药品管理局首次批准硅胶用于乳房假体植入术。目前该材料的临床应用已近60年，美国每年有30万女性实施硅胶隆胸术，另有10万女性因乳腺癌或假体破裂实施乳房重建术。中国每年开展的硅胶隆胸术已超过30万例。最近的荟萃分析没有发现硅胶材料在体内有明显毒副作用，硅胶如果有致癌作用，其风险也相当低。

硅是如何进入和排出人体的？

常见的二氧化硅和硅橡胶化合物水溶性很低，都不能被人体吸收。地表水和地下水中的可溶性硅化合物（偏硅酸盐）则可被人体吸收。甲基硅烷三醇（MMST）是一种生物利用度较高的液态硅，常作为补硅剂。体内多余的硅一般在摄入后 4 ～ 8 小时经肾脏排出，因此健康人不太可能发生硅蓄积中毒。目前尚未见到人类因服用无机硅或有机硅而中毒的报道。终末期肾病患者不能排出体内多余的硅，有可能发生硅蓄积中毒。有报道肾衰竭患者的血清硅水平高达正常水平的十倍，但这一水平仍未引起明显不良反应。慢性肾病患者清除硅的能力下降，长期服用含硅的抗酸药物有引发肾结石的风险。

人体每天需要多少硅？

成人经日常饮食每天摄入 20 ～ 200 毫克硅。有关硅对人体健康影响的研究较少，美国医学研究所尚未设立硅摄入的推荐量和最高限量。

硅缺乏有哪些危害？

用不含硅的饲料喂养小鸡，会出现软骨发育不良和骨骼畸形。但人类饮食中普遍含有较丰富的硅，目前尚未见到因硅缺乏而致病的报道。

硅过量有哪些危害？

硅对人体最大的危害是经呼吸吸入。长期吸入大量二氧化硅或硅酸盐颗粒会引起硅肺病。肺组织中的巨噬细胞吞噬硅酸盐颗粒后会释放细胞因子，刺激成纤维细胞增生活化，造成胶原增生和组织纤维化，最终导致肺活量降低。长期吸入二氧化硅或硅酸盐颗粒还会增加肺癌风险。美国职业安全和健康研究所（NIOSH）推荐，工作场所空气中硅含量不应超过 5 毫克 / 米^3。

16. 钒

钒在人体中可增强胰岛素的作用，进而促进脂肪和糖的代谢。那么能否将钒用作减肥药或降糖药呢？

钒（V）的原子序数为 23，原子量为 50.94。在元素周期表中，钒位于第三周期第五副族（VB）。钒在地壳中的丰度约为 120 ppm。1867 年，英国化学家罗斯科（Henry Roscoe）用氢气还原法首次制得金属钒。

钒在人体中有哪些作用？

在人体中，钒可刺激细胞增生与分化，参与骨髓造血功能。钒还可增强胰岛素的作用，发挥调节糖的作用。美国医学研究所将钒列为人体可能必需的微量元素。

钒化合物具有致癌和抗癌双重作用，其总体效应取决于钒化合物的剂量和类型。一般来说，低剂量钒可刺激肿瘤细胞增殖，高剂量钒可抑制肿瘤细胞增殖。钒有二价、四价、五价三种氧化态，二价钒（偏钒酸钠）对淋巴瘤、白血病、肝癌、卵巢癌、睾丸癌、鼻咽癌、骨肉瘤和神经母细胞瘤具有抑制作用；五价钒（原钒酸盐）对横纹肌肉瘤、肺癌、前列腺癌具有抑制作用；四价钒（联麦氧钒，BMOV）抗癌作用很弱。由此可见，钒的抗癌作用不仅与钒化合物的氧化态有关，还与肿瘤类型有关。细胞研究提示，抗癌作用可能是由于钒对酪氨酸磷酸酶有抑制作用；致癌作用可能是由于钒可增加自由基形成，导致 DNA 链断裂和染色体畸变。

哪些食物富含钒？

每日常规饮食大约可提供 10 ～ 60 微克钒。含钒较丰富的食物包括蘑菇、海鲜、植物油、橄榄、黑胡椒、四季豆、芹菜、莳萝、茴香、菠菜和各类谷物，其含量在 0.05 ～ 1.8 微克 /100 克之间。

美国食品药品管理局已批准联麦氧钒（BMOV）作为膳食补充剂（保健品）向普通人销售，有消费者将这种钒剂当作减肥药服用。补充钒面临的问题是，目前尚不知道长期使用钒会对人体产生哪些影响，而且补充钒的最佳剂量和中毒剂量都有待确定。美国国立卫生研究院建立了完善的膳食补充剂（保健品）成分数据库（http: //www.dsld.nlm.nih.gov/dsld/），可查询市场销售的膳食补充剂（保健品）中各种营养素的含量，其中就包括钒。在西方国家，很多举重运动员热衷于服用钒剂以提高成绩（彩图 4）。

20 世纪初，当发现钒的药理作用和营养价值后，钒曾被当作包治百病的灵丹妙药，用于梅毒、高血脂、龋齿、贫血、糖尿病、肺结核等疾病的防治。但由于过量钒会引发毒副反应，这些治疗最后都被终止。近年来钒的促代谢作用被发现后，学术界提出钒剂有可能用于治疗糖尿病。在对数百种钒化合物进行测试后发现，这些化合物要么毒性太大，要么疗效不足，最后只有 7 种进入临床研究。最终的结果同样令人失望，没有一种钒剂能达到安全有效的应用标准。

钒是如何进入和排出人体的？

饮食中的钒只有一小部分（<5%）被吸收。食物中的钒包括钒酸盐和钒酸酯两种形式，钒酸盐的吸收率大约是钒酸酯的 3 ～ 5 倍。钒酸酯需在胃中

还原为钒酸盐才可被吸收，因此其吸收率取决于胃酸水平和胃内是否存在食物。钒与铁的吸收存在竞争效应。血液钒浓度约在 1 ～ 2 微克 / 升。体内过多的钒主要在肾脏蓄积，也可在肝脏、骨骼和脾脏中蓄积。健康人尿液中钒的浓度约为 0.1 ～ 0.2 微克 / 升。成人体内大约有 100 ～ 1000 微克钒，大部分钒储存在骨骼中。有研究发现，在胰岛素敏感部位，如肝脏和脂肪组织，钒代谢明显加速。

人体每天需要多少钒？

美国医学研究所目前尚没有建立钒的推荐摄入量。一般认为每天摄入 10 ～ 100 微克是足够而安全的。美国医学研究所制定的成人钒摄入可耐受最高剂量为 1.8 毫克 / 天。

钒缺乏有哪些危害？

尽管动物研究发现钒缺乏可导致生育障碍和贫血，但在人类并未发现这种现象，原因是日常饮食中钒含量远超生理需求量。在现代社会，罐头和其他加工食品增加了钒摄入量，钒缺乏变得更加罕见。

钒过量有哪些危害？

由于钒可抑制细胞内的氧化代谢酶链，摄入大量钒会引起急性中毒，主要原因是细胞呼吸受到抑制。有机钒的毒性明显低于无机钒。急性钒中毒会损害肾功能，引起肝脏充血和肠道炎症，中毒者常出现呕吐、腹泻。钒可抑制骨髓造血功能，减少外周血中红细胞数量。钒可促进红细胞膜发生氧化性改变，削弱红细胞的变形能力，增加红细胞的脆性，缩短红细胞的寿命，这些作用都会引发溶血和贫血。

　　植物会吸收土壤中的钒，有些植物可在体内蓄积钒，其含量可高达 1000 微克 / 千克。煤炭和石油中也含有微量钒，当这些化石燃料燃烧后，其中的钒会以微粒形式排放到大气中，最终沉降到地面进入土壤和水中。因此，在燃煤和汽油消费量大的地区，土壤和饮水中钒含量偏高。为了防止过量钒对人体造成危害，美国加利福尼亚州制定的饮用水标准规定，饮用水钒含量不得超过 15 微克 / 升。

17. 铬

> 网络上的保健品在宣传时声称：铬能加速脂肪燃烧，恢复胰岛活力，因此铬是糖尿病和肥胖的克星。这种说法靠谱吗？

铬（Cr）的原子序数为 24，原子量为 52.00。在元素周期表中，铬位于第四周期第六副族（ⅥB）。铬在地壳中的含量约为 102 ppm。1794 年，法国化学家沃克兰（Louis Vauquelin）通过加热三氧化铬与木炭混合物制得金属铬。

铬在人体中有哪些作用？

在人体中铬具有降血糖作用。铬的降糖作用与铬调素（chromodulin，也称低分子量铬结合物，LMWCr）有关。铬调素是由甘氨酸、半胱氨酸、天冬氨酸和谷氨酸组成的短肽，广泛存在于哺乳动物体内。铬调素与铬离子结合后，能增强胰岛素的作用；铬调素与铬离子分离后，就不能增强胰岛素的作用。目前，澳大利亚、新西兰、印度、日本和美国已将铬列为人体必需的微量元素。2014 年，欧洲食品安全局评估了相关研究后认为，目前尚没有足够证据确认铬为人体必需的微量元素。

哪些食物富含铬?

很多食物中含有丰富的三价铬。海产品、坚果、奶制品、谷物、豆类都是铬的良好来源,蔬菜和水果中也含有一定量的铬。每 100 克扇贝含铬 128 微克;每 100 克大枣含铬 29 微克;每 100 克西红柿含铬 20 微克;每 100 克蘑菇含铬 17 微克;每 100 克西蓝花含铬 16 微克。可见,从日常饮食中摄入的铬完全能满足人体需求,正常人无须额外补充铬。

含铬的膳食补充剂(保健品)在欧美国家应用广泛,原因是其声称可降低血糖和糖化血红蛋白的水平,而且可以减轻体重。但系统的评估表明,支持这些声称的证据并不充分,学术界对此也没有建立共识。美国国立卫生研究院建立了完善的膳食补充剂(保健品)成分数据库(http://www.dsld.nlm.nih.gov/dsld/),可查询市场销售的膳食补充剂(保健品)中各种营养素的含量,其中就包括铬。

近年来,商家将铬补充剂引入中国。生产商和推销商依据片面的研究数据,声称铬剂可防治多种慢性疾病,铬甚至被誉为糖尿病和肥胖的克星,能加速脂肪燃烧,恢复胰岛活力。由于缺乏有效的市场监管,含铬保健品的健康作用被进一步放大。在中国普遍缺乏医学科普教育的情况下,这种夸大宣传势必影响部分患者的治疗选择,最终危及民众健康。

铬是如何进入和排出人体的?

饮食中的铬只有很少一部分(0.4% ~ 2.5%)可在肠道吸收,其余的大部分都会随粪便排出。维生素 C 和烟酸可提高铬的吸收率,因此蔬菜水果和畜禽肉可促进铬的吸收。体内的铬主要储存在肝脏、脾脏、软组织和骨骼中。

体内铬含量会受多种因素影响。高糖饮食(碳水化合物提供超过 35% 的能量）可增加尿液中铬的排出量。感染、剧烈运动、怀孕、哺乳、紧张状态都会增加铬的消耗和排出量，进而导致体内铬缺乏，尤其在铬摄入偏低的人群中。

人体每天需要多少铬？

美国医学研究所认为，成年男性铬的适宜摄入量为 35 微克／天，成年女性为 25 微克／天。中国营养学会确立的成人铬适宜摄入量为 30 微克／天（表 4-2）。由于缺乏研究数据，美国医学研究所没有建立铬摄入的最高可耐受剂量。美国全民营养与健康调查发现，成年男性平均每天摄入铬 39 ～ 54 微克，明显超过适宜摄入量。

表 4-2　铬摄入参考标准（微克／日）

中国营养学会		美国医学研究所		
年龄段	适宜摄入量	年龄段	适宜摄入量（男）	适宜摄入量（女）
0 ～ 6 月	0.2	0 ～ 6 月	0.2	0.2
7 ～ 12 月	4.0	7 ～ 12 月	5.5	5.5
1 ～ 3 岁	15	1 ～ 3 岁	11	11
4 ～ 6 岁	20	4 ～ 8 岁	15	15
7 ～ 10 岁	25	9 ～ 13 岁	25	21
11 ～ 13 岁	30	14 ～ 18 岁	35	24
14 ～ 17 岁	35	19 ～ 30 岁	35	25
18 ～ 49 岁	30	31 ～ 50 岁	35	25
≥50 岁	30	≥51 岁	30	20
孕妇（早）	+1.0*			
孕妇（中）	+4.0*			
孕妇（晚）	+6.0*	孕妇		+5*
乳母	+7.0*	乳母		+20*

* 在同年龄段基础上的增加量；—表示该值尚未确立。

铬缺乏有哪些危害？

1959 年，美国科学家墨茨（Walter Mertz）发现，用不含铬的饲料喂养大鼠，其血糖明显升高，葡萄糖耐量降低。当给饲料中加入含铬酵母后，大鼠血糖和糖耐量都得以恢复。1977 年，一例接受全肠外营养的患者出现葡萄糖耐量异常、体重减轻、周围神经病变和精神错乱，在补充铬剂后糖耐量恢复，临床症状好转。

1971 年在中东开展的调查发现，耶路撒冷难民营里的儿童很大一部分出现了糖耐量障碍，而约旦难民营里的儿童糖耐量正常。两地儿童饮食结构基本相同，唯一不同的是，约旦饮水含铬是耶路撒冷的三倍。

2005 年，美国食品药品管理局批准铬剂为膳食补充剂（保健品）。同时批准的铬剂健康声称（注：相当于药物的适应证，可标注在膳食补充剂的标签上）为"一项小型研究表明，吡啶甲酸铬可降低胰岛素抵抗的风险，因此可能降低 2 型糖尿病的风险"。他们同时提醒消费者，有关吡啶甲酸铬防治糖尿病的证据具有高度不确定性。2010 年，加拿大卫生部批准吡啶甲酸铬作为膳食补充剂，同时批准的健康声称："补充吡啶甲酸铬可促进体内葡萄糖代谢。"2010 年，欧洲食品安全局也批准了铬剂作为膳食补充剂，同时批准的健康声称："铬剂有助于常量营养素代谢和将血糖维持在正常水平。"

临床研究结果正反各半，也就是说有一半研究并未发现铬能防治糖尿病。2015 年，美国国立卫生研究院组织专家对铬作为膳食补充剂的作用也进行了系统评估，其结论认为：目前没有证据支持铬剂可辅助控制血糖或防治糖尿病，糖尿病患者应采用正规的药物治疗。

铬过量有哪些危害？

作为重要的工业原料，铬广泛用于橡胶、钢铁、电镀、纺织、制革等行业。工业生产排放的废渣、废水和废气大多含有六价铬，具有很高的毒性和致癌性。工业排铬的一个重大威胁就是造成水体铬污染。用含铬水灌溉农田，会大幅增加农产品的铬含量。水中的铬会富集到鱼体中，尤其是鱼鳃等部位。

美国环境保护署将产生含铬废物的厂矿定为危险场所。所有涉铬场所均被列入国家优先处置事项清单（National Priorities List, NPL），并成为联邦政府督办清理的目标。2012 年美国环境保护署所列 NPL 清单上，有 1127 处场所存放有含铬废物。来自环保的压力使美国本土无法大量生产不锈钢、皮革、颜料、木材防腐剂、耐火材料、磁带、电镀用具等涉铬产品，不得不大量进口这些产品。

2015 年 1 月 13 日，山东济南警方破获一起生产、销售毒胶囊案，查获"空心毒胶囊" 50 万粒。检测发现，这批毒胶囊采用工业废革制造，铬含量严重超标。令人愤怒的是，部分当事者和利益攸关方甚至辩称，保健品中也含铬，因此胶囊中的铬于人体并无大碍。这种观点的极端错误在于，企图通过混淆三价铬和六价铬的毒性差异，为其犯罪事实开脱。保健品中的铬为三价，毒胶囊中的铬为六价。微量三价铬可调降血糖，六价铬则具有高度的毒性和强烈的致癌性。

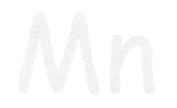

18. 锰

锰可促进婴幼儿和儿童的生长发育，很多保健品（膳食补充剂）都含有锰。那么，一般情况下，婴幼儿和儿童是否需要补充锰？

锰（Mn）的原子序数为 25，原子量为 54.94。在元素周期表中，锰位于第四周期第七副族（ⅦB）。地壳中锰的丰度约为 950 ppm，在各元素中位居第十二。1774 年，瑞典化学家加恩（Johan Gahn）用碳还原法首次制得金属锰。

锰在人体中有哪些作用？

在人体中锰参与生长发育和能量代谢，调节凝血功能，促进皮肤胶原合成，增加骨骼强度和韧性。锰可增强免疫功能，保护细胞免受氧化应激损害。锰是多种酶的辅助因子，尤其是催化神经递质合成和代谢的酶。在人脑发育过程中，适量锰可促进星形胶质细胞的分化和成熟，调节谷氨酸与谷氨酰胺的代谢，维持神经元的稳定状态。因此，锰是人体必需的微量元素。

哪些食物富含锰？

植物性食物锰含量高于动物性食物，因此素食者锰摄入量高于肉食者。食物中茶叶、坚果、粗粮、豆类含锰丰富，蔬菜和水果中也含有一定量的锰。每 100 克南瓜子含锰 4.4 毫克；每 100 克葵花子含锰 3.5 毫克；每 100 克杏仁含锰 2.5 毫克；每 100 克黄豆含锰 2.0 毫克。饮用水中含有少量锰，浓度在 1 ～ 100 微克 / 升之间。可见，从日常饮食中完全能获得人体所需的锰。

母乳中锰的浓度在 3 ～ 10 微克 / 升之间，以牛乳为基础的配方奶中锰含量在 30 ～ 100 微克 / 升之间，以豆粉为基础的配方奶锰含量高达 200 ～ 300 微克 / 升。尽管母乳中锰含量偏低，但其吸收率（8.2%）远高于牛乳配方奶（3.1%）和豆粉配方奶（0.7%）。因此，一般不用担心吃母乳的宝宝会发生锰缺乏。

植物需要锰，锰在植物光合作用中发挥着重要作用。缺锰的庄稼容易患病，也容易发生倒伏。施用锰肥可增加作物产量，因此大多数复合肥都含锰。西方发达国家会根据土壤化学检测结果，为耕地定制复合肥，这样不仅能增加作物产量，还能提高粮食、蔬菜和水果的锰含量（和其他微量元素），有利于居民饮食健康。中国北方地区多为高盐碱土壤，这种土壤一般含锰较低，适合施用锰肥或含锰复合肥。代森锰（Maneb，乙撑双二硫代氨基甲酸锰）不仅能发挥锰肥作用，还能起到杀菌作用。代森锰常用于种子处理、叶面喷雾、土壤消毒等。在喷洒含锰肥料时，操作人员应注意自身防护，防止吸入过量锰。

很多膳食补充剂（保健品）中都含锰，其中的锰以多种形式存在，包括甘氨酸锰螯合物、天冬氨酸锰、葡萄糖酸锰、吡啶甲酸锰、硫酸锰、柠檬酸锰和氯化锰等。每日剂中通常提供 1.0 ～ 4.5 毫克锰。也可以使用仅含有锰或含有少量其他营养素的锰的补充剂，其中大多数含有 5 ～ 20 毫克的锰。美国国立卫生研究院建立了完善的膳食补充剂（保健品）成分数据库（http: //www.dsld.nlm.nih.gov/dsld/），可查询市场销售的膳食补充剂（保健品）中各种营养素的含量，其中就包括锰。

锰是如何进入和排出人体的？

天然食物中的锰多以不溶性复合盐的形式存在，其吸收缓慢而不完全。成人每天摄入 2 ～ 9 毫克锰，仅有 1% ～ 5% 可被吸收，婴幼儿和儿童吸收率更高。锰的吸收部位主要在十二指肠。缺铁时锰的吸收率明显增加，缺铁性贫血患者锰吸收率可高达 7%，相当于正常人的两倍。另外，食物中的钙、磷、植酸等都会影响锰的吸收。饮酒会升高锰的吸收率。男性对锰的吸收率和利用率均低于女性。

成人体内大约有 10 ～ 20 毫克锰，主要分布于骨骼、脑、肝、肾、胰腺等组织中，大脑因能量消耗多其锰含量尤其高。肤色越深的人皮肤组织中锰含量越高。骨骼中储存着体内 40% 的锰，因此骨骼是人体的"锰库"。

人体摄入的锰约有 97% 经粪便排出。从膳食吸收的锰经血液运输到肝脏，在 4 小时内会有 42% 经胆汁排入肠道，还有部分经胰腺随腺液排入肠道。

人体每天需要多少锰？

美国医学研究所建议，成年男性锰的适宜摄入量为每天 2.3 毫克，成年女性为每天 1.8 毫克。两性锰推荐摄入量不同的原因在于，男性血清铁蛋白浓度明显低于女性，男性对锰的吸收率和利用率均低于女性。孕妇和乳母对锰的需求量增加，其每日摄入量应适当增加（表 4-3）。美国医学研究所推荐的锰可耐受最高摄入量为每天 11 毫克。中国营养学会推荐，成人锰的适宜摄入量为每天 4.5 毫克，锰可耐受最高摄入量也为每天 11 毫克。

美国食品药品管理局开展的总体饮食研究（TDS）提示，成年男性每天摄入 2.64 ～ 2.81 毫克锰，成年女性每天摄入 2.14 ～ 2.23 毫克锰。2012 年中国居民营养与健康调查发现，城市居民平均每天摄入锰 5.9 毫克，农村居民平均每天摄入锰 6.4 毫克。中国居民锰摄入量明显高于美国居民，其原因是东方饮食中素食的比例较高。

表 4-3　锰摄入参考标准（毫克 / 日）

中国营养学会			美国医学研究所			
年龄段	适宜摄入量	可耐受最高量	年龄段	适宜摄入量（男）	适宜摄入量（女）	可耐受最高量
0～6 月	0.01	—	0～6 月	0.003	0.003	—
7～12 月	0.7	—	7～12 月	0.6	0.6	—
1～3 岁	1.5	—	1～3 岁	1.2	1.2	2.0
4～6 岁	2.0	3.5	4～8 岁	1.5	1.5	3.0
7～10 岁	3.0	5.0	9～13 岁	1.9	1.6	6.0
11～13 岁	4.0	8.0	14～18 岁	2.2	1.6	9.0
14～17 岁	4.5	10.0	19～30 岁	2.3	1.8	11.0
18～49 岁	4.5	11.0	31～50 岁	2.3	1.8	11.0
≥50 岁	4.5	11.0	≥51 岁	2.3	1.8	11.0
孕妇	+0.4*	+0*	孕妇		2.0	+0*
乳母	+0.3*	+0*	乳母		2.6	+0*

* 在同年龄段基础上的增加量；—表示该值尚未确立。

锰缺乏有哪些危害？

　　土壤和水中都含有一定量的锰，这些锰经食物链最终会进入人体，因此人类发生锰缺乏的病例非常少见。有限的研究资料表明，锰缺乏症可导致骨质疏松、关节炎、皮炎、皮肤脱色素等疾病。在婴幼儿和儿童中，锰缺乏可引起生长迟缓。女性锰缺乏会导致痛经。锰作为多种酶的辅助因子参与碳水化合物和脂肪代谢，锰缺乏可能引起葡萄糖耐量异常，进而引发糖尿病。

锰过量有哪些危害？

　　通过日常饮食摄入的锰一般不会引起锰中毒。锰中毒常发生在电焊工人和锰矿工人中。饮用水锰含量过高（超过 28 毫克 / 升）也会引发锰中毒。锰中毒主要影响中枢神经系统，中毒者常出现震颤、肌肉痉挛、耳鸣、听力下降、行走不稳等症状。非特异性的表现还包括焦虑、抑郁、失眠、幻觉、厌食、头痛、乏力、情绪异常、记忆力下降、反应迟钝等。长期接触过量锰可出现帕金森综合征。缺铁会增加锰的吸收，因此会加剧锰的毒性症状。慢性肝病患者锰清除能力降低，因此也更容易发生锰中毒。诊断锰中毒时，不仅要测量血液和尿液中的锰含量，还必须测量粪便中的锰。大量锰进入人体后还会损伤肝功能。

早在1837年，英国学者库珀（James Couper）就观察到，锰矿工人容易发生帕金森病。在实施电焊操作时，焊条中的锰因高温作用挥发到空气中，随呼吸进入焊工体内。因此，吸入性锰中毒也称"焊工病"。

美国学者发现，长期接触锰的焊工会出现生育障碍。动物研究也发现，给孕鼠喂养含锰高的饲料，其后代出现畸形的比例增加。在锰中毒早期停止接触锰后症状会逆转，一旦患者出现运动障碍（锥体外系损害），神经损害就不再可逆。最近开展的研究显示，过量锰还可能与运动神经元病（肌萎缩侧索硬化）、阿尔茨海默病（老年性痴呆）、亨廷顿病等神经系统疾病有关。

为了防爆或增加辛烷值，汽油中会添加甲基环戊二烯三羰基锰（MMT），这种物质随汽油燃烧后转化为磷酸锰和硫酸盐，与汽车废气一起排放到大气中，成为城市居民吸入锰的一个潜在来源。高锰酸钾是一种实验室常用试剂，工业上常用作氧化剂，医疗上常用作消毒剂，生活中常用作漂白剂。误服或有意服用（自杀）高锰酸钾溶液会导致急性锰中毒。

工业污染可导致饮用水锰含量超标。中国《生活饮用水卫生标准》（GB5749—2006）规定，生活饮用水锰含量的最高限值为0.1毫克/升。2009年在上海松江区开展的调查发现，居民饮用水锰含量为0.23毫克/升，是国家标准限量的2.3倍。饮用水中锰的来源，除了工农业污染外，用锰钢制造的管道也会增加饮用水锰含量。2003年，美国环境保护署开展的监测发现，全美有230万人饮用水锰含量超过0.3毫克/升。

烟草植株会吸收土壤中的锰，吸烟者可经烟雾吸入锰。吸毒者也可能摄入过量锰，这是因为制备和提纯可卡因时须使用碳酸锰。

19. 铁

Fe

儿童和育龄妇女容易因铁缺乏而引发贫血。补铁的首选方法是食补，那么如何通过食物补充铁呢?

铁（Fe）的原子序数为 26，原子量为 55.85。在元素周期表中，铁位于第四周期第八副族（ⅧB）。地壳中铁含量约为 56300 ppm，在各元素中位居第四，仅次于氧、硅、铝。铁是人类自古就认识的元素。

铁在人体中有哪些作用?

在人体中铁是红细胞中血红蛋白的重要成分，血红蛋白可将氧从肺部转运到组织细胞中，满足能量代谢的需要。铁也是心肌和肌肉中肌红蛋白的重要成分，通过氧运输参与维持心肌和肌肉的运动功能。铁在人体中还参与神经发育、细胞功能维持、激素合成、核酸合成、能量代谢等过程。铁是人体必需的微量元素。

铁是如何进入和排出人体的?

食物中的铁可分血红素铁和非血红素铁。动物源性铁多为血红素铁，植物源性铁为非血红素铁。血红素铁可直接被肠上皮细胞吸收。因此，肉食中的铁比素食中的铁更易吸收，而且吸收不受食物中其他离子影响。血红素铁含量较高的食物包括畜肉、禽肉、鱼肉和昆虫类食物。非血红素铁含量较高的食物包括豆类、豆制品、绿叶蔬菜、坚果、香菇、木耳等。用生铁锅（铸铁锅）烹饪，也能增加非血红素铁，尤其是在烹制酸性食物时。

为了预防缺铁性贫血，美国等西方国家对面包等主食实施铁强化，居民铁摄入的很大一部分来源于强化食品。母乳中的铁吸收率很高，基本能满足6个月内宝宝的需求。6个月以上的宝宝需要合理添加辅食，以提高铁的摄入。婴儿配方奶粉每升大约含铁12毫克。

20世纪90年代，中国曾推出加铁盐，随着《食品营养强化剂使用标准》（GB14880—2012）的实施，加铁盐已完全退出食盐市场。《食品营养强化剂使用标准》允许通过面粉、大米、米面制品、奶粉、豆制品、酱油、饮料和果冻等载体添加铁。对于普通健康人，维持均衡而多元化的饮食，一般不会出现缺铁。缺铁的人很容易通过血液检查而诊断。对于严重缺铁的人，应在医生指导下调整饮食结构，必要时服用铁剂。

很多膳食补充剂（保健品）中都含铁，尤其是针对女性的补充剂（保健品）。每日剂中一般可提供18毫克铁，这相当于铁推荐摄入量的100%。针对男性或老年人的膳食补充剂（保健品）含铁很少或没有铁。膳食补充剂（保健品）中铁的形式包括硫酸亚铁、葡萄糖酸亚铁、富马酸亚铁、柠檬酸铁、硫酸铁等。服用铁剂有时会引起恶心、便秘等胃肠道反应。将有机基团引入铁剂可减轻这些副反应，这类铁剂包括血红素铁多肽、羰基铁、氨基酸螯合铁、多糖铁络合物等。钙会干扰铁的吸收，如果同时补充铁和钙，两者应在一天的不同时间服用。美国国立卫生研究院建立了完善的膳食补充剂（保健品）成分数据库（http://www.dsld.nlm.nih.gov/dsld/），可查询市场销售的膳食补充剂（保健品）中各种营养素的含量，其中就包括铁。

铁的吸收率受食物构成、体内铁营养状况等因素影响。肉食者铁的吸收率约为15%，杂食者铁的吸收率约为10%，素食者铁的吸收率约为5%。食物中的铁主要在十二指肠吸收。十二指肠上皮细胞上的二价金属离子转运体

（DMT1）能将二价铁转运到细胞内，但不能将三价铁转运到细胞内。维生素C 可促进三价铁转化为二价铁，因此食物中的维生素 C 可促进铁的吸收。在酸性环境中，三价铁容易转化为二价铁，因此肠道 pH 值较低时或进食酸性食物后，铁容易被吸收。钙、镁、锌离子也需要二价金属离子转运体转运，它们和铁的吸收存在竞争作用，因此食物中的钙、镁、锌可抑制铁的吸收。人体中铁的丰缺程度、骨髓红细胞生成量、血红蛋白浓度、血氧水平等都会影响铁的吸收。

吸收入血的铁经转铁蛋白（transferrin）转运到骨髓等组织，参与血红蛋白合成。衰老的红细胞破碎后，血红蛋白降解，其中的铁也被运回骨髓。成人每天大约需 25 毫克铁以合成血红蛋白，这其中的绝大部分都由破碎红细胞补充，需经饮食补充的铁只占很少一部分。人体丢失铁的主要原因包括胃肠道出血、皮肤黏膜细胞脱落等。成年男性每天丢失铁约 1 毫克，月经正常的女性平均每天丢失铁约 2 毫克。成人体内约有 4～5 克铁，主要分布于红细胞和肌肉中。体内剩余的铁一般以铁蛋白的形式储存于肝脏中，血红蛋白的降解产物含铁血黄素存在于脾脏中。

人体每天需要多少铁？

美国医学研究所推荐，成年男性每天应摄入 8 毫克铁，育龄期妇女每天应摄入 18 毫克铁，成人铁摄入的最高可耐受剂量为每天 45 毫克。中国营养学会推荐，成年男性每天应摄入 9 毫克铁，育龄期妇女每天应摄入 15 毫克铁，成人铁摄入的最高可耐受剂量为每天 42 毫克（表 4-4）。育龄期妇女因月经会丢失较多铁，因此推荐摄入量也较高。

2010 年美国全民营养与健康调查提示，成年男性平均每天摄入16.3～18.2 毫克铁，成年女性每天平均摄入 12.6～13.5 毫克铁。2012 年中国居民营养与健康状况调查提示，城市居民平均每天摄入铁 21.9 毫克，农村居民平均每天摄入铁 21.2 毫克。可见，中国居民铁摄入水平较高，总体水平超过了推荐摄入量。不同国家居民铁摄入水平差异较大，主要原因是饮食结构不同。

表 4-4 铁摄入参考标准（毫克/日）

中国营养学会			美国医学研究所			
年龄段	推荐摄入量（男）	推荐摄入量（女）	可耐受最高量	年龄段	适宜摄入量（男）	适宜摄入量（女）	可耐受最高量
0～6月	0.3（AI）	0.3（AI）	—	0～6月	0.27（AI）	0.27（AI）	40.0
7～12月	10.0	10.0	—	7～12月	11.0	11.0	40.0
1～3岁	9.0	9.0	25.0	1～3岁	7.0	7.0	40.0
4～6岁	10.0	10.0	30.0	4～8岁	10.0	10.0	40.0
7～10岁	13.0	13.0	35.0	9～13岁	8.0	8.0	40.0
11～13岁	15.0	18.0	40.0	14～18岁	11.0	15.0	45.0
14～17岁	16.0	18.0	40.0	19～30岁	8.0	18.0	45.0
18～49岁	12.0	20.0	42.0	31～50岁	8.0	18.0	45.0
≥50岁	12.0	12.0	42.0	≥51岁	8.0	8.0	45.0
孕妇（早）		+0*	42.0	孕妇		27.0	45.0
孕妇（中）		+4.0*	42.0	乳母14～18岁		10.0	45.0
孕妇（晚）		+9.0*	42.0	乳母19～30岁		9.0	45.0
乳母		+4.0*	42.0	乳母31～50岁		9.0	45.0

* 在同年龄段基础上的增加量；—表示该值尚未确立；AI为适宜摄入量。

铁缺乏有哪些危害？

人体缺铁按原因可分为真性缺铁和假性缺铁。真性缺铁是因为饮食中铁太少；假性缺铁也称功能性缺铁，是因铁吸收率太低、铁丢失太多或铁转运受阻。食物中的钙、镁、锌、植酸、鞣酸（单宁酸）等可影响铁的吸收。柿子、青苹果、浓茶中含有较高水平的鞣酸，若与含铁食物一起食用，会形成不溶性鞣酸铁，影响铁的吸收。

缺铁导致的最常见疾病就是贫血。铁是合成血红蛋白的重要原料，缺铁时血红蛋白合成受限，红细胞无法将足够的氧输送到组织器官，因此缺铁性贫血会导致各组织器官缺氧。脑组织缺氧可出现头晕、耳鸣、注意力分散、记忆力下降等；肌肉组织缺氧可出现乏力、疲倦、肌肉酸痛等；消化道缺氧可出现食欲不振、腹胀、腹痛、腹泻、恶心、呕吐、消化道出血等；心肌缺氧可出现心慌、胸闷、心跳加快、心律不齐、心脏扩大等；皮肤黏膜缺血缺氧会导致面色苍白、指甲变形、毛发枯萎等。

缺铁性贫血好发于学龄前儿童、年轻女性、孕妇和老年人中，月经量多的女性、频繁献血者、癌症患者、胃肠手术者、溃疡性结肠炎和克罗恩病患者更容易发生缺铁性贫血。除了贫血，儿童缺铁还会导致异食癖、学习能力降低、小儿交叉擦腿综合征等。严重缺铁还会影响儿童体格和智力发育，降低免疫力。青春期女性缺铁会导致少女萎黄病，主要表现为小细胞低色素性贫血。青春期少女月经来潮后，身体对铁的需求明显增加，由月经丢失的铁若未及时补充，或同时患胃酸缺乏症，就会导致少女萎黄病。

人体中有一定量铁储备，轻度缺铁时（也称为边缘性缺铁）首先会消耗储备的铁。储备铁耗竭后就会影响红细胞生成，最终引发缺铁性贫血。边缘性缺铁时转铁蛋白饱和度下降，但血红蛋白水平一般在正常范围内。缺铁性贫血发生后，血红蛋白浓度、血细胞比容（红细胞在血液的体积比）、平均红细胞体积（红细胞的大小）都会下降。因此，测量血清铁蛋白浓度可发现边缘性缺铁患者。当血清铁蛋白浓度低于 30 微克 / 升时提示轻度缺铁，当血清铁蛋白浓度低于 10 微克 / 升时提示重度缺铁。同时出现血红蛋白和血清铁蛋白浓度降低，则提示缺铁性贫血。10 岁以下儿童血红蛋白浓度低于 11 克 / 分升，10 岁以上儿童血红蛋白浓度低于 12 克 / 分升提示有贫血。

世界卫生组织估计，全球 16.2 亿贫血患者中约有一半是因缺铁所致。在广大发展中国家，缺铁通常由肠道疾病和寄生虫感染所致。缺铁性贫血、碘缺乏病和维生素 A 缺乏症被世界卫生组织和联合国儿童基金会（UNICEF）列为重点防治、限期消除的三大营养不良性疾病。落后地区由于广泛存在营养不良、肠道寄生虫病、慢性感染等，缺铁问题尤为突出。

防治缺铁首先应明确原因。针对假性缺铁首先应治疗原发病，去除缺铁的原因，再根据缺铁程度决定是否补充铁剂。对于真性缺铁，轻者可通过食物补铁，重者在食物补铁的基础上，服用铁剂，个别患者需静脉注射铁剂。

印度等缺铁性贫血高发国家已开始推行双强化盐，也就是同时给食盐中添加碘剂和铁剂。

铁过量有哪些危害？

人体没有专门排出铁的调节系统，因此体内铁的平衡主要在吸收环节进行调控。铁吸收调节能力差的人，可导致体内铁过载（iron overload），如果进入体内的铁不能被完全结合和存储，就会出现铁中毒。铁过载也称血色素沉着症（hemochromatosis），是各种原因导致铁在体内过多蓄积。铁过载的常见原因是输血和误食大量铁剂。

健康人通过饮食引起铁过载的风险极小。但一次服用大量铁剂（超过20毫克/千克体重）可引起急性铁中毒，其表现为腹痛、腹胀、便秘、恶心、呕吐、意识障碍等，空腹服用大剂量铁剂更容易发生中毒。严重铁中毒可导致多器官衰竭、惊厥、昏迷，甚至死亡。国内外经常有儿童因误服大剂量铁剂导致死亡的病例报道。为了防止儿童因误服铁剂导致中毒，1997年美国食品药品管理局（FDA）规定，每剂含铁30毫克或以上的口服剂必须采用单剂量包装，同时带有醒目的警示标志。FDA还鼓励制造商将补铁片剂上的糖衣更换为薄膜，在万一发生误服后薄膜可延迟铁的吸收。这些措施使儿童因误服铁剂而死亡的病例大幅降低。

铁是多种细菌呼吸的辅助因子，不能获得充足铁的细菌将无法生存。人体发生细菌感染后，铁的吸收率会明显降低。这样，侵入人体的细菌就会因缺铁而亡。但这种自我牺牲的杀菌方式，很容易导致感染后贫血。疟原虫在缺铁时也无法繁殖生长，因此在疟疾急性期补铁反而可加重病情。

20. 钴

Co

> 人体中的钴主要存在于维生素 B_{12} 中。动物源性食物大多含有维生素 B_{12}，植物源性食物基本不含维生素 B_{12}，那么素食者怎样才能获得充足的维生素 B_{12} 呢？

钴（Co）的原子序数为 27，原子量为 58.93。在元素周期表中，钴位于第三周期第八副族（ⅧB）。钴在地壳中的丰度约为 25 ppm。地球上的钴仅以化合物形式存在，但陨石中含有金属钴。1735 年，瑞典化学家勃兰特（Georg Brandt）从辉钴矿（cobaltite）中分离出金属钴。

钴在人体中有哪些作用？

在人体中钴的唯一作用就是参与构成维生素 B_{12}。维生素 B_{12} 又称钴胺素（cobalamin），是唯一含金属元素的维生素。自然界中的维生素 B_{12} 均由微生物合成，植物、动物和人体不能合成维生素 B_{12}。人体肠道细菌能合成少量维生素 B_{12}。目前尚未发现人类因钴缺乏而导致疾病，这意味着钴本身可能并非人体必需，但人体需要维生素 B_{12}。美国医学研究所因此将钴列为人体必需的微量元素。

维生素 B_{12} 是传递甲基的辅酶，在细胞内参与多个代谢过程，其中最重要的包括参与核酸和蛋白质合成，促进红细胞发育和成熟，维持骨髓的正常造血机能，参与神经髓鞘的合成，促进胆碱合成。

哪些食物富含维生素 B_{12} ?

在自然界中，维生素 B_{12} 主要由微生物合成，人体和高等动植物不能合成维生素 B_{12}。尽管人体肠道细菌可合成维生素 B_{12}，但合成部位在结肠，维生素 B_{12} 的吸收部位在小肠，小肠位于结肠上游，肠道细菌合成的维生素 B_{12} 并不能被自身吸收，因此人体必须经由膳食持续补充维生素 B_{12}。

牛、羊、鹿等反刍动物的特点是拥有瘤胃。高纤维食物可在瘤胃中发酵，细菌可在瘤胃中合成维生素 B_{12}，进而被肠道吸收。兔子、豚鼠等草食动物摄入的高纤维食物在结肠发酵，肠道细菌合成的维生素 B_{12} 则不能被直接吸收，这些动物吃草后排出的初次粪便含有较高水平的维生素 B_{12}。因此，兔子、豚鼠等草食动物有吞食自己粪便的习性，这样可保证动物获得充足的维生素 B_{12} 和其他 B 族维生素。吞食粪便后产生的二次粪便维生素 B_{12} 含量明显下降，兔子不会再吞食这种粪便。

动物会将吸收的维生素 B_{12} 储存于肝脏和其他组织器官中，因此肉、蛋、奶中都含有较高水平的维生素 B_{12}，尤其以动物肝脏含量最丰富。除了肠道菌群，自然界中的细菌也能合成维生素 B_{12}，发酵食品都含有维生素 B_{12}，海鲜和昆虫也含有一定量维生素 B_{12}。尽管紫菜等藻类植物含有较丰富的维生素 B_{12}，但所含多为假维生素 B_{12}，其结构与动物源性维生素 B_{12} 不同，在人体并不能发挥作用。

植物源性食物（素食）基本不含维生素 B_{12}，动物源性食物（肉食）大多含有维生素 B_{12}。肉、蛋、奶中维生素 B_{12} 含量丰富，满足食物多样化的人一般不会发生维生素 B_{12} 缺乏。完全素食者，尤其是不吃肉、蛋、奶的人容易发生维生素 B_{12} 缺乏。部分发酵食物也含有较丰富的维生素 B_{12}，可作为素食者补充维生素 B_{12} 的来源。为了防止素食者发生维生素 B_{12} 缺乏，西方国家普遍对谷类食品实施维生素 B_{12} 强化。美国《食品标签法》规定，市场销售的食品应标示维生素 B_{12} 的含量。中国食品标签法尚无此项要求。美国农业部建立的食品营养数据库可查询到常见食物维生素 B_{12} 的含量。

维生素 B_{12} 在弱酸环境（pH 4.5 ～ 5.0）中最稳定，在碱性或强酸（pH<2）溶液中都易降解，遇热、遇光、遇紫外线也易降解，普通烹调过程大约会破坏 30% 的维生素 B_{12}。

膳食补充剂（保健品）中维生素 B_{12} 通常以氰钴胺的形式存在。吸收后人体会将氰钴胺转化为活性形式甲钴胺和 5-脱氧腺苷钴胺。有些膳食补充剂含有甲钴胺或其他形式的维生素 B_{12}。各种形式的维生素 B_{12} 吸收率没有明显差异。决定吸收率的主要因素是内因子（intrinsic factor）的量。成人服用 500 微克维生素 B_{12} 后，大约有 10 微克会被吸收。另外，市场上还有舌下含服的维生素 B_{12} 补充剂，其吸收率与口服剂相当。

维生素 B_{12} 一般指氰钴胺，氰钴胺有三种活性结构：甲钴胺、腺苷钴胺和羟钴胺。临床上补充维生素 B_{12} 常采用甲钴胺。羟钴胺则用于救治氰化物中毒，其作用机制是，羟钴胺中的羟基可置换氰化物中的氰离子，形成无害的氰钴胺（维生素 B_{12} 原形），最终从尿液中排出。药物中的维生素 B_{12} 常以氰钴胺或羟钴胺的形式存在。维生素 B_{12} 可经肌肉注射或静脉注射给药。静脉注射通常用于治疗因维生素 B_{12} 缺乏导致的恶性贫血和其他严重疾病。

维生素 B_{12} 是如何被吸收和利用的？

食物中的天然维生素 B_{12} 大多位于细胞内并与蛋白质结合，胃酸的消化作用可将维生素 B_{12} 从细胞中释放出来，胃蛋白酶的消化作用可使维生素 B_{12} 与结合蛋白分离。在胃内，游离的维生素 B_{12} 又迅速与亲钴蛋白（cobalophilin）结合。亲钴蛋白是由唾液腺产生的一种蛋白，可防止维生素 B_{12} 被胃酸和消化酶降解。在十二指肠内，在胰蛋白酶作用下维生素 B_{12} 与亲钴蛋白分离，再与内因子结合形成复合体。肠黏膜上皮细胞具有一种特殊受体，能够识别内因子 B_{12} 复合体，然后将维生素 B_{12} 转入细胞内。有内因子存在时，成人一餐中的维生素 B_{12} 约有 1～2 微克被吸收。

维生素 B_{12} 分子量大、结构复杂，而且含有金属离子，很容易在胃肠环境中被破坏，人体吸收维生素 B_{12} 的过程相当复杂，因此很多因素都会影响维生素 B_{12} 的吸收。老年人唾液和胃液分泌减少，内因子不能活化，维生素 B_{12} 的吸收率明显降低。慢性胃病、胃大部切、服用抗酸药（尤其是质子泵抑制剂）也会减少胃酸分泌，影响内因子的分泌或活化，进而降低维生素 B_{12} 的吸收率。内因子是由胃壁细胞合成的一种糖蛋白，不仅能促进维生素 B_{12} 吸收，还能保护维生素 B_{12} 免受肠道细菌分解。尽管没有内因子肠道也可吸收维生素 B_{12}，但吸收率极低。内因子能使维生素 B_{12} 的吸收率提升 100 倍以上，所以内因子是决定维生素 B_{12} 吸收率的关键因素。组胺、胃泌素、饱食都会刺激内因子分泌，因而促进维生素 B_{12} 的吸收。

自身免疫性胃炎患者会产生各种针对壁细胞成分的抗体。其中，抗内因子抗体可与内因子结合，使其不能与维生素 B_{12} 形成复合体并被吸收；抗胃壁细胞抗体可破坏胃壁细胞，使胃酸分泌发生障碍；抗胃泌素细胞抗体可破坏胃泌素细胞，使胃泌素分泌发生障碍。因此，自身免疫性胃炎患者往往会出现维生素 B_{12} 缺乏，最终引发巨细胞性贫血（恶性贫血）。当口服剂量较大（超过 1000 微克）时，会有部分维生素 B_{12} 经被动扩散而吸收。因此，即使没有纠正内因子缺乏，大剂量补充维生素 B_{12} 有时也能缓解恶性贫血。

成人体内大约储存有 2000～5000 微克维生素 B_{12}，其中约一半储存于肝脏中。肝脏中的维生素 B_{12} 可随胆汁排入肠道，之后在肠道被重吸收，并经血液循环运回肝脏，这就是维生素 B_{12} 的肝肠循环。但是，随胆汁排入肠道的维生素 B_{12} 不会全部被重吸收，肝脏中的维生素 B_{12} 每天大约有 0.1% 会经肠道流失。胆汁是体内维生素 B_{12} 排出的主要形式，而血液中未与白蛋白结合的维生素 B_{12} 会从尿液中排出。由于从肝肠循环中丢失的维生素 B_{12} 比例很小，储存的维生素 B_{12} 可供人体利用 3 到 5 年。成人饮食中短期缺乏维生素

B_{12} 一般不会引起相应症状；但婴儿肝脏中储存的维生素 B_{12} 有限，短时间缺乏就会引起相应症状。

人体每天需要多少维生素 B_{12}？

维生素 B_{12} 在人体具有重要作用，但人体对维生素 B_{12} 的需求量极少。美国医学研究所（IOM）推荐，成人每天摄入维生素 B_{12}（钴胺素）2.4 微克。中国营养学会推荐，成人每天摄入维生素 B_{12}（钴胺素）2.4 微克。维生素 B_{12} 的推荐摄入量在所有营养素中是最低的。

美国全民健康和营养调查提示，2000 年美国成人平均每天摄入 3.4 微克维生素 B_{12}。高达 15% 的普通人维生素 B_{12} 摄入不足。中国居民营养与健康状况调查未评估维生素 B_{12} 摄入量。

维生素 B_{12} 缺乏有哪些危害？

维生素 B_{12} 缺乏时，DNA 合成缓慢，细胞分裂障碍，血液中红细胞数量减少，细胞体积变大。多数红细胞核没有消失（成熟红细胞没有细胞核），这种体大有核的红细胞称为巨幼红细胞，维生素 B_{12} 缺乏引起的贫血称巨幼细胞性贫血。巨幼细胞性贫血患者常出现疲劳、乏力、食欲不振、体重减轻等症状。

维生素 B_{12} 缺乏还会引起神经损害。亚急性脊髓联合变性就是因维生素 B_{12} 摄入、吸收、结合、转运或代谢障碍所导致的一种神经系统变性疾病。患者主要表现为下肢深感觉缺失、感觉性共济失调、痉挛性瘫痪及周围神经损伤，并且多伴有贫血。最近的研究发现，维生素 B_{12} 缺乏还可能与老年性痴呆有关。维生素 B_{12} 缺乏时，神经系统损害症状往往出现在贫血之前，早期诊断和治疗可防止发生永久性损害。婴幼儿缺乏维生素 B_{12} 除了导致巨幼细胞性贫血，还可导致生长发育迟缓和运动障碍。发生严重维生素 B_{12} 缺乏时，可经肌肉或静脉注射维生素 B_{12}。维生素 B_{12}、维生素 B_6 和叶酸参与同型半胱氨酸代谢。

维生素 B_{12} 缺乏会导致同型半胱氨酸水平升高。血同型半胱氨酸水平升高会损伤血管内皮细胞、促进脂质过氧化反应、诱导血管平滑肌细胞增殖、诱发血栓形成，进而增加心脑血管病的风险。尽管有研究提示补充维生素 B_{12} 可降低血同型半胱氨酸水平，但大型临床试验并未证实补充维生素 B_{12} 能降低心脑血管病的风险。在妇女抗氧化剂和叶酸心血管保护研究中，中老年妇女每天服用含 1 毫克维生素 B_{12}、2.5 毫克叶酸和 50 毫克维生素 B_6，7.3 年后尽管降低了血同型半胱氨酸水平，但并未降低严重心脑血管事件的风险。在心脏结局预防评估研究（HOPE）中，54 岁的血管病或糖尿病患者每天服用 2.5 毫克叶酸、50 毫克维生素 B_6 和 1 毫克维生素 B_{12}，持续 5 年可降低血同型半胱氨酸水平，但同样未降低严重心脑血管事件的风险。因此，美国心脏协会认为，现有研究尚不能证实 B 族维生素可降低心脑血管病的风险。

补充大剂量叶酸可缓解维生素 B_{12} 缺乏引起的神经系统症状，掩盖维生素 B_{12} 引发的贫血，最终造成永久性神经损伤。因此，成人补充叶酸的每日剂量不宜超过 1 毫克。

大约 10% 的老年人患有慢性萎缩性胃炎，这种疾病会减少胃酸分泌，降低维生素 B_{12} 的吸收率。强化食品和膳食补充剂中的合成维生素 B_{12} 相对容易吸收，美国医学研究所因此建议 50 岁以上人群应从膳食补充剂或强化食品中摄入额外的维生素 B_{12}。

内因子缺乏的人容易患恶性贫血，大约 1%～2% 的老年人患有恶性贫血。内因子缺乏时，肠道吸收维生素 B_{12} 障碍，这时往往需要经过肌肉注射补充维生素 B_{12}。在没有内因子的情况下，约有 1% 的口服维生素 B_{12} 可被吸收，因此口服大剂量维生素 B_{12} 有时也能起效。

慢性胃肠疾病，如克罗恩病患者无法吸收足够的维生素 B_{12}，这些患者早期可出现认知功能下降，如果未能及时补充维生素 B_{12}，最后可发展为巨幼细胞性贫血和痴呆。胃肠手术，如减肥手术或胃大部切除术会导致胃酸分泌障碍和内因子缺乏，从而减少维生素 B_{12} 的吸收，尤其是与食物结合的维生素 B_{12}。手术切除回肠远端也可能导致无法吸收维生素 B_{12}。

植物源性食物几乎不含维生素 B_{12}，完全素食者容易发生维生素 B_{12} 缺乏。为了防止素食者发生维生素 B_{12} 缺乏，西方国家普遍对谷物食品实施维生素 B_{12} 强化。发酵食品中含有一定量维生素 B_{12}，因此可作为完全素食者维生素 B_{12} 的膳食来源。胎儿通过脐带从母体获取维生素 B_{12}，完全素食的孕妇会限制胎儿的维生素 B_{12} 来源，这样的新生儿出生后容易发生维生素 B_{12} 缺乏。采用母乳喂养的宝宝，能够从母乳中获得维生素 B_{12}，完全素食的妈妈也会限制宝宝维生素 B_{12} 的来源，使宝宝发生维生素 B_{12} 缺乏。美国饮食协会（American Dietetic Association）建议，实施素食的孕妇和乳母应额外补充维生素 B_{12}，以确保胎儿和婴儿能获得足够的维生素 B_{12}。

氯霉素是一种常用的抗生素。有病例报告显示，氯霉素可干扰维生素 B_{12} 的代谢，从而减弱维生素 B_{12} 促进红细胞成熟的疗效。质子泵抑制剂（奥美拉唑、兰索拉唑等）常用于治疗消化性溃疡。这类药物可减少胃酸分泌，进而干扰维生素 B_{12} 的吸收。H_2 组胺受体拮抗剂（西咪替丁、法莫替丁、雷尼替丁等）也常用于治疗消化性溃疡。这类药物也可抑制胃酸分泌，进而干扰维生素 B_{12} 的吸收。二甲双胍常用于治疗糖尿病，这种药物可改变肠道内的环境，影响维生素 B_{12} 与内因子结合，从而干扰维生素 B_{12} 的吸收。长期服用上述药物的患者，应定期检查维生素 B_{12} 的营养状况。

维生素 B_{12} 和钴过量有哪些危害？

维生素 B_{12} 的毒性很低，美国医学研究所没有建立维生素 B_{12} 的最高可耐受剂量。IOM 认为，通过日常膳食摄入大量维生素 B_{12}，对人体不会产生不良影响。在 HOPE 试验中，每天服用 1000 微克维生素 B_{12} 持续 5 年，没有发现任何毒副反应。有报道提示，在补充维生素 B_{12} 时，容易发生皮肤痤疮（粉刺、青春痘），尤其在青年人中间。

尽管钴是人体必需的微量元素，但钴盐具有明显毒性。钴盐半数致死量（LD_{50}）在 150～500 毫克 / 千克体重之间。长期摄入少量钴盐也会危及健康。2017 年，国际癌症研究机构将钴和钴化合物列为 2B 类致癌物（注：世界卫生组织下属的国际癌症研究机构，按致癌危险性，将致癌因子分成 1、2A、2B、3、4 共五类）。1966 年，加拿大企业将钴盐作为泡沫稳定剂加入啤酒，结果导致一种特殊心肌病，后来称为"啤酒性心肌病"。近年来，钴纳米材料广泛用于日常用品甚至食品中，其毒性已成为学术界关注的一个问题。

烟草植株可从土壤吸收钴，并在茎叶中浓集。烟叶中因此含有较高水平的钴，尤其在高钴土壤生长的烟草。烟草燃烧后，气化的钴和钴化合物随烟雾吸入肺中，这是吸烟导致肺癌和其他肿瘤的原因之一。

表 4-5　维生素 B_{12} 推荐摄入量（微克 / 日）

中国营养学会			美国医学研究所		
年龄段	平均需要量	推荐摄入量	年龄段	平均需要量	推荐摄入量
0～6 月	—	0.3（AI）	0～6 月	—	0.4（AI）
7～12 月	—	0.6（AI）	7～12 月	—	0.5（AI）
1～3 岁	0.8	1.0	1～3 岁	0.7	0.9
4～6 岁	1.0	1.2	4～8 岁	1.0	1.2
7～10 岁	1.3	1.6	9～13 岁	1.5	1.8
11～13 岁	1.8	2.1	14～18 岁	2.0	2.4
14～17 岁	2.0	2.4	19～30 岁	2.0	2.4
18～49 岁	2.0	2.4	31～50 岁	2.0	2.4
≥50 岁	2.0	2.4	≥51 岁	2.0	2.4
孕妇	+0.4*	+0.5*	孕妇	2.2	2.6
乳母	+0.6*	+0.8*	乳母	2.4	2.8

* 在同年龄段基础上的增加量；—表示该值尚未确立；AI 为适宜摄入量。

21. 镍

> 镍是最容易引发过敏反应的金属，很多接触性皮炎都是由含镍物品引起的。那么生活中如何防止镍过敏呢？

镍（Ni）的原子序数为 28，原子量为 58.69。在元素周期表中，镍位于第四周期第八副族（ⅧB）。地壳中镍的丰度约为 84 ppm。镍是人类自古就认识和使用的金属。

镍在人体中有哪些作用？

动物和植物体内都有一部分酶和辅酶需要镍，但在人体尚未发现这样的酶和辅酶，也未发现镍参与人体其他生理功能。镍可促进肠道有益菌的生长繁殖，促进食物消化，发挥益生元的作用。同样，镍也会促进肠道有害菌和寄生虫的生长繁殖，从而加重感染。1996 年，世界卫生组织将镍列为人体可能必需的微量元素。

哪些食物含镍丰富？

粮食、蔬菜、水果、肉食和水产中都含镍，饮水中也含镍。在含镍丰富的食物中，每 100 克花生含镍 95.6 微克，每 100 克豌豆含镍 69.9 微克，每 100 克燕麦片含镍 49.5 微克，每 100 克牛奶巧克力含镍 87.1 微克。镍的另一相对丰富的来源是茶，每 100 克茶叶含镍可高达 760 微克，但这些镍不会全部溶入茶水中。

镍是植物必需的微量元素，植物会从土壤和水中吸收镍。土壤镍含量差异很大，在 0.2～450 ppm 之间，平均值约为 20 ppm。在土壤含镍高的地区种植的农作物和饲养的畜禽，农产品中镍含量较高。

镍是如何进入和排出人体的？

成人通过日常饮食每天摄入 70～260 微克镍，其中能被吸收的不到 10%。经胃肠吸收的镍大部分经尿液排出；未被胃肠吸收的镍经粪便排出。体重 70 千克的成人体内大约有 500 微克镍。体内的镍主要分布在肺、甲状腺、肾脏、肝脏、肾上腺等组织器官中。血清镍浓度一般在 0.14～0.65 微克/升之间。尿液镍浓度一般在 0.9～4.1 微克/升之间。镍矿工人或环境中有镍暴露的人，血清镍和尿液镍浓度都会明显升高。

人体每天需要多少镍？

美国医学研究所至今还没有建立镍每日推荐摄入量和适宜摄入量。美国医学研究所制定的成人镍可耐受最高摄入量为每天 1000 微克（表 4-6）。

表 4-6　镍摄入参考标准（毫克/日）

美国医学研究所	
年龄段	可耐受最高量
0～6 月	—
7～12 月	—
1～3 岁	0.2
4～8 岁	0.3
9～13 岁	0.6
14～18 岁	1.0
19～30 岁	1.0
31～50 岁	1.0
≥51 岁	1.0
孕妇	+0*
乳母	+0*

* 在同年龄段基础上的增加量；—表示该值尚未确立。

镍缺乏有哪些危害？

用无镍饲料喂养动物，可出现骨骼损害、红细胞生成障碍、生长发育异常等现象。但在人体尚未观察到此类现象，可能原因是人类饮食中镍含量普遍偏高。

镍过量有哪些危害？

植物可吸收土壤中的镍，以植物为食的动物会在体内富集镍。煤炭和石油来源于古代动植物，因此其中含一定量的镍。煤炭和石油产品燃烧后，其中的镍会排放到大气中，冷却后以颗粒物的形式沉降到地表，或随降水进入土壤或地下水。大气中的镍可经呼吸直接进入人体，水中的镍可经饮水进入人体，土壤中的镍被植物吸收，再经食物链进入人体。地球上含镍矿物大多埋藏在地下，随着采矿业的发展，大量含镍矿物被开发出来，最后加工成工业品和日用品，人类接触镍的机会明显增加。工业革命以来，随着煤炭、石油和矿产的大规模开发，人类的镍摄入量显著增加。另外，烟草植株可吸收并富集镍，吸烟者还会经烟雾吸入镍。

不锈钢具有良好的导热性和耐腐蚀性，这些优点使不锈钢炊具和餐具日益流行。目前广泛使用的奥氏体不锈钢（austenitic steel），含 18% 以上的铬和 8% 左右的镍。2013 年，美国俄勒冈州立大学（Oregon State University）开展的研究发现：相对于传统炊具，用不锈钢锅烹制的西红柿汤中镍含量增加 34 倍，每份西红柿汤含镍 88 微克。不锈钢锅越新，烹煮时间越长，锅与食物接触面越大，不锈钢含镍比例越高，所烹制的西红柿汤含镍就越高。研究者认为，不锈钢炊具和餐具正在成为人体镍摄入的重要来源。

饮食中的镍大部分只是穿肠而过，不会被人体吸收，肾脏可及时排出体内多余的镍。摄入常规剂量的镍对人体健康不构成威胁，但摄入过量的镍则可导致镍中毒。镍中毒可损害心肌和神经系统，其机制与线粒体功能障碍有关。

染发剂、珠宝、装饰品、硬币等都含镍，有些人接触含镍用品会引发过敏性皮炎。在日常生活中，镍是重要的过敏源，其中戴耳环、戴戒指、染发、染指甲是导致镍过敏的常见原因。2001 年，欧盟曾发布"限镍令"，为皮肤接触物品的镍释放量设定了限值。可笑的是，检测发现 1 欧元和 2 欧元硬币释放的镍远超"限镍令"规定的水平。因此，出纳和收银员也会因清点硬币而过敏。

2015 年，美国皮肤病学会发布报告，估计全美有 7229 万人受镍过敏影响。在全球，约有 20% 的人受镍过敏影响。除了接触性皮炎，摄入镍还会引起全身性镍过敏，表现为湿疹、头痛、乏力、腹泻、发烧、关节痛等。

流行病学调查发现，接触镍的产业工人患肺癌和鼻癌的风险明显增加。在动物实验中也证实了镍化合物的致癌作用。不溶性镍化合物比可溶性镍化合物的致癌性更强，原因是不溶性镍颗粒难以从组织清除，因此在体内滞留时间更长。2017 年，国际癌症研究机构将镍化合物列为 1 类致癌物，将镍金属和镍合金列为 2B 类致癌物。镍和镍化合物的致癌作用以吸入途径为最强，其诱发的癌症主要为肺癌和鼻癌。

镍广泛用于多个工业领域，如不锈钢、焊接材料、电镀材料、印刷油墨、电子电气产品等。接触镍的工人可能会吸入含镍颗粒，从而产生职业危害。美国职业安全与健康研究所建议，工作场所空气中镍含量不宜超过 15 微克 / 米 ^{3}。

22. 铜

铜是人体必需的微量元素，很多天然食物都含有丰富的铜，但仍有人会发生铜缺乏。究竟哪些人容易出现铜缺乏呢？

铜（Cu）的原子序数为 29，原子量为 63.55。在元素周期表中，铜位于第四周期第一主族（ⅠB）。地壳中铜的丰度约为 60 ppm。铜是人类自古就认识和使用的金属。

铜在人体中有哪些作用？

在人体中铜可与某些酶结合形成含铜酶（cuproenzymes）。含铜酶参与人体能量代谢、神经递质合成、结缔组织构建等过程。铜参与铁代谢和红细胞生成，缺铜时红细胞形成产生障碍，出现结构异常的短命红细胞，严重时会导致缺铜性贫血。铜可促进胶原蛋白和弹性蛋白交联，是形成结缔组织时必需的营养素。铜参与神经递质肾上腺素的合成，铜缺乏可导致神经元减少，灰质和白质变性。铜参与黑色素合成，黑色素是眼睛、皮肤和毛发的重要组分，铜缺乏时毛发出现过度角化，出现钢丝样卷发症，称为门克氏病（Menke's disease）。铜可刺激免疫系统抵御感染，促进受损组织修复愈合。另外，铜有助于消除自由基，使细胞免受氧化应激损伤。因此，铜是人体必需的微量元素。

哪些食物富含铜？

含铜丰富的食物包括贝类、豆类、坚果、动物内脏、谷物等。花生、山核桃、黑麦、柠檬也含有一定量的铜。茶、大米和鸡肉铜含量相对较低，但当大量食用时仍可提供相当量的铜。食物多样化和多源化是防止铜缺乏的最佳方法。

铜在自然界分布广泛，地表水和地下水都含铜，只是各地天然水铜含量差异很大。饮用水可供给人体约 20%～25% 的铜。输送自来水的铜管和铜质水龙头可增加饮水中的铜含量，特别是在新水管铺设后的最初两年。随着时间推移，铜管内会形成钙化保护层，铜的析出量会明显下降。当自来水 pH 降低（酸化）或受到污染时，管道中铜的析出量会明显增加。美国环境保护署规定，市政自来水铜含量不应超过 1.3 毫克 / 升。

很多膳食补充剂（保健品）都含铜，其中铜的形式包括氧化铜、硫酸铜、氨基酸螯合铜、葡萄糖酸铜，每日剂中铜含量通常在 2～15 毫克之间。美国国立卫生研究院建立了完善的膳食补充剂（保健品）成分数据库（ http: //www.dsld.nlm.nih.gov/dsld/ ），可查询市场销售的膳食补充剂（保健品）中各种营养素的含量，其中就包括铜。

铜是如何进入和排出人体的？

食物中的铜主要在胃和小肠上部吸收。人体对铜的吸收率在 15%～97% 之间，吸收率受食物铜含量、铜的形式和食物构成等诸多因素影响。饮食中铜含量对铜的吸收率影响很大，若一日饮食提供 400 微克铜，其吸收率高达 75%；若一日饮食提供 7500 微克铜，其吸收率只有 12%。当饮食中铜含量过高时，多余的铜还会被金属硫蛋白结合，隔离在肠细胞的内囊泡中。动物蛋白、柠檬酸盐和磷酸盐可促进铜吸收。锌、镉、植酸、单糖（果糖、蔗糖）可抑制铜吸收。大量服用铁剂和维生素 C 也会影响铜吸收。葡萄糖酸铜、乙酸铜、硫酸铜比氧化铜更容易吸收。慢性胃肠疾病会影响铜吸收，这些患者即使饮食中铜含量不低，也会出现铜缺乏。

经胃肠吸收的铜，经门静脉转运到肝脏。在肝脏，铜会结合到各种铜蛋白上，并再次释放到血液中。肝脏释放的铜蛋白以铜蓝蛋白为主（70%～95%），铜蓝蛋白可将铜转运到肝外组织。肝脏中的铜也可经胆道再次进入肠道，经粪便排出体外。肝脏通过分配铜的不同去向，对体内总铜量进行动态调控。

人体每天需要多少铜？

世界卫生组织建议，成人每天应摄入铜 1.3 毫克。美国医学研究所建议，成人每天应摄入铜 0.9 毫克，成人铜可耐受最高摄入量为每天 10 毫克。欧洲食品安全局制定的铜可耐受最高摄入量为每天 5 毫克。中国营养学会推荐，成人每天应摄入铜 0.8 毫克，成人铜可耐受最高摄入量为每天 8 毫克（表 4-7）。

表 4-7　铜摄入参考标准（毫克／日）

中国营养学会				美国医学研究所			
年龄段	平均需要量	推荐摄入量	可耐受最高量	年龄段	平均需要量	推荐摄入量	可耐受最高量
0～6 月	—	0.3（AI）	—	0～6 月	—	0.20（AI）	—
7～12 月	—	0.3（AI）	—	7～12 月	—	0.22（AI）	—
1～3 岁	0.25	0.3	2.0	1～3 岁	0.26	0.34	1.0
4～6 岁	0.30	0.4	3.0	4～8 岁	0.34	0.44	3.0
7～10 岁	0.40	0.5	4.0	9～13 岁	0.54	0.70	5.0
11～13 岁	0.55	0.7	6.0	14～18 岁	0.685	0.89	8.0
14～17 岁	0.60	0.8	7.0	19～30 岁	0.70	0.90	10.0
18～49 岁	0.60	0.8	8.0	31～50 岁	0.70	0.90	10.0
≥50 岁	0.60	0.8	8.0	≥51 岁	0.70	0.90	10.0
孕妇	+0.1*	+0.1*	8.0	孕妇	+0.1*	1.00	+0*
乳母	+0.5*	+0.6*	8.0	乳母	+0.3*	1.30	+0*

* 在同年龄段基础上的增加量；—表示该值尚未确立；AI 为适宜摄入量。

2012 年美国全民健康与营养调查（NHANES）提示，2～19 岁儿童平均每天从饮食中摄入铜 0.8～1.0 毫克；成年男性平均每天从饮食中摄入铜 1.4 毫克；成年女性每天从饮食中摄入铜 1.1 毫克。未使用含铜膳食补充剂的成人有 6%～15% 铜摄入量低于平均需要量（EAR）。使用含铜膳食补充剂的成人有 2%～7% 铜摄入量低于平均需要量。2012 年中国居民营养与健康状况调查显示，城市居民平均每天摄入铜 1.8 毫克；农村居民平均每天摄入铜 2.0 毫克。可见，中国居民总体铜摄入水平明显高于推荐量。

哪些人容易发生铜缺乏？

铜缺乏可导致贫血、黑色素缺乏、高胆固醇血症、结缔组织病、骨质疏松症、共济失调、感染风险增加等。由于铜广泛存在于食物和饮水中，铜缺乏在人群中并不多见。

酗酒者、偏食者、节食者、素食者铜摄入受限，慢性消化道疾病患者、长期腹泻者、长期服用铁剂和锌剂的人铜吸收障碍，慢性感染者、职业运动员等体内铜消耗量大，这些人容易发生铜缺乏。怀疑铜缺乏时应尽快检查确诊，必要时补充铜剂。

食物中的锌会干扰铜的吸收，过量补锌会导致铜缺乏。每天补充 60 毫克锌，持续 10 周以上，红细胞中铜—锌超氧化物歧化酶的含量就会明显降低，标志着铜缺乏。另外，有些牙膏中含有锌，长期使用含锌牙膏也可引发铜缺乏，因为刷牙时会有部分锌盐被吞食。由于锌会影响铜的吸收，美国医学研究所据此设定，成人锌每日最高可耐受剂量为 40 毫克。

铜对胎儿、婴儿和儿童的生长发育至关重要。在怀孕后期（6～9 个月），胎儿肝脏中会迅速积累铜。出生时，宝宝血液中的铜浓度大约是成人的四倍。由于妈妈乳汁中铜含量较低，这时存储在宝宝肝脏中的铜就会发挥作用，向快速生长的组织和器官供应铜。因此，孕妇严重缺铜会给宝宝带来健康风险，导致出生体重过低和神经发育障碍。保持均衡饮食是预防孕妇缺铜的有效方法。膳食中的铁和锌会妨碍铜的吸收。因此，孕妇如果要补铁或服用含锌抗感冒药，应咨询专科医生，以确保不会发生铜缺乏。

母乳喂养的宝宝，6 个月内一般不会发生铜缺乏。牛奶中含有一定量的铜，目前市场销售的配方奶粉大多都进行了铜强化。当宝宝断奶后，均衡饮食可提供足够的铜。早产、营养不良、出生体重低和患慢性感染的宝宝容易出现铜缺乏，儿童快速生长期也可能出现铜缺乏。

铜过量有哪些危害？

一次摄入大量铜（超过 20 克）会引起急性铜中毒，这种情况往往见于意外或自杀。急性铜中毒常表现为头痛、头晕、恶心、呕吐、腹痛、腹泻、心动过速、呼吸困难、溶血、出血等，严重者出现肝肾功能衰竭，甚至死亡。

饮食中铜含量过高或补铜过量都会引起慢性铜中毒。慢性铜中毒会损伤肝肾功能。过量铜还会损伤神经系统和免疫系统，干扰铁的转运和代谢，从而引发贫血。研究发现，过量铜沉积在大脑可能引发阿尔茨海默病（老年性痴呆）。这主要是因为铜破坏了降解淀粉样蛋白（Aβ）的酶。荟萃分析也发现，阿尔茨海默病患者血清铜水平高于健康对照。因此有专家建议，阿尔茨海默病患者及其高危人群不宜补铜。

威尔森病（Wilson's disease）是由于基因突变导致血液中转运铜离子的铜蓝蛋白（ceruloplasmin）缺乏，使铜离子在肝、脑、角膜、心脏、肾脏、骨骼等处过量沉积，最后损害器官组织。威尔森病最容易损害肝脏和脑内的豆状核，因此也称肝豆状核变性。平均每 3 万婴儿会有 1 例威尔森病患者。威尔森病的发病年龄在 3 ~ 50 岁之间，常见临床表现包括四肢震颤、运动迟缓、性格改变、智能下降、行为异常等。威尔森病的治疗常采用螯合剂和锌剂，螯合剂可驱除组织中过量的铜；锌剂可减少铜吸收并促进铜排出。

23. 锌

锌是人体必需的微量元素，在身体发育和智力发育过程中都发挥着重要的作用。中国约有三分之一的耕地位于低锌地带，因此中国人缺锌问题更加突出。那么怎样合理地补锌呢？

锌（Zn）的原子序数是 30，原子量为 65.38。在元素周期表中，锌位于第四周期第二副族（ⅡB）。地壳中锌的丰度约为 70 ppm。锌是人类自古就认识和使用的金属。

锌在人体中有哪些作用？

在人体中锌参与 100 多种生物酶的构成，这些酶涉及免疫调节、蛋白质合成、DNA 合成、细胞分裂、卵子受精、味觉和嗅觉形成等过程。锌在脑内参与调节神经兴奋性，影响神经突触的可塑性，因此在学习和记忆过程中发挥着重要作用。锌还具有促进生长发育和加速伤口愈合的作用。因此，锌是人体必需的微量元素。

哪些食物富含锌？

很多天然食物都含锌。目前已知生蚝（牡蛎）是含锌最丰富的食物，畜禽肉也含有丰富的锌，豆类、坚果、河鲜、海鲜、谷物含较高水平的锌。每100克（二两）生蚝含锌71毫克；每100克山核桃含锌13毫克；每100克鱿鱼含锌11毫克；每100克香菇含锌9毫克。

土壤锌含量一般在 5～770 ppm 之间，平均为 64 ppm。农产品的锌含量与土壤锌含量密切相关。中国约有三分之一的耕地位于低锌地带，因此中国人缺锌问题较为突出。在贫锌土壤种植庄稼时，施用锌肥不仅能增强作物抗病力，增加产量，而且可提农产品的锌含量，进而增加居民锌摄入量，发达国家会根据土壤化学定制配方肥料。

中国曾于 20 世纪 90 年代推行加锌盐。锌的安全剂量范围相对较高，开展人群广泛补锌一般不会引起不良反应。随着《食品营养强化剂使用标准》（GB14880—2012）的实施，加锌盐已停止生产和销售。

很多膳食补充剂（保健品）中都含锌，其中锌的形式包括葡萄糖酸锌、硫酸锌、醋酸锌等。锌会影响铁的吸收，长期服用锌剂有可能引发缺铁性贫血。如果同时补锌和补铁，锌剂和铁剂最好在一天的不同时间服用。美国国立卫生研究院建立了完善的膳食补充剂（保健品）成分数据库（http://www.dsld.nlm.nih.gov/dsld/），可查询市场销售的膳食补充剂（保健品）中各种营养素的含量，其中就包括锌。

有些 OTC 药物中也含锌，其中包括部分感冒药或治疗嗅觉丧失的药物。这些药物可制成经鼻凝胶剂或喷雾剂。2009 年 6 月，美国食品药品管理局曾发出警告，有三种含锌鼻内制剂可引发失眠，制造商随后从市场召回了这些产品。

经检查确定存在缺锌的人应实施补锌。常用补锌措施可分为四大类：其一是土壤加锌；其二是食用富锌食物；其三是食品加锌；其四是补充锌剂。土壤加锌适用于一定范围内居民普遍缺锌的情况。

锌是如何进入和排出人体的？

食物中的锌主要在十二指肠和小肠吸收。锌先与小分子肽结合形成复合物，再通过主动转运吸收。锌的吸收率受膳食锌含量和体内锌营养状态影响。钙、铁、铜、锰等二价离子会干扰锌的吸收，若同时补充锌和这些矿物质，两者应在一天的不同时间服用。

蛋氨酸可促进锌的吸收，动物蛋白质富含蛋氨酸，因此动物源性食物中的锌更容易被吸收。谷物、豆类、蔬菜、水果中含有丰富的植酸（肌醇六磷酸）。植酸可与锌结合，从而阻碍其吸收。尽管很多植物性食物含锌丰富，但其吸收率明显低于动物性食物。将黄豆在清水中浸泡到发芽，可大幅降低其中植酸的含量，其他豆类和种子也可采用这种方法。发酵也可以分解植酸，素食者可选择面包、馒头、醪糟等发酵食物以增加锌摄入。

成人体内大约有 2 ～ 4 克锌，主要分布于肝脏、脑、肌肉、骨骼、肾脏和前列腺等组织，血液中锌含量很低。

人体每天需要多少锌？

美国医学研究所推荐，成年男性每天应摄入 11 毫克锌，成年女性每天应摄入 8 毫克锌，成人锌摄入每天最高可耐受量为 40 毫克。中国营养学会推荐，成年男性每天应摄入 12.5 毫克锌，成年女性每天应摄入 7.5 毫克锌，成人锌摄入每日最高可耐受量为 40 毫克（表 4-8）。

美国全民健康与营养调查提示，老年人更容易发生锌缺乏，在 60 岁以上老人中有 35% ～ 45% 锌摄入量低于平均需要量（EAR）。老年女性平均每天摄入锌 6.8 毫克，老年男性平均每天摄入锌 9.4 毫克。2012 年中国居民营养与健康状况调查提示，城市居民平均每天摄入锌 10.6 毫克，农村居民平均每天摄入锌 10.8 毫克。可见中国居民锌摄入水平普遍偏低。

表 4-8　锌摄入参考标准（毫克 / 日）

中国营养学会				美国医学研究所			
年龄段	推荐摄入量（男）	推荐摄入量（女）	可耐受最高量	年龄段	推荐摄入量（男）	推荐摄入量（女）	可耐受最高量
0～6 月	2.0	2.0	—	0～6 月	2.0（AI）	2.0（AI）	4.0
7～12 月	3.5	3.5	—	7～12 月	3.0	3.0	5.0
1～3 岁	4.0	4.0	8.0	1～3 岁	3.0	3.0	7.0
4～6 岁	5.5	5.5	12.0	4～8 岁	5.0	5.0	12.0
7～10 岁	7.0	7.0	19.0	9～13 岁	8.0	8.0	23.0
11～13 岁	10.0	9.0	28.0	14～18 岁	11.0	9.0	34.0
14～17 岁	11.5	8.5	35.0	19～30 岁	11.0	8.0	40.0
18～49 岁	12.5	7.5	40.0	31～50 岁	11.0	8.0	40.0
≥50 岁	12.5	7.5	40.0	≥51 岁	11.0	8.0	40.0
孕妇		+2.0*	40.0	孕妇		+3.0*	+0*
乳母		+4.5*	40.0	乳母		+4.0*	+0*

* 在同年龄段基础上的增加量；—表示该值尚未确立；AI 为适宜摄入量。

锌缺乏有哪些危害？

锌缺乏的原因包括锌摄入量过少、锌吸收率降低、锌丢失过多和体内锌消耗增加等。素食者、节食者、偏食者、长期酗酒者可因锌摄入不足或植酸含量高导致锌缺乏。在酗酒者中，酒精还会降低肠道对锌的吸收率，同时增加尿锌排出量。慢性胃肠疾病、胃肠手术、慢性肝病、慢性肾病、糖尿病、恶性肿瘤等会影响锌的吸收和代谢，这些患者也容易发生锌缺乏。

锌缺乏的常见表现包括食欲不振、腹泻、体重下降、精神萎靡、伤口愈合延迟、免疫功能低下等。长期锌缺乏还会导致阳痿和男性不育。锌参与皮肤、黏膜和毛发的新陈代谢，缺锌的人容易出现痤疮、湿疹、干燥综合征、皮炎、口腔溃疡、脱发、白发等。锌缺乏可影响味觉和嗅觉，缺锌的人容易发生厌食症。尽管神经性厌食与缺锌性厌食机制不同，但仍可用锌剂治疗神经性厌食。

孕妇既要满足自身需要，又要满足胎儿需要，因此对锌的需要量增加。同样，哺乳妈妈也需要额外的锌（表4-8）。孕妇缺锌会影响胎儿发育，缺锌孕妇所生宝宝注意力下降、不活泼。研究还发现，缺锌可增加难产、流产、产道出血、胎盘早剥的发生率。其原因在于，雌激素的受体包括锌指蛋白，锌缺乏会影响雌激素发挥作用。

在宝宝 6 个月内，母乳每天大约可提供 2 毫克锌，能够满足宝宝生长发育所需。年龄 7 ～ 12 个月的宝宝每天大约需要 3 毫克锌，这时母乳就不能提供足量的锌，须通过辅食提供更多的锌。选择合适的配方奶也能提供宝宝足量的锌。

锌参与人体的生长发育。婴儿和儿童缺锌会出现发育迟缓、智力低下。在全球范围内，大约有三分之一的发育迟缓是因锌缺乏所致。锌是体内合成睾酮的必需原料，缺锌儿童血液中睾酮水平降低，性腺机能减退，青春期开始的年龄明显延后，性器官发育幼稚。

铁强化食品或低剂量铁剂一般不影响锌的吸收。但大剂量铁剂（每日超过 25 毫克）则会降低锌的吸收率。为了不影响食物中锌的吸收，可在两餐之间服用铁剂。锌会抑制铜的吸收，大量补锌有时会导致铜缺乏和缺铜性贫血。因此，含锌量高的膳食补充剂（保健品）一般都含有铜。

锌过量有哪些危害？

摄入过量锌可引发锌中毒，导致线粒体氧化应激反应，这一机制最容易损害神经系统。一次口服大量锌剂（300 毫克）后，会出现恶心、呕吐、腹痛、腹泻、四肢抽搐等症状。长期服用过量锌剂还会导致铜缺乏、血低密度脂蛋白（LDL）水平升高、免疫力下降等。在临床上，葡萄糖酸锌片和醋酸锌片常用于治疗感冒，服用剂量一般为每天 100 毫克。多年观察发现，每天服用 100 毫克锌剂一周，不会引起明显的健康问题。急性锌中毒较少见，主要发生于接触锌的产业工人中。

24. 砷

在中国古代，砷被称为砒，三氧化二砷被称为砒霜。世界卫生组织已将砷列为人体可能必需的微量元素。这是不是说，我们每天都要吃一点"砒霜"呢？

砷（As）的原子序数为 33，原子量为 74.92。在元素周期表中，砷位于第四周期第五主族（VA）。地壳中砷的丰度约为 1.8 ppm。砷及其化合物广泛存在于自然界，在中国古代，砷被称为砒，三氧化二砷被称为砒霜。

砷在人体中有哪些作用？

砷和砷化合物大多有毒性，但人体也离不开砷。在人体中，砷参与氨基酸代谢、基因表达调控、组蛋白甲基化等生理过程。1996 年，世界卫生组织将砷列为人体可能必需的微量元素。

哪些食物和药物富含砷？

自然界中的砷可分为无机和有机两大类，有机砷的毒性远低于无机砷。常见的无机砷包括二硫化砷（雄黄）、三硫化砷（雌黄）、硫砷化铁等；常见的有机砷包括胂酸、亚胂酸、偶胂化物等。植物可吸收土壤和水中的砷，再通过食物链将砷传递到动物和人体中。

陆生植物和动物体内砷含量较低，且以无机砷为主；海生植物和动物体内砷含量较高，且以有机砷为主。陆生植物体内砷含量与土壤砷浓度有关；海产品中砷含量与水体砷浓度和水产生长期有关。每 100 克蔬菜和豆类砷含量一般都小于 100 微克。每 100 克海鱼砷含量可高达 500 微克，每 100 克贝类砷含量可高达 1000 微克。

砷是如何进入和排出人体的？

含砷化合物可经呼吸道、消化道和皮肤进入人体内。经呼吸道吸入砷化合物主要源于职业暴露，如采矿作业、农药喷洒和工业制造等职业。砷经呼吸道的吸收率主要取决于含砷化合物的溶解度和含砷颗粒的大小。随食物摄入的砷吸收率取决于化合物的溶解度。不溶于水的含砷化合物吸收率极低，绝大部分会以原形经粪便排出。可溶性含砷化合物吸收率可高达 90%。皮肤对砷的吸收率很低，有机砷经皮肤的吸收率稍高。

进入人体的含砷化合物会随血液分布到全身各组织器官中，其中以肝、肾、肌肉、骨含量较高。指甲和毛发中也会沉积砷，诊断砷中毒时可测定毛发的砷含量。

人体每天需要多少砷？

1989 年，世界卫生组织食品添加剂联合专家委员会提出，无机砷每周可耐受摄入量（PTWI）为 15 微克 / 千克体重。这就是说，体重 70 千克的人，每天砷摄入量不宜超过 150 微克。2013 年，美国毒物和疾病登记署（ATSDR）基于皮肤的毒性作用，将砷最低风险摄入量设定为每天不超过 0.3 微克 / 千克体重；基于胃肠毒性作用，将砷最低风险摄入量设定为每天不超过 5.0 微克 / 千克体重。

2000 年开展的全国调查发现，谷类是中国居民砷摄入的主要来源，占总砷摄入量的 55.6%；其次是蔬菜，占总砷摄入量的 15.2%；再次是饮水和饮料，占总砷摄入量的 9.2%。成年男性平均每天摄入砷 4.38 微克／千克体重，其中无机砷 1.26 微克／千克体重。总体上看，成年男性平均每天摄入砷 276 微克。同一时期，美国居民平均每天摄入砷 58 微克。法国居民平均每天摄入砷 37 微克。日本居民平均每天摄入砷 280 微克。韩国居民平均每天摄入砷 145 微克。东亚居民砷摄入量显著高于欧美居民的主要原因是谷物在膳食中所占比例较高。

砷缺乏有哪些危害？

由于自然界中砷的分布广泛，人体一般不会出现砷缺乏。但在鸡、猪、羊和大鼠中开展的研究发现，砷缺乏会导致生长缓慢和繁殖异常。尽管砷缺乏可导致动物生长发育受限，但在人类至今还没有发现因砷缺乏而致病的情况。这可能是因为饮食中普遍存在砷，而人体对砷的需求量又很低。

砷有哪些毒性作用？

三氧化二砷（砒霜）是一种剧毒物质，但中毒症状缺乏特异性。砒霜中毒后，首先出现头痛、腹痛、腹泻、呕吐等症状，之后出现肌肉痉挛、休克和昏迷，死亡一般发生在四天内。因此，砒霜中毒很容易被误诊为急性胃肠炎、霍乱等疾病。在验尸时，也很难在砷中毒者体内发现投毒证据。

古希腊人发现，煅烧雌黄可生成砒霜。古罗马人发现，雌黄与泡碱一起加热可生成砒霜。由于砒霜投毒很难被发现，导致谋杀一度在欧洲盛行。在民间，砒霜投毒常用于争夺遗产，因而被称为"遗产粉（inheritance powder）"。在王室，砒霜常用于窃取皇位。一方面砒霜因毒性强而被称为"毒药之王（king of poisons）"；另一方面砒霜因常用于谋杀国王而被称为"王之毒药（poison of kings）"。

　　古罗马时期最著名的投毒者莫过于小阿格里皮娜皇后（Julia Agrippina，公元 15—59）。阿格里皮娜是暴君尼禄（Nero Germanicus）的母亲，她权力欲极强，擅长用砒霜让反对者消失。阿格里皮娜曾三度结婚，第一任丈夫于婚后不久去世；第二任丈夫是贵族阿赫诺巴布斯，两人所生儿子就是尼禄。为了与克劳狄乌斯皇帝（阿格里皮娜的舅舅）结婚，阿格里皮娜毒死了皇后和自己的丈夫。为了让儿子当上皇帝，阿格里皮娜劝说克劳狄乌斯将女儿嫁给尼禄，然后毒死了皇太子布列塔尼克斯，又迫使克劳狄乌斯立尼禄为皇太子。最后，阿格里皮娜毒死了克劳狄乌斯皇帝，让尼禄在 16 岁就当上罗马皇帝。

　　可悲的是，三年后母子反目，阿格里皮娜被尼禄逐出皇宫。根据苏顿尼斯（Suetonius）的记载，阿格里皮娜因监视尼禄而触怒了他。尼禄至少三次尝试用砒霜毒杀自己的母亲，但她都因事先服用解药而得以逃生。还有一次尼禄在阿格里皮娜房间安装设备，使天花板突然坠落以期砸死她，但阿格里皮娜又一次侥幸逃脱。怒不可遏的尼禄最后派刺客杀死了阿格里皮娜，并制造了她自杀的假象。尼禄弑母事件在罗马帝国影响深远，也成为后世画家创作的热门主题（彩图 5）。

　　1650 年前后，来自西西里的托法纳女士（Gulia Tofana）研制出一种超级毒药，其主要成分就是砒霜，此外还含少量颠茄（可能是为了掩盖砒霜引起的腹痛和呕吐），这种毒药被称为托法纳仙水（Aqua Tofana）或圣尼古拉甘露（Manna di San Nicola）。托法纳仙水毒性极强，四五滴就足以让一个壮汉毙命。托法纳仙水无色、无味、无臭，加入酒水中很难被发现。更神奇的是，服用托法纳仙水后，受害者会有一段时间没有任何异样，症状出现后逐渐加重，直至死亡。因此，托法纳仙水中毒后很容易被误诊为疾病发作，死者体内也很难检测到毒物。这些优势使托法纳仙水成为一种理想的谋杀工具。1709 年，当罪行败露时，托法纳仙水已让 600 多位丈夫成为冤魂。

　　尽管托法纳最终被处以极刑，她研制的砷毒仍长期在欧洲流传蔓延。1832 年，英国化学家马什（James Marsh）发明检测砷化物的马什测试

（Marsh test），可将极微量（0.02 毫克）的砷检测出来，在欧洲盛行了两千多年的砷毒案开始减少。

维多利亚时代，女性以白为美，以白为贵，皮肤白皙意味着不用从事田间劳作。将砷剂（白砷或三氧化二砷）、醋和白垩土混合制成美容药，服用后肤色会变得更加白皙（可能是贫血所致）。将砷剂涂搽在面部和手上，也能发挥美白的效果。尽管砷剂毒性大，用量稍大就会毙命，但为了博取男人的欢心，欧洲的贵妇和淑女们仍对砷剂趋之若鹜。直到 20 世纪早期，用砷剂美容仍流行于欧美国家（彩图 6）。

1775 年，瑞典化学家舍勒合成乙酰亚砷酸铜。这种化合物可因浓度不同，呈现淡绿到深绿色，因此乙酰亚砷酸铜非常适合作染料。19 世纪初，法国流行用乙酰亚砷酸铜给衣服和壁纸染色，这种染料也被称为巴黎绿。后来的研究发现，当空气潮湿时，巴黎绿中的砷会挥发出来，严重时可导致砷中毒。

拿破仑（Napoléon Bonaparte）兵败滑铁卢后，被流放到南大西洋中的圣赫勒拿岛（Saint Helena），最终在那里孤独地死去。针对拿破仑的死因目前存在较大争论。有一种说法认为，拿破仑居住的房间贴有巴黎绿染色的壁纸，在圣赫勒拿岛这种潮湿环境，壁纸中的砷很容易挥发出来，导致他因砷中毒而死亡。还有一种说法认为，随行人员因急于继承遗产，给拿破仑的葡萄酒中投放了砒霜，进而导致他砷中毒。2008 年，有研究者收集到拿破仑一生不同时期的头发。检测发现，拿破仑头发中砷含量比普通人高 100 倍，但自少年时代就有这种现象。这一结果否定了拿破仑是被下毒或因壁纸中毒的观点，但其头发中的砷究竟来自何处，目前仍是一个未解之谜。

1908 年 11 月 14 日（光绪三十四年十月二十一日）傍晚，主张变法的清朝皇帝光绪在瀛台涵元殿驾崩，享年 38 岁。1938 年秋，一伙身份不明的军人盗掘崇陵，将光绪帝尸体拖至棺外，抢走了墓内大部分随葬品。为了揭开光绪死因之谜，2008 年，中央电视台组织学者对光绪的骨骼和头发进行检测。结果发现，光绪头发中砷含量高达 2404 微克 / 克，接近胃部的椎骨砷含量高达 1269 微克 / 克，内衣右袖口处砷含量高达 2439 微克 / 克。研究人员认为，如此大量的砷可能为一次投毒所致。

砷之所以能产生毒性，是因为三价砷能与巯基（氢硫基）结合。人体中很多重要的酶和辅酶都含有巯基，当三价砷与巯基结合后，这些酶和辅酶就失去了活性。例如，砷与硫辛酸上的巯基结合，使硫辛酸不能参与ATP 合成，细胞能量就会耗竭，细胞就会坏死。五价砷能模仿磷酸根与酶结合，但却不能像磷酸根那样使酶激活。因此，五价砷也有毒，但毒性远低于三价砷。

确诊砷中毒后，可用二巯基丙醇（dimercaprol）进行治疗。这种药物每个分子上有两个巯基，砷与巯基结合后就无法再祸害人体内的酶和辅酶了。

砷不但能引起中毒，还会引发肿瘤。在中国台湾开展的流行病学调查发现，饮用水砷含量超过 150 ppb（十亿分之一）的地区，癌症发病率明显增加。流行病学调查还发现，长期使用砷污染的饮水，会增加糖尿病的风险。

美国毒物和疾病登记中心指出，砷可增加皮肤癌、肝癌、鼻癌、肺癌、肾癌、膀胱癌、前列腺癌等肿瘤的风险。欧盟也将元素砷和砷化合物列为有毒物质和环境危害物，并将三氧化二砷、五氧化二砷和砷酸盐列为 1 类致癌物。国际癌症研究机构将砷和无机砷化合物列为 1 类致癌物。吸烟和砷具有协同致癌作用，吸烟者饮用高砷水，肿瘤发生风险会更高。

砷可通过哪些途径进入人体？

天然砷存在于火山灰、煤炭、石油、矿石、土壤中，矿化度高的地下水也含较高水平的砷。化石燃料燃烧后，其中的砷会释放到大气中，最后沉降到土壤和水中。土壤、水和空气中的砷会被植物吸收，经食物链进入动物和人体内。在污染严重地区，绿叶蔬菜、大米、苹果、葡萄、海鲜都会富集环境中的砷。

2008 年，美国食品药品管理局（FDA）为苹果、梨和果汁设定的砷含量限值为 23 ppb，禁止进口砷含量超标的水果和果汁，同时要求在境内召回砷超标的水果和果汁。考虑到儿童消费及砷的潜在致癌作用，2013 年 FDA 将苹果汁砷含量限值降低到 10 ppb。

人体每天大约需摄入 3 升水（包括食物中含水），经日常饮食摄入的砷有 90% 源于饮水，因此应高度重视饮水砷含量。传统上，南亚国家居民饮用水多采自溪水、河水、湖泊水。因地表水容易被污染，这些国家胃肠道传染病盛行。20 世纪 60 年代，联合国儿童基金会发起了饮水安全计划，帮助孟加拉国钻探深井以汲取地下水。出乎意料的是，这次扶贫行动却导致了人类历史上规模最大的砷中毒事件。使用井水后，孟加拉国有 5700 万人饮水砷超标。事件发生的原因是，孟加拉盆地独特的地质构造使地下水含有高水平的砷。1987 年，泰国洛坤府也发生群体性砷中毒事件，调查后发现，流经该地的湄南河水含有高浓度天然砷，其后沿河居民开始普及瓶装水和桶装水。

长期饮用高砷水会导致慢性中毒。中国台湾的西南沿海地区，泉水砷含量高达 1820 微克 / 升。1968 年，嘉义县和台南县发生地方性砷中毒流行，患病者高达 15 万人。慢性砷中毒最常损害神经系统、心血管系统和肝肾功能。当下肢微血管阻塞后，患者往往出现双脚发黑，因此该病也称黑脚病或乌脚病。

世界卫生组织建议，饮用水砷含量不宜超过 10 ppb。2006 年，美国环境保护署规定，饮用水砷含量不得超过 10 ppb。2006 年，中国制定的《生活饮用水卫生标准》（GB5749—2006）规定，饮用水砷含量不得超过 0.01 毫克 / 升（10 ppb）。饮用水中的无机砷常以砷酸盐或亚砷酸盐的形式存在。

大米是很多国家居民的主食。孟加拉国和泰国发生大规模饮用水砷中毒后，进口自这些国家的大米曾引起西方社会担忧。2014 年，国际食品法典委员会（CAC）制定的标准规定，大米砷含量（无机砷）应控制在 0.2 毫克 / 千克（200 ppb）以下。针对是否应限定大米砷含量，美国政府和学界曾展开长期争论。2010年以来，FDA组织专家召开了多次研讨会，还举办了公众听证会。2016年，FDA出台规定，婴儿米制品无机砷含量不得超过0.1毫克/千克（100 ppb），但FDA并没有为普通大米设定砷含量限值，认为大米中的砷对公共健康不构成威胁。2012年中国发布的《食品中污染物限量标准》（GB2762—2012）规定，大米中无机砷含量不得超过0.2毫克/千克（200 ppb）。

常用的加工木材中也可能含有砷。铬化砷酸铜（CCA）是良好的木材防腐剂和防虫剂。考虑到砷污染可能产生的环境和健康危害，2003年起，美国开始淘汰CCA，而改用烷基铜铵（ACQ）处理木材，尤其是用于建设住宅和公共设施的木材。中国目前尚未对CCA的使用进行限制，CCA木材仍可用于住宅建设和家具制造。当家具或地板受热后，其中的砷就可能挥发出来。CCA木材腐朽或燃烧后，所产生的灰烬含有高水平砷，这些砷可能成为人和动物中毒的来源，也会造成土壤和水污染。另外，木材中的砷还会引发过敏。

砷可经呼吸进入人体。成人吸入三氧化二砷的致死浓度为160微克/米^3（吸入4小时）。从事木材防腐、玻璃加工、有色金属冶炼、电子半导体制造等领域的从业人员，可能吸入较高水平的砷。有色金属冶炼厂和炼焦厂周围的居民，也可能吸入较高水平的砷。2006年，美国环境保护署规定，工作场所空气中砷的最高限值（PEL）为10微克/米^3。

烟草植株可吸收土壤、水和空气中的砷，并将其富集到烟叶中。吸烟时，烟草中的砷会随烟雾进入肺内，进而吸收入血。因此，应禁止在高砷土壤种植烟草。除了天然砷外，工业污染、农药和化肥也会增加土壤中的砷含量。种植烟草时，应严禁施用含砷农药和化肥。

蜈蚣草能吸收土壤中的砷，并将砷富集于叶子中。利用这一点，可让蜈蚣草去除土壤中的砷。有些细菌可在缺氧条件下将亚砷酸盐（三价砷）转化为砷酸盐（五价砷），砷酸盐的毒性远低于亚砷酸盐。动物、植物和微生物可将无机砷转化为有机砷并在体内存储，有些海鱼和海藻因而含很高水平的有机砷。有机砷的毒性远低于无机砷。成人每天从日常饮食中摄入无机砷约 50 微克；而在吃海鲜时，一餐就可摄入 1000 微克有机砷，但完全没有必要为此而担忧，这种剂量的有机砷远达不到中毒水平。

砒霜也能用作药物？

尽管砷剂有剧毒，中医依据"以毒攻毒"的理论，常将砷剂用于治病。孙思邈的《千金要方》中记载，"太乙神精丹，治客忤霍乱、腹痛胀满、尸疰恶风、癫狂鬼话、蛊毒妖魅、温疟。"太乙神精丹由丹砂、曾青、雌黄、雄黄、磁石、金牙六味药物炼制而成。该方首创以砷剂治疗疟疾，比欧洲人用砒霜治疗疟疾早一千多年。

李时珍的《本草纲目》中记载："砒，性猛如貔，故名。"这就是说，中医早就认识到砷的毒性，因而将之比作猛兽（貔），只不过这种猛兽有时也可为人所用。未经炼制的砷矿石称砒黄，炼制成粉者称砒霜。宋代刘翰、马志等编修的《开宝本草》中记载："砒霜，疗诸疟，风痰在胸膈，可作吐药。不可久服，伤人。"中医还用砒霜治疗银屑病（牛皮癣）、梅毒等疾病。

即使到了现代，砒霜仍用于治疗皮肤病和肿瘤。1971 年，哈尔滨医学院第一附属医院韩太云药师在农村巡回医疗期间，发现黑龙江省林甸县一位民间中医能治疗癌症，所用中药包括砒霜、轻粉、蟾酥等。1972 年，张亭栋与韩太云合作，通过动物实验和临床研究，确认该方抗癌的有效成分为砒霜。之后，张亭栋将砒霜用于白血病的治疗并获得成功。中国科学院院士陈竺教授通过系列研究，阐明了三氧化二砷（砒霜）治疗白血病的作用机制。2000年，美国食品药品管理局批准三氧化二砷用于治疗急性早幼粒细胞白血病。在 2018 年《中国急性早幼粒细胞白血病诊疗指南》中，维甲酸联合砷剂被列为首选治疗方案。

砷剂具有剧毒，但又能治疗疾病，关键在于掌控剂量。对于体重 70 千克的成人，口服砒霜（三氧化二砷）的中毒剂量为 5 ～ 50 毫克，致死剂量为

70～180毫克。在匈牙利和奥地利交界的阿尔卑斯山区，斯太尔人将砒霜当作保健品长期服用。斯太尔人认为，男人服用砒霜后会增加食欲和性欲，并能使他们变得更勇敢。女人服用砒霜后，会变得更丰满，皮肤也会更白皙。长期服用小剂量砒霜，使斯太尔人对这种致命毒药产生了耐受性，所服剂量不断增加，有些人一次就能服用500毫克砒霜，这一剂量远超普通人的致死剂量。

25. 硒

> 硒有助于清除体内的自由基和脂质过氧化物。保健品推销者据此鼓吹：硒具有预防癌症和延年益寿的作用。这种说法究竟有没有依据？

硒（Se）的原子序数为 34，原子量为 78.97。在元素周期表中，硒位于第四周期第六主族（ⅥA）。地壳中硒的丰度约为 0.05 ppm。1818 年，瑞典化学家贝采利乌斯（Jacob Berzelius）发现硒元素。

硒在人体中有哪些作用？

在人体中硒参与合成和分解甲状腺素，辅助清除自由基和脂质过氧化物。硒蛋白缺乏会导致精子数量减少和质量下降，引起男性不育。硒蛋白能结合进入人体的汞、铅、锡、铊等重金属，形成金属硒蛋白复合物，进而发挥解毒的作用。硒是人体必需的微量元素。

哪些食物富含硒?

肉类和食用菌中含有丰富的硒。每 100 克（二两）蘑菇含硒 39 微克，每 100 克带鱼含硒 37 微克，每 100 克猪肉含硒 12 微克，各种粮食和蔬菜也都含硒。可见，通过日常饮食每天摄入 60 微克硒并非难事。

植物性食物的硒含量主要取决于土壤硒含量、土壤的 pH 值、土壤中有机质含量、所含硒溶解度等因素。所以，不同地区出产的农产品硒含量差异很大。在缺硒地带饲养的动物其肉蛋奶硒含量也偏低，因为其饲料中硒含量偏低。

膳食中的硒可分无机硒和有机硒两大类，常见的无机硒包括元素硒、硒酸盐、亚硒酸盐等；常见的有机硒包括硒代蛋氨酸和硒代半胱氨酸。无机硒和有机硒都可被人体吸收利用。植物会吸收土壤中的无机硒，然后将其转化为有机硒。

为了防止硒缺乏病，中国曾于 20 世纪 90 年代推行加硒盐。加硒盐的一个缺点是，由于少有居民了解自己日常饮食中硒的含量，因此很难确定哪些人需要补硒，以及合理的补硒剂量。中国东南和西北地区均属富硒地带，居民饮食中硒含量本已很高，大范围无差异地补硒可能会导致硒过量。为了限盐，2012 年修订的《食品营养强化剂使用标准》（GB14880—2012）停止了将盐作为营养强化剂的载体，自 2013 年起中国全面停止生产和销售加硒盐。但仍允许在面粉、大米、米面制品和乳制品中加硒。

很多膳食补充剂（保健品）中都含硒，其中的硒以富硒酵母、硒代蛋氨酸、亚硒酸钠、硒酸钠等形式存在。美国国立卫生研究院建立了完善的膳食补充剂（保健品）成分数据库（http://www.dsld.nlm.nih.gov/dsld/），可查询市场销售的膳食补充剂（保健品）中各种营养素的含量，其中就包括硒。

硒是如何进入和排出人体的？

食物中的硒主要在小肠吸收。不同形式的硒剂吸收率不同，硒代蛋氨酸中的硒有 90% 可被吸收，亚硒酸盐中的硒只有 50% 会被吸收。人体摄入的硒大约有 50%～60% 经尿液排出，其余 40%～50% 经粪便排出。经呼吸和汗液排出的硒极少，只有在摄入大量硒后，呼出气中才会有浓烈的大蒜味，其成分为二甲基硒。

人体中的硒大多以硒代蛋氨酸形式存在。肌肉是人体存储硒的主要场所，约占体内硒总量的 28% ～ 46%。硒代半胱氨酸和亚硒酸盐都可被还原为硒化氢，硒化氢又被转化为硒代磷酸，用于硒蛋白合成。

血液和尿液硒含量可反映数天到数周的硒摄入水平。头发和指甲硒含量可反映数月到数年的硒摄入水平。健康人血清硒浓度一般高于 8 微克 / 分升，这一水平可满足硒蛋白合成的需要。

人体每天需要多少硒?

美国医学研究所建议，成人每天应摄入 55 微克硒；成人硒最大可耐受剂量为每天 400 微克。中国营养学会建议，成人每天应摄入 60 微克硒；成人硒最大可耐受剂量为每天 400 微克（表 4-9）。

表 4-9　硒摄入参考标准（微克 / 日）

中国营养学会				美国医学研究所			
年龄段	平均需要量	推荐摄入量	可耐受最高量	年龄段	平均需要量	推荐摄入量	可耐受最高量
0 ～ 6 月	—	15（AI）	55	0 ～ 6 月	—	15（AI）	45
7 ～ 12 月	—	20（AI）	80	7 ～ 12 月	—	20（AI）	60
1 ～ 3 岁	20	25	100	1 ～ 3 岁	17	20	90
4 ～ 6 岁	25	30	150	4 ～ 8 岁	23	30	150
7 ～ 10 岁	35	40	200	9 ～ 13 岁	35	40	280
11 ～ 13 岁	45	55	300	14 ～ 18 岁	45	55	400
14 ～ 17 岁	50	60	350	19 ～ 30 岁	45	55	400
18 ～ 49 岁	50	60	400	31 ～ 50 岁	45	55	400
≥50 岁	50	60	400	≥51 岁	45	55	400
孕妇	+4*	+5*	400	孕妇	+4*	+5*	400
乳母	+15*	+18*	400	乳母	+14*	+15*	400

* 在同年龄段基础上的增加量；—表示该值尚未确立；AI 为适宜摄入量。

2010 年美国全民健康与营养调查提示，成年男性平均每天从食物中摄取硒 134 微克，成年女性平均每天从食物中摄取硒 93 微克。大约有 18% 的美国居民服用含硒膳食补充剂。2012 年中国居民营养与健康状况调查提示，城乡居民平均每天硒摄入量为 44.6 微克，其中城市居民为 47.0 微克，农村居民为 42.2 微克。总体而言，中国居民硒营养处于轻度缺乏状态。中国居民硒摄入水平明显低于美国居民，主要原因是中国土壤中硒含量普遍偏低。

硒缺乏有哪些危害？

严重缺硒可诱发心肌病、大骨节病和克山病。克山病也称地方性心肌病。1935 年冬，黑龙江省克山县张云辅屯（今光荣村）在短期内死亡 70 人，患者死前症状类似，但病因不明，这种致命性疾病遂被命名为克山病。有学者曾对克山病的历史进行回顾，该病的流行至少能上溯到百年以前，只是当时中医对其缺乏认识。克山病急性发作时，突然出现恶心、呕吐、咳嗽、气喘、烦躁不安等症状，患者常因急性肺水肿、重度心功能不全和恶性心律失常于数小时内死亡。因发病急，死亡快，克山病被当地居民称为"快当病"。克山病的发病机制目前尚不完全清楚，但病例全部发生于低硒地带，患者头发和血液硒含量明显降低，口服硒剂可预防和控制急性克山病。这些现象高度提示克山病与缺硒有关。

缺硒主要是因为居住地土壤中硒含量低，而不是因为饮食不当。美国和加拿大土壤含硒丰富，居民即使只吃素食也能获得足量硒。在中国严重缺硒的地带，硒缺乏病不仅在人间流行，还在禽兽间流行。因此，预防硒缺乏病的关键，就是通过土壤和饮水化学分析，确定低硒地带。增加外部粮食和肉食输入能有效改善缺硒地带居民的硒营养状况。

20 世纪 70 年代，中国科学院地理研究所开展的调查发现，从东北平原的黑土向西南方向，经黄土高原的褐土，川滇地区的红褐土，直至青藏高原东南的黑毡土，构成了一条完整低硒带。低硒带出产的粮食含硒量低，饲养的畜禽容易患白肌病，居民容易患大骨节病和克山病。

在生活资料自给自足的农耕时代，缺硒地带居民食物来源局限于当地的出产。由于粮食、蔬菜和畜禽肉硒含量低，居民容易因硒缺乏患克山病。随着社会经济的发展，跨地区农产品贸易已变得非常普遍，缺硒地带居民的食物来源更加广泛，食物种类也更趋丰富。历年监测结果也证实，缺硒地带居民体内硒水平有逐年增高的趋势。粮食产地的多元化，加之针对重点地区实施了补硒计划，大幅降低了硒缺乏病的发生率。2000 年以后，中国已很少见到急性克山病，更没有出现过暴发性流行。有学者因此提出，现在应停止群众性补硒活动。

在克山病被基本控制后，民间和学术界对硒的关注逐渐转移到肿瘤预防方面。敏锐的商家将含硒食品作为一个卖点，市场上出现了富硒大米、富硒小麦、富硒茶、富硒水果、富硒牛肉、富硒果汁、富硒奶、富硒啤酒、富硒饼干、富硒大闸蟹，甚至富硒烟草。商家推销富硒食品的一个借口就是硒能防癌，硒甚至被吹捧为"抗癌之宝""长寿元素"。

针对硒与癌症之间的关系，国际学术界曾经历一个曲折的认识过程。1940—1960 年的研究提示，硒是一种潜在致癌物，摄入过量硒会导致多种癌症。1960—2000 年的研究提示，硒可预防癌症，尤其是癌症营养预防试验（NPC）发现，每天补硒 200 微克可预防多种癌症。2000 年以后，学术界又恢复了补硒可能有害的观点，这是因为更大规模的研究并未证实硒的防癌作用，反而可能增加糖尿病等疾病的风险。动物研究也发现，硒有时会导致癌症，有时会预防癌症，其作用取决于硒的剂量和剂型。

2014 年开展的荟萃分析显示，目前还没有可信的证据表明补硒可预防癌症，盲目补硒反而会增加其他疾病的风险。2017 年 10 月 27 日，世界卫生组织下属的国际癌症研究机构将硒和硒化合物列为 3 类致癌物。

硒过量有哪些危害？

研究发现，无机硒的毒性高于有机硒，饮水中的六价硒在低剂量（每天 20 微克）时就可能产生毒性。硒酸盐和亚硒酸盐的毒性远大于元素硒，亚硒酸盐的毒理机制类似于三氧化二砷（砒霜），中毒剂量约为 2400 ～ 3000 微克。有机硒中的二甲基硒化物、硒代蛋氨酸、硒代半胱氨酸、甲基硒半胱氨酸等都具有一定毒性。因此，随意服用所谓的"长寿元素"可导致硒中毒。

短期或一次摄入大量硒会导致急性硒中毒，这时呼出气中往往有大蒜味，中毒者可出现腹痛、腹泻、流涎、行走不稳等症状，严重者可导致肝硬化和肺水肿，甚至死亡。长期摄入高水平硒会导致慢性硒中毒，中毒者可出现脱发、指甲变形、四肢僵硬、贫血、情绪烦躁、心肌损害等症状。急性硒中毒时常发生在接触硒的产业工人中。慢性硒中毒时常发生在畜禽间，较少发生在人群间。

硒元素发现之前就有硒中毒的报道。威尼斯探险家马可·波罗在《游记》中曾描述一段离奇见闻。当他在中国陕西旅行时，所骑马匹食用当地一种野草后，蹄子开裂脱落。西方学者研究后认为，陕南地区土壤含硒丰富，疯草（locoweed）可吸收土壤中的硒，然后将硒富集于叶子中。大量食用这种疯草后，动物可发生硒中毒。马匹硒中毒的常见表现就是蹄子开裂脱落。疯草中还含有苦马豆素（swainsonine），这种有毒物质进入体内可抑制糖蛋白合成。马和羊吃了疯草后，就会变得疯疯癫癫，恰如人醉酒一般，最后抽搐而亡，疯草因此也称"醉马草"。

2009年4月19日，拥有105年历史的美国马球公开赛在佛罗里达州惠灵顿举行。在即将开赛时，夺冠大热门委内瑞拉队的21匹赛马突然全部死亡，比赛不得不临时改为表演赛。这一离奇事件震惊了现场数万观众，也震惊了体育界。人们的第一印象是投毒或过量使用兴奋剂。佛罗里达州当局迅即展开调查，三天后发布的声明宣称马匹死于硒中毒。死亡马匹血液中硒含量是正常值的10到15倍，而肝脏中硒含量是正常值的15到20倍。马匹发生硒中毒的原因是，兽医因疏忽给马用保健品中添加了过量硒。

20世纪60年代，湖北恩施地区流行一种原因不明的怪病，患者头发和指甲大量脱落。营养学家杨光圻教授研究后发现，这种病是由于慢性硒中毒所致。恩施地区盛产石煤，当地石煤硒含量高达329毫克/千克。居民以石煤为燃料，以石煤灰为庄稼肥料，造成环境中高水平硒污染，饮水和粮食中硒含量大幅增加，最后引起部分居民慢性硒中毒。陕西紫阳县曾报道畜禽中发生慢性硒中毒。

26. 钼

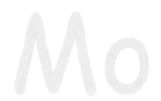

> 钼是人体必需的微量元素，因此钼经常被加入到保健品（膳食补充剂）中。那么，普通人是否需要补充钼呢？

钼（Mo）的原子序数为 42，原子量为 95.95。在元素周期表中，钼位于第五周期第六副族（ⅥB）。钼在地壳中的丰度约为 1.2 ppm。1778 年，瑞典化学家舍勒发现钼。

钼在人体中有哪些作用？

在人体中钼参与合成辅酶因子钼蝶呤，需要钼蝶呤的酶包括亚硫酸氧化酶、黄嘌呤氧化酶、醛氧化酶、线粒体氨肟还原蛋白（mARC）等。这些酶在人体中参与含硫氨基酸、嘌呤、嘧啶等物质的代谢。黄嘌呤氧化酶、醛氧化酶和线粒体氨肟还原蛋白还参与药物代谢和解毒过程。适量的钼可防止牙齿磨损和断裂，防止骨骼变形和骨折。钼是人体必需的微量元素。

哪些食物富含钼？

豆类食品是钼的最丰富来源，其他含钼较丰富的食物还包括谷物、坚果、动物肝脏、奶制品、绿叶蔬菜等。土壤中的钼可被植物吸收，因此农产品的钼含量取决于土壤钼含量。给耕地施用含钼复合肥可增加农产品的钼含量。美国农业部建立的食物成分数据库并未列出钼含量，也未提供含钼食物清单，因此，有关食物钼含量的信息非常有限。

大部分地区饮用水通常只提供少量钼，但个别地区饮水中含有较高水平的钼（大于40微克/升），这种高钼水每天可提供超过100微克的钼。中国《生活饮用水卫生标准》（GB5749—2006）规定，饮用水中钼含量不得超过70微克/升。

部分膳食补充剂（保健品）中含有钼，其中钼的每日补充量在50～500微克之间。膳食补充剂（保健品）中钼的形式包括氯化钼、钼酸钠、甘氨酸钼、氨基酸螯合钼等。

钼是如何进入和排出人体的？

食物中的钼主要在肠道吸收，钼酸盐的吸收方式为被动扩散。食物中钼的吸收率在25%～93%之间。铜和硫酸盐可抑制钼的吸收。体内的钼主要经肾脏排泄。成人体内大约有9毫克钼，主要分布在肝、肾、肠、肾上腺等组织器官中。体内的钼主要经尿液排泄，约占总排出量的80%。健康人血清钼浓度在0.28～1.17纳克/毫升之间，平均值为0.58纳克/毫升。

人体每天需要多少钼？

美国医学研究所推荐，成人每天应摄入45微克钼，成人钼最高可耐受量为每天2000微克。中国营养学会推荐，成人每天应摄入100微克钼，成人钼最高可耐受量为每天900微克（表4-10）。

美国全民健康与营养调查（NHANES）发现，女性平均每天摄入钼76微克，男性平均每天摄入钼109微克。在中国深圳开展的调查发现，当地居民平均每天摄入钼165微克。1973年，在陕西省黄陵县店头公社厚子坪生产队开展的检测发现，当地居民每天摄入钼高达1146微克。

表 4-10 钼摄入参考标准（微克/日）

中国营养学会				美国医学研究所			
年龄段	平均需要量	推荐摄入量	可耐受最高量	年龄段	平均需要量	推荐摄入量	可耐受最高量
0～6月	—	2（AI）	—	0～6月	—	2（AI）	—
7～12月	—	15（AI）	—	7～12月	—	3（AI）	—
1～3岁	35	40	200	1～3岁	13	17	300
4～6岁	40	50	300	4～8岁	17	22	600
7～10岁	55	65	450	9～13岁	26	34	1100
11～13岁	75	90	650	14～18岁	33	43	1700
14～17岁	85	100	800	19～30岁	34	45	2000
18～49岁	85	100	900	31～50岁	34	45	2000
≥50岁	85	100	900	≥51岁	34	45	2000
孕妇	+7*	+10*	900	孕妇	40	50	+0*
乳母	+3*	+3*	900	乳母	+2*	50	+0*

* 在同年龄段基础上的增加量；—表示该值尚未确立；AI 为适宜摄入量。

钼缺乏有哪些危害？

饮食正常的人极少发生钼缺乏。部分实施胃肠手术的患者，因不能进食，有时需采用静脉输液以维持营养（全肠外营养）。曾有学者报道，克罗恩病患者在实施全肠外营养 1 年后，出现心动过速、头痛、烦躁、夜盲等症状，最后发展到昏迷。检测发现，患者血亚硫酸盐水平明显偏高，而血尿酸水平明显偏低。在补充钼酸铵（300 微克/日）后，患者症状逐渐好转，异常的生化指标也很快逆转。

钼过量有哪些危害？

钼具有潜在生物毒性，但在人类尚未发现急性钼中毒的现象。大多数钼毒性数据来源于动物实验。在反刍动物（牛、羊、鹿、骆驼）中观察到，摄入过量钼会导致生长迟缓、体重减轻、骨骼异常、贫血、肾功能异常和甲状腺损伤，另外过量钼还会引发不孕和不育。人类为单胃，因此在反刍动物中观察到的钼毒性并不一定会出现在人群中。

有学者发现，有些亚美尼亚人每天经膳食摄入的钼高达 10000 ～ 15000 微克，大约是推荐剂量的 300 倍，高钼摄入者易患痛风病。其后的研究也证实，钼会升高血尿酸水平，同时降低血铜水平。

目前，将钼单独作为保健品尚未见到，但将钼作为多种微量元素之一添加到保健食品中是商家惯用的伎俩，其目的无非是以"人体必需元素"的噱头吸引消费者。钼可增加农作物产量，近年来农业生产广泛施用含钼复合肥料，导致农产品钼含量大幅增加，日常饮食中钼含量已远超人体生理需求量，缺钼仅限于极少数偏食者和严重胃肠疾病患者。饮食正常者完全没有必要补充钼。

27. 碘

碘缺乏会引发甲状腺肿和呆小病，中国历史上多个地区曾流行地方性甲状腺肿。那么，这种危害严重的地方病是如何消除的？

碘（I）的原子序数为 53，原子量为 126.9。在元素周期表中，碘位于第五周期第七主族（ⅦA）。在地壳中，碘的丰度为 0.45 ppm。1811 年，法国硝石生产商库特瓦（Bernard Courtois）发现碘元素。

碘在人体中有哪些作用？

人体中碘的唯一生理作用就是参与甲状腺素合成。甲状腺素有两种：三碘甲状腺原氨酸（T3）和四碘甲状腺原氨酸（T4）。每个 T3 分子含有 3 个碘原子，每个 T4 分子含有 4 个碘原子。甲状腺素的合成受促甲状腺素（TSH）调控。

人体中甲状腺素的主要功能包括：调控有氧代谢和产热水平，调节人体基础体温；促进身体和脑发育，促使细胞数量增多，细胞体积增大；调控生殖功能；维持神经肌肉功能；促进皮肤和毛发生长；调控细胞代谢；促进骨骼钙化和牙齿釉化。

人脑在发育过程中需要经历两个快速生长期：第一个快速生长期在怀孕 3 ～ 4 个月间，这期间完成神经元发生、分化、迁移和相互联系。脑的第二个快速生长期从怀孕 7 个月一直持续到出生后 3 岁，这期间完成胶质细胞分化、迁移和髓鞘化。脑的两个快速生长期都需要甲状腺素刺激和诱导。

在脑的第一个快速生长期，胎儿自身甲状腺尚未完全发育，这时需要母体通过脐带输送甲状腺素。在脑的第二个快速生长期，胎儿甲状腺已大致发育完整，自身合成的甲状腺素基本能满足需求，这时需要母体通过脐带输送碘。由于脑的发育主要在胎儿和婴幼儿阶段完成，这期间缺碘对智力发育危害极大。严重缺碘可导致呆小病，即使轻度缺碘也会影响将来的智力和学习能力。

最近发现，碘在人体中可能还具有其他生理功能，碘在免疫反应中可能发挥作用，也可抑制乳腺不典型增生和乳腺纤维囊性病变。

含碘丰富的食物有哪些？

人体中的碘 95% 来自食物和饮水，还有 5% 来自空气，即经呼吸摄入。海水平均碘含量为 60 微克／升，海洋生物可富集海水中的碘。海洋食物碘含量明显高于陆地食物和淡水食物。紫菜、海带、海鱼、海虾、海参、海蜇等含有丰富的碘。温血动物需要碘合成甲状腺素，会在体内富集碘。陆地食物中动物性食物碘含量高于植物性食物。畜禽肉、禽蛋含有较高水平的碘。动物甲状腺含碘最高，肌肉和内脏次之，脂肪含碘最少。蔬菜、水果、粮食含有低水平的碘，其碘含量取决于离海边的距离、土壤碘含量、肥料种类、灌溉方式等因素。海水中的碘可挥发到空气中，被附近农作物吸收，因此，沿海地区出产的粮食、蔬菜、水果、肉蛋奶含碘一般较内陆出产者高。粗制海盐中含有微量碘，精制海盐中几乎不含碘。有些牛奶和乳制品含有较高水平的碘，原因包括奶牛食用含碘饲料、奶头消毒使用碘伏等。

卷心菜、甘蓝、西蓝花、萝卜等十字花科蔬菜中含有异硫氰酸酯，大豆、花生、木薯等食物中含有异黄酮。异硫氰酸酯和异黄酮都可抑制甲状腺过氧化物酶，阻碍碘离子氧化为碘原子，减少甲状腺素合成，进而加重碘缺乏引起的甲状腺肿，因此这些食物统称甲状腺致肿物（goitrogens）。需要强调的是，对于摄碘量正常的人，这些食物不会引起甲状腺肿；对于碘缺乏的人，长期食用这些食物才会加重甲状腺肿。经充分加热烹饪，异硫氰酸酯和异黄酮都能被灭活。因此，摄碘量正常的人完全没有必要限制这些食物。

碘盐也称加碘盐，是将碘酸钾或碘化钾按一定比例加入食盐配制而成。1924 年，美国率先在居民中推广碘盐，之后其他国家争相效仿。九十多年的实践证明，碘盐是安全有效的，并且具有其他补碘方法无法比拟的优势。1993 年，世界卫生组织、联合国儿童基金会和国际控制碘缺乏病理事会（ICCIDD）联合推荐，将全民食用碘盐作为消灭碘缺乏病的首选策略。到 2013 年，全球有 128 个国家推行了碘盐政策。其中，37 个国家碘盐覆盖率达到 90% 以上。

世界卫生组织推荐，食盐碘化可采用碘化钾或碘酸钾。依据成人每天需摄入 150 微克碘，世界卫生组织推荐每千克食盐加碘 14 ～ 33 毫克（以碘元素为准），具体添加量依当地居民平均吃盐量而定。世界各地居民吃盐量差异较大，加之饮水和食物中碘含量不同，各国推荐的食盐加碘强度差异较大。美国推荐每千克食盐加碘 46 ～ 77 毫克（仅限于餐桌盐），澳大利亚推荐每千克食盐加碘 20 毫克，德国推荐每千克食盐加碘 15 ～ 25 毫克，英国推荐每千克食盐加碘 25 毫克，瑞士推荐每千克食盐加碘 25 毫克。中国目前的国家标准推荐每千克食盐加碘 20 ～ 30 毫克。

作为食盐碘化剂，碘酸钾和碘化钾都有相当高的安全剂量；两者都不影响食物口味和口感，容易为消费者所接受。碘酸钾溶解度稍低，但比碘化钾更稳定，更适合在湿热环境中应用。碘酸钾经烹饪加热后的损失率（<10%）明显低于碘化钾（>20%）。碘化钾加入食盐后容易氧化为元素碘而挥发，因此使用碘化钾的食盐需同时加入碳酸钠以维持弱碱性，加入硫代硫酸钠或葡萄糖以维持碘化钾的稳定性。中国居民所吃盐以烹饪用盐为主（约占 75% 以上），从降低碘丢失率的角度考虑，加入碘酸钾是更为合理的选择。目前，除美国外的大多数国家采用碘酸钾进行食盐碘化，美国居民烹饪用盐很少，大约只占盐摄入总量的 5%，这是美国选用碘化钾的主要原因。

口服碘酸钾和碘化钾的生物利用度几乎相等。进入人体后，碘酸钾在胃肠道经非酶催反应迅速还原为碘化钾。也就是说，不论碘化钾还是碘酸钾，经口服补碘后均以离子碘（碘化物）形式被吸收。因此，若碘酸钾本身有毒的话，其对组织的损害也应局限于胃肠黏膜，因为吸收过程中碘酸钾会转化为碘化钾，这期间碘酸钾与其他组织接触的机会微乎其微。

由于碘酸钾和溴酸钾结构类似，而目前已知溴酸钾可导致肿瘤，因此，曾有学者担忧碘酸钾是否也会导致肿瘤。然而，碘酸钾的氧化性远低于溴酸钾，溴酸钾致癌的原因是在 DNA 上形成氧化碱基，而碘酸钾不会产生这种效应。最近开展的研究表明，在常规烹饪过程中，加入经碘酸钾碘化的食盐，在加热过程中，其中有 86.8% 的碘酸钾转化为碘化钾，有 9.6% 转为单质碘而挥发。也就是说，食盐中加入的碘酸钾在烹制食物中仅存 3.6%。

海藻中含有丰富的碘，其中约 80% 为无机碘，20% 为有机碘。古代中医常用海藻治疗甲状腺肿，说明海藻碘能够被甲状腺利用。近年来，有些碘盐采用海藻干燥颗粒或海藻提取物实施碘化，这种盐也称为海藻碘盐。

碘容易在湿热环境中挥发，因此，碘盐应存放在阴凉、干燥处，避免阳光照射和高温高湿。碘盐不宜长时间存放，一次购买一个包装为宜，不宜购买散装碘盐。碘盐有保质期，不宜食用过期碘盐。打开包装过久的碘盐也不宜食用。厨房存放碘盐的盒子或罐子应有盖子，使用后应及时盖上。一次加入盐罐的碘盐不宜太多。烹饪时，碘盐中的碘会因加热部分挥发。为了减少挥发，烹饪时应尽量晚加碘盐，比如在饭菜快熟时或上桌后再加碘盐。避免爆炒碘盐，避免加碘盐后再长时间炒、煎、炖、煮食物。

碘是如何进入和排出人体的？

食物中的碘包括无机碘和有机碘，无机碘又包括碘酸盐和碘化物。碘化物主要在胃和十二指肠吸收，其吸收率高达 96.4%。碘酸盐在胃肠道中还原为碘化物后被吸收。大部分有机碘经过消化后转变为碘化物被吸收，小部分与氨基酸结合的碘可被直接吸收。长期吸烟会降低碘的吸收率，长期营养不良也会影响碘的吸收，食物中的钙、镁、氟会阻碍碘的吸收。

　　碘在胃肠吸收后，随血液循环被运送到全身组织。甲状腺基底膜滤泡细胞上有一种钠—碘转运体，能将血液中的碘转运到甲状腺内；其他组织不具备这种转运体，因此体内碘主要富集于甲状腺。甲状腺碘浓度是血液的20 ~ 50 倍。进入甲状腺的碘离子在囊泡方形上皮细胞中被过氧化物酶催化为原子碘。成人体内碘总量为 15 ~ 30 毫克，其中约 80% 存在于甲状腺中。肌肉、骨骼、皮肤和脑组织也含少量碘。

　　进入人体的碘大约有三分之一被甲状腺利用，其余三分之二经肾脏滤过后由尿液排出。碘的排泄有 90% 以上经尿液；有 5% 随胆汁进入肠道，然后经粪便排出；还有少量碘经汗液和呼吸排出。乳汁中含有较高浓度的碘，这保证了吃母乳的宝宝能获得足够碘。

　　进入人体的碘有 90% 以上经由尿液排出，因此，24 小时尿碘量是衡量短期碘摄入量的最佳指标。但是，收集完整的 24 小时尿有一定难度，实践中常常测量点尿样的碘浓度，间接反映 24 小时尿碘量。不过，尿碘浓度容易受饮水量影响，一般只能反映人群碘营养状况，而不能回答个人是否缺碘这一问题。要评估个体的碘营养状况，必须完整收集 24 小时尿样进行检测。人群平均尿碘浓度小于 100 微克 / 升，提示存在碘缺乏。儿童尿量较少，其尿碘浓度稍高于成人。对于孕妇来说，尿碘浓度小于 150 微克 / 升，提示存在碘缺乏。普通成人尿碘浓度超过 300 微克 / 升，孕妇或哺乳妇女尿碘浓度超过 500 微克 / 升时，提示碘摄入超量。世界卫生组织、国际控制碘缺乏病理事会和联合国儿童基金会均推荐，学龄儿童尿碘浓度应在 100 ~ 200 微克 / 升之间。

人体每天需要多少碘？

　　美国医学研究所推荐，成人每日碘平均需要量为 95 微克。考虑到中国居民体重稍低于美国居民，中国营养学会制定的成人每日碘平均需要量为 85 微克，成人碘每日推荐摄入量为 120 微克。儿童平均碘需求量稍低，孕妇和乳母碘平均需要量稍高（表 4-11）。

表 4-11　碘摄入参考标准（微克／日）

中国营养学会				美国医学研究所			
年龄段	平均需要量	推荐摄入量	可耐受最高量	年龄段	平均需要量	推荐摄入量	可耐受最高量
0～6 月	—	85（AI）	—	0～6 月	—	110（AI）	—
7～12 月	—	115（AI）	—	7～12 月	—	130（AI）	—
1～3 岁	65	90	—	1～3 岁	65	90	200
4～6 岁	65	90	200	4～8 岁	65	90	300
7～10 岁	65	90	300	9～13 岁	73	120	600
11～13 岁	75	110	400	14～18 岁	95	150	900
14～17 岁	85	120	500	19～30 岁	95	150	1100
18～49 岁	85	120	600	31～50 岁	95	150	1100
≥50 岁	85	120	600	≥51 岁	95	150	1100
孕妇	+75*	+110*	600	孕妇	+65*	+70*	1100
乳母	+85*	+120*	600	乳母	+114*	+140*	1100

* 在同年龄段基础上的增加量；—表示该值尚未确立；AI 为适宜摄入量。

2009 年中国下调碘化标准为，每千克食盐加碘 20 到 30 毫克。2011 年开展的全国碘营养监测表明，儿童尿碘平均浓度为 239 微克／升。2008 年美国全民健康与营养调查提示，6 岁以上儿童尿碘平均水平为 164 微克／升。

碘缺乏有哪些危害？

碘缺乏会对生长发育产生多种不利影响。在全球范围内，碘缺乏是引起儿童智力低下最常见的原因，而这一状况完全可通过补碘预防。体内缺碘会影响甲状腺素的合成，在胎儿、婴儿和儿童中就会造成脑发育障碍。

在正常情况下，人体通过促甲状腺素（TSH）严格控制血甲状腺素的浓度。当碘摄入量降到每天 100 微克以下时，TSH 分泌会增加，增强甲状腺摄碘，增加甲状腺素的合成。但当碘摄入量降到每天 20 微克以下时，甲状腺素合成就会明显减少，这时会发生甲状腺肿。因此甲状腺肿往往是碘缺乏的早期表现。

孕妇摄入的碘不仅要满足自身需求，还要满足胎儿需求。孕妇和乳母对碘的需求量均增加。世界卫生组织建议，孕妇和乳母每天应摄入 250 微克碘。曾行甲状腺切除的孕妇，即使不缺碘，因母体甲状腺素合成能力下降，胎儿在发育早期无法获得足量甲状腺素，也会出现智力和发育异常。因此，甲状腺切除的孕妇需补充甲状腺素，而不是补碘。母体通过脐带向胎儿输送甲状腺素一直持续到怀孕末期，但输送量随孕龄增加而逐渐减少。在宝宝临出生前，脐带血中的甲状腺素仍有 30% 来自母体。另外，存在于胎盘和子宫内膜上的脱碘酶能灭活甲状腺素，避免过量甲状腺素对胎儿造成不利影响。

宝宝在出生时大脑发育约完成了三分之一；在出生后 3 年内，脑容量将持续增加。大脑在发育期间需要甲状腺素的刺激和调控，而足量甲状腺素有赖于适量碘摄入。孕妇缺碘会导致胎儿神经发育缺陷、流产或死产。胎儿和婴幼儿缺碘会导致克汀病（cretinism），其特点是智力低下、身材矮小、聋哑、运动障碍、性成熟延迟，该病也称呆小病。婴幼儿和儿童轻中度缺碘也会影响神经发育，导致智商降低、注意力缺陷、多动障碍等。成年人轻中度缺碘会导致甲状腺肿和甲状腺功能减退症。长期缺碘还会导致纤维囊性乳腺病，增加辐射诱发甲状腺癌的风险。

在意大利两个城镇间曾开展比较研究，生长在内陆城镇莫扎诺（Borgo a Mozzano）的学龄儿童（6～10 岁）每日碘摄入量约为 64 微克，属于轻度缺碘；而生长在沿海城镇马里纳迪比萨（Marina di Pisa）的儿童每日碘摄入量约为 142 微克，属于正常碘摄入。心理测验发现，内陆城镇儿童反应速度明显慢于沿海城镇儿童。早在 20 世纪初，英国学者就在印度北部观察到，缺碘地区存在大量智能低下的人，但其程度又达不到克汀病的标准，他们将这种情况称为类克汀病（cretinoid）。

在缺碘地区，给孕妇或新生儿补碘，能明显增加其日后的智商。欧洲国家阿尔巴尼亚属于中度缺碘，该国开展的研究发现，给儿童补碘，可提升大脑处理信息的速度，增强精细动作的技能，提高解决视觉问题的能力。布莱希罗德（Bleichrodt）和波恩（Born）两位学者总结了 19 项补碘研究后得出结论：全球居民平均智商因缺碘而降低了 13.5。天津医科大学陈祖培教授带领的团队曾长期研究碘营养对儿童智力的影响，在综合分析了 37 项研究后发现，缺碘地区儿童智商比富碘地区儿童低 12.5；给缺碘地区孕妇补碘可将这一差距大幅缩小到 4.8。

缺碘不仅影响儿童生长发育，还影响成人身心健康。研究发现，居住在严重碘缺乏地区的人，性格淡漠，缺乏同情心，丧失进取心，安于现状，工作能力低下。导致群体性格改变的原因，一方面是缺碘降低了人群智力水平；另一方面是缺碘引起甲状腺功能低下，可直接或间接影响情绪、情感和思维模式。

如果不补碘，全球会有 18.8 亿人受到碘缺乏病的威胁，大约有 2.41 亿学龄儿童碘摄入不足。据世界卫生组织统计，1990 年全球有 1120 万人患呆小病，另有 4300 万人因缺碘影响智力。庞大的碘缺乏病人群曾是阻碍部分国家和地区社会经济发展的重要原因。20 世纪 90 年代，世界卫生组织发起全球性补碘运动后，碘缺乏病的患病率已大幅降低。

随着社会经济的发展，中国居民食物来源趋于多元化和多源化，碘缺乏已不像自给自足的农业社会那么突出。但在局部地区和重点人群中，碘缺乏病的威胁依然存在，仍有必要开展群众性补碘活动。常用的补碘载体包括碘盐、碘油、碘化面包、碘化奶、碘化水等，其中应用最广泛的是碘盐补碘。

碘过量有哪些危害?

碘缺乏和碘过量都会损害甲状腺功能，碘缺乏和碘过多都会引发甲状腺肿。碘摄入过量可引发甲状腺功能亢进，通常发生在缺碘后补碘治疗的早期。有研究提示，碘摄入过量可能引起甲状腺炎，增加甲状腺乳头状癌的风险。

急性碘中毒相对少见，通常是由于误服、意外或自杀一次服用数克碘剂所致。急性碘中毒常表现为喉咙和胃部烧灼感、发热、腹痛、恶心、呕吐、腹泻，严重者可出现昏迷甚至死亡。

经常吃海产品或高碘地区居民，长期高碘摄入使甲状腺对碘已经不敏感，碘的最高耐受量较高；长期缺碘者甲状腺对碘非常敏感，碘的最高耐受量较低。因此，不同人能耐受碘的最高剂量差异非常大。长期缺碘的人开始补碘时很容易发生甲状腺功能亢进，因此初期补碘剂量不能太大。

可耐受最高摄入量是指每日营养素摄入的安全上限。不同国家设定的碘可耐受最高摄入量有所不同，主要是因为各国居民对碘的敏感性差异较大。碘摄入过多会引起血促甲状腺素水平升高，美国医学研究所根据这一指标，设定成人每日碘摄入高限为 1100 微克。欧盟食品科学委员会（SCF, 2002）根据碘暴露水平，设定成人每日碘摄入高限为 600 微克。英国微量元素与维生素专家组（EVM, 2003）根据膳食碘含量，设定成人每日碘摄入高限为 930 微克。中国营养学会设定成人每日碘摄入高限为 600 微克。

胺碘酮（乙胺碘呋酮）是治疗心律失常的药物。每个胺碘酮分子含有两个碘原子，服用后可游离出相当于其重量 10% 的碘。胺碘酮的常规用量是每天 200～400 毫克，这意味着每天经这种药物摄入的碘量高达 20～40 毫克，相当于世界卫生组织设定高限（每日 1100 微克）的 18～36 倍。20 世纪 60 年代，胺碘酮开始在临床应用，因为具有良好的抗心律失常效果，半个多世纪来一直是治疗心律失常的一线用药，全球有数百万患者使用了该药。长期应用胺碘酮的患者，除少数发生甲状腺功能亢进或低下外，并未观察到严重不良反应。胺碘酮的用药经验为长期大量补碘的安全性提供了依据。

流行病学研究发现，大规模补碘能改变甲状腺癌的流行模式，即增加乳头状癌的发病率，而降低滤泡状癌的发病率。由于乳头状癌预后好于滤泡状癌，这样看来，补碘可能会改善甲状腺癌的预后。

日本居民喜欢吃海藻和海鲜，这一饮食特征使日本成为全球摄碘量最高的国家之一。1996 年，在宫城县开展的调查发现，当地居民每天摄碘量平均高达 2550 微克，有的居民每天摄碘量甚至超过 120000 微克。宫城居民摄入碘的主要来源包括海带、鹿尾菜、海芥菜、紫菜等。日本膳食指南制定的成人碘最高可耐受量为每天 2200 微克，这一限值显著高于欧盟（每天 600 微克）和美国（每天 1100 微克）标准。即使这样，很多日本居民日常摄碘量仍远高于限值。对这些摄碘量超高的居民进行 10 年随访，并未发现甲状腺癌发病率增高的现象。

近年来，世界很多国家和地区甲状腺癌的发病率有增加的趋势，部分原因是诊断技术提高导致肿瘤检出率增加，另外，大气污染和肥胖也被认为是甲状腺癌发病率增高的原因。在实施补碘和未实施补碘的国家，甲状腺癌发病率在同步增高，因此没有证据说明补碘能增加甲状腺癌风险。另一方面，甲状腺癌死亡率在逐年下降，这也反映了医疗水平的提高。

国际学术界普遍认为，纠正碘缺乏的获益远高于风险。补碘诱导的甲状腺功能亢进和其他不良反应通过系统监测，制订合理的补碘计划，能在很大程度上减少甚至避免，而人群监测也是确保适量碘摄入的有效策略。

碘盐的历史

地球上的碘绝大多数以碘化物（碘离子）形式存在于海水中。海洋中之所以含有大量碘，是因为陆地上的碘经降水或冰川反复溶蚀和洗刷，最后都汇集到海洋中。因此，缺碘区大多位于内陆、山区和反复被洪水冲刷的地带；但一些沿海地区也可能缺碘。欧洲阿尔卑斯山区、南亚次大陆北部、南美安第斯山区、非洲内陆和中国中西部都是典型的碘缺乏地区。在缺碘地区种植的粮食含碘低，用缺碘区出产的草料饲养家畜家禽，其肉、蛋、奶含碘也低。因此，缺碘地区居民无法摄入足量碘，容易患碘缺乏病。

古希腊医学之父希波克拉底（Hippocrates of Kos，前 460—前 370）和解剖学奠基人盖伦（Galen of Pergamon, 129—216）都曾推荐用海藻治疗甲状腺肿，但并未解释这一疗法的渊源和机制。法国医生维拉·诺瓦（Villa Nova, 1235—1311）曾采用海绵灰提取物治疗甲状腺肿。海绵灰疗法于 18 世纪初传入英国，并被尊称为"考文垂疗法（Coventry Remedy）"。这是因为，考文垂镇上的贝特（Bate）家族在获得这一疗法后，将其作为独门绝技秘而不宣，这一秘方让贝特家族收获了广泛声誉和巨额财富。直到1779年，这种以海绵灰为主要成分的秘方才公之于世，成为甲状腺肿的主流疗法。

在碘发现之前，美洲早期的开拓者发现，粗制海盐可治疗甲状腺肿（粗制海盐中含有微量碘）。美国独立后不久，英国对美国实施食盐禁运，在美国东北部以捕猎为生的居民中间，因很少食用海产品，甲状腺肿盛行。美国掌握海盐提炼技术后，随着粗制海盐的推广，地方性甲状腺肿患病率开始下降。

正式提出碘能治疗甲状腺肿的是英国化学家兼医生普劳特（William Prout, 1785—1850）。当普劳特阅读到海洋生物分离出碘这一研究报告后，又联想到海绵灰能治疗甲状腺肿这一事实，他意识到海绵灰的治疗作用可能是因为其中含有碘。1816年，在自己服用小剂量碘酸钾，并未发现任何副作用后，普劳特建议用碘剂治疗甲状腺肿。遗憾的是，尽管普劳特早在1816年就提出这一理论，但直到1834年才发表研究论文。在这期间，医学界的注意力早被瑞士医生考因德（Jean-Francois Coindet, 1774—1834）的发现所吸引。1820年，考因德通过研究证明，海绵灰治疗甲状腺肿的有效成分就是碘。如果采用化学法去除海绵灰中的碘，其疗效完全丧失。考因德进一步将碘溶解到酒精中，制成酊剂，给患者每天服用三次，每次10滴，服药8天后就见到甲状腺肿变软缩小，大部分患者在服用碘剂6～10周后甲状腺肿完全消失。

随着媒体报道，欧洲对碘治疗的热情迅速升温，甚至达到疯狂的程度。碘剂不仅被当作甲状腺肿的灵丹妙药，而且当作医治百病的万应丹。游医和小贩到处兜售碘剂，市场上的碘被炒到天价。但是，疯狂过后的现实是残酷的，随着时间推移，很多患者服用碘剂后出现了震颤、心悸、失眠、消瘦、消化不良等症状。考因德也开始认识到大剂量碘剂可能会引发中毒，并建议限制用量。1821年日内瓦地方当局禁止销售碘剂，除非有医生处方。现在分析，当时使用的碘剂是目前常规用量的2500到5000倍。超大剂量碘剂导致毒副作用在大批患者中暴发，彻底打消了民众对这一神奇疗法的信任。此后，碘治疗在很长时间里声名狼藉，没人愿意再提起。

在考因德用碘剂治疗甲状腺肿获得成功之初，就有学者指出，甲状腺肿和克汀病都源于碘缺乏。为了证明这一理论，1850 年到 1876 年间，法国化学家查汀（Gaspard Chatin, 1813—1901）对欧洲各地的空气、土壤、水、蔬菜和奶产品的碘含量进行了全面检测。查汀发现，地方性甲状腺肿流行区的水和食物碘含量明显低于非流行区。查汀据此推测，缺碘是引发甲状腺肿的主要原因，并建议在流行区给水中加碘以预防甲状腺肿。尽管法国科学院认可他的测量结果，但不承认缺碘是导致甲状腺肿的根本原因。因为，根据查汀的测量，食物中碘的含量非常低（微克级），法国科学院认为，这样微小的含量不足以对人体健康造成如此巨大的影响。所以，查汀的补碘提议被束之高阁。

世纪之交的两项重大发现彻底改变了人们对碘的认识：其一是 1896 年发现甲状腺中含有丰富的碘；其二是 1912 年证明微量元素缺乏可导致严重疾病。这两项发现使缺碘导致甲状腺肿的理论变得无懈可击。

直到 19 世纪末，学术界对甲状腺的功能尚知之甚少。1895 年，德国医生列维（Adolf Magnus-Levy, 1865—1955）发现，正常人食用晒干的动物甲状腺后代谢率明显升高。列维同时对不同年龄段人的代谢率进行了分析，发现正是甲状腺在调节人体的代谢率。1896 年，德国化学家鲍曼（Eugen Baumann, 1846—1896）发现，正常甲状腺中含有丰富的碘，并以有机化合物的形式存在，后来这种含碘有机物被命名为甲状腺素。这种物质能治疗黏液性水肿，还能缓解甲状腺切除动物出现的各种症状。这些研究无可辩驳地证明，缺碘是导致甲状腺肿的根源，补碘可防治地方性甲状腺肿。

尽管碘盐在 20 世纪初才正式用于甲状腺肿的预防，但早在 1833 年，法国工程师布森格（Jean-Baptiste Boussingault, 1801—1887）就提出了这一方案。布森格在南美采矿期间观察到，生活在安第斯山区的居民易患甲状腺肿，而生长在哥伦比亚低地的居民很少患病。两地居民的一个显著差别就是，哥伦比亚低地的居民经常从废弃矿井里采集卤水煮盐，而这种卤水里含有丰富的碘。据此，布森格建议通过食盐加碘来预防甲状腺肿，可惜他的建议不被认可。真正实现食盐加碘是在布森格提出该建议近百年之后。

20 世纪之初，美国的马尔尼（David Marine）开展的研究使学术界和民众对补碘的认识逐渐回归了理性。马尔尼认为，历史上补碘失败的主要原因是用量过大，如果给患者补充生理需求量的碘，将会避免补碘导致的毒副作用。1917 年，马尔尼在儿童中开展了使用碘盐预防甲状腺肿的研究。在美国俄亥俄州阿克伦（Akron）城，给缺碘女童定期服用碘剂。结果表明，服用碘化钠后女童甲状腺肿大率由 27.6% 大幅下降到 0.2%，而且接受补碘的女童没有出现明显的毒副作用。该研究首次以临床试验的方法证实，小剂量补碘对甲状腺肿具有防治效果。讽刺的是，反对者以侵犯人权为由强行终止了这一研究。随后，瑞士学者开展的研究也证实，缺碘地区儿童补碘后甲状腺肿大率明显降低，这些研究结果再次点燃了碘盐预防甲状腺肿的热情。

20 世纪之前，美国大湖区和西北太平洋沿岸甲状腺肿盛行，横贯美国北部的广大地区被称为甲状腺肿带（goiter belt）。这一地方病在第一次世界大战后受到美国朝野高度关注。主要原因是，在总结"一战"的经验教训时，美国政府发现，密歇根州和威斯康星州的征兵淘汰率异常高，很多青年男子在体检时因明显甲状腺肿而被淘汰，其原因是当地土壤和饮水中缺乏碘。美国学术界和民间随即展开了大讨论。很多人质疑，战时连基本募兵条件都达不到的这些人，平时能有多大用处？

密歇根大学儿科学教授康威（David Cowie）是美国普及碘盐的先驱，他让碘盐再次回到美国。在获知瑞士使用碘盐预防甲状腺肿的成功经验后，康威认为，在美国预防碘缺乏病的最佳策略是大规模引入碘盐。在分析了碘盐应用的相关研究结果后，1922 年康威向密歇根州医学会提出了在该州全面推行碘盐的建议。

然而，在全球率先给大批民众投放碘盐谈何容易。尽管此前研究已证实了适量补碘的安全性和有效性，但来自民间、学术界、工商界和政府的强大压力，使这一活动举步维艰。有了考因德和布森格等人的前车之鉴，民众对补碘的安全性心存疑虑；学术界担心大范围暴发的毒副作用将危及公共安全；工商界不愿涉足这一无利可图的冒险投资；政府也不愿推进这一无法看到眼前效益的举措。但是，令康威忧虑的是，横跨美国北部的甲状腺肿带内居住着大量碘缺乏病患者，由于缺碘影响身体健康和智力发育，这些人在教育、就业、择偶、社会竞争中都处于明显劣势，普遍存在的碘缺乏病成为地区乃至国家发展的潜在威胁。在反复向生产商阐述碘缺乏病的巨大危害后，1923 年，康威和密歇根医学会终于获得了盐商协会的支持，成立了碘盐委员会。同年，密歇根州盐商协会开始生产碘盐，其碘含量为 0.01%（即每千克食盐加碘 100 毫克，或 100 ppm）。

1924 年，多种碘盐开始在密歇根州上架销售。同年秋天，美国政府也转变了对碘盐的观望态度，要求莫顿盐业公司在美国全境推出碘盐。当时，美国食品药品管理局要求所有碘盐必须标注"本食盐添加了碘，碘是人体必需的一种营养素"。与此同步，学术界发起了预防碘缺乏病的宣传活动。

美国推出碘盐政策 5 年后（1929 年），缺碘区学龄儿童甲状腺肿大率由 38.6% 大幅下降到 9.0%。1951 年再次调查时发现，学龄儿童甲状腺肿大率进一步降低到 1.4%。2013 年，费雷尔（Feyrer）等学者分析了第一次世界大战以来美国陆海空三军征兵档案后发现，自 1924 年实施碘盐政策后，美国缺碘地区居民平均智商增加了 15 点。将国民智商水平提高 15 点，这是一个多么了不起的成就！毫无疑问，这项措施为今日美国强大的创新能力做出了贡献。

在美国成功实施碘盐政策后，瑞士、奥地利、意大利、澳大利亚等国也先后效仿，使当地甲状腺肿和克汀病得到了有效控制，同时聋哑症和新生儿死亡率也明显下降。从此，碘盐政策渐渐深入人心，并开始走向全球（表 4-12）。

表 4-12　亚太主要国家食盐碘化政策

国家或组织	推行碘盐的年代	政策类型	碘盐覆盖率（调查年代）	加碘量（mg/kg）
泰国	1979	强制性	47%（2006）	30～50
新加坡	1989	自愿性	缺资料	25～40
孟加拉国	1989	强制性	84%（2010）	40～50
老挝	1991	强制性	84%（2006）	30～50
中国	1994	强制性	97%（2011）	20～30
印度尼西亚	1994	强制性	62%（2007）	18～38
菲律宾	1995	强制性	80%（2011）	30～70
印度	1998	强制性	71%（2009）	30～50
缅甸	1998	强制性	93%（2008）	40～60
马来西亚	1999	自愿性	18%（2008）	20～30
越南	1999	强制性*	45%（2011）	20～40
蒙古国	2003	强制性	83%（2010）	15～45
阿富汗	2007	强制性	55%（2011）	30～50
朝鲜	1994	强制性	25%（2010）	50～70
巴基斯坦	2008	强制性	69%（2011）	30～50
澳大利亚	2008	自愿性		25～65
新西兰	2008	自愿性		25～65
日本	未实施	自愿性*		
韩国	未实施	自愿性*		
WHO	1990	推荐强制性	55%（2011）	20～40

* 越南于 1991 年号召居民食用碘盐；1993 年在重度碘缺乏地区推进强制碘盐政策；
　1999 年开始在全国推进强制碘盐政策；2005 年，在碘缺乏病基本控制后，越南废止
　了强制碘盐政策，改为自愿补碘。2016 年，因碘缺乏病流行再次抬头，越南政府恢
　复了全民食用碘盐政策。日本和韩国属于海洋国家，居民海产品消费量大，从食物
　中摄入的碘较高，因此未实行全民碘盐政策。

　　1960 年，世界卫生组织发布报告，总结全球甲状腺肿发病状况，首次向
世人揭示了这类疾病的巨大危害。1974 年，世界粮食理事会（WFC）号召
在全球消灭地方性甲状腺肿。1983 年，国际学术界正式提出碘缺乏病这一概
念，并强调缺碘会对脑产生永久损害。1985 年，联合国儿童基金会、世界卫
生组织和澳大利亚政府共同发起成立了国际控制碘缺乏病理事会，其宗旨是
向全球居民宣传碘缺乏病的危害，推动碘缺乏病的防治工作。1987 年，世
界卫生组织成立了碘缺乏病工作组，每年发布碘缺乏病防治工作报告。1990

年，第43届世界卫生大会（WHA）宣布，将全球彻底消除碘缺乏病作为一项优先任务。同年，联合国（UN）儿童峰会发布在全球消除碘缺乏病的宣言，会后71国领导人签署了联合声明，中国政府也在该声明上签字。2005年，世界卫生大会再次将消灭碘缺乏病列为全球重大公共卫生问题，根据大会决议成立了专业委员会，每3年总结一次各成员国消除碘缺乏病的进展情况。2013年，世界卫生大会提出，将全面消除碘缺乏病作为联合国新千年发展目标（MDGs）之一。

2013年，全球有128个国家实施了碘盐政策。其中，37个国家碘盐覆盖率达到90%以上；52个国家碘盐覆盖率在50%～89%之间；39个国家碘盐覆盖率低于50%。整体来看，全球有70%的家庭能获得碘盐，这与1990年的10%相比，有了大幅度提升。

1993—2013年的20年间，有119个国家开展了全国碘营养状况调查，有33个国家开展了地区性调查。在151个开展碘营养状况调查的国家中，111个国家居民碘摄入基本正常，30个国家居民碘摄入不足，10个国家居民碘摄入超标。在30个缺碘国家中，9个为中度缺碘，21个为轻度缺碘。

长久以来，碘缺乏是人类智力低下的首要原因。现在，这种损害完全可以通过人群补碘得以预防。1990年之后，随着大规模补碘计划在世界各国渐次展开，如今碘缺乏病流行区已大幅缩小，人类距离全面消除碘缺乏病这一宏大目标已非常接近。如果这一目标得以实现，将是继在全球消灭天花、脊髓灰质炎（小儿麻痹）之后的第三项重大卫生成就。

印度和越南的补碘计划

印度地处喜马拉雅山南麓，北部是碘缺乏病重度流行区。1905年，英国学者麦克加里森（McCarrison）在克什米尔地区发现了大量地方性甲状腺肿和克汀病患者，当时估计印度北部有500万地方性甲状腺肿患者，后来普查的患病人数远超这一估计。麦克加里森在他的研究报告里描述，在一些村庄很难找到没有甲状腺肿的人，尚在襁褓中的婴儿已有 60% 患甲状腺肿。1911年开展的调查表明，仅联合省（现称北方邦）就有 25000 人因缺碘而患聋哑症。碘缺乏病盛行曾是印度北部社会经济发展严重滞后的主要原因。

20 世纪 50 年代，印度北部居民甲状腺肿大率仍高达 55%。1956 年，瑞马（Ramalingaswamy）教授在坎格拉山谷（Kangra Valley）开始探索用碘盐防治地方性甲状腺肿。瑞马教授选择了 A、B、C 三个居民区：A 区居民食盐中加入碘酸钾（相当于每日补充 200 微克碘），C 区居民食盐中加入碘化钾（相当于每日补充 200 微克碘），B 区居民食用普通盐。1962 年的随访发现，A区和 C 区居民甲状腺肿大率由干预之前的 40% 降低到 10% 以下，甲状腺吸碘率也恢复到正常水平；而 B 区居民甲状腺肿大率仍维持在 40% 以上。自1962 年开始，B 区居民也开始食用碘盐。1972 年之后，三区居民甲状腺肿大率均降到 5%。这一研究让印度民众认识到，碘盐能有效防治地方性甲状腺肿。

在瑞马研究鼓励下，1962 年，印度政府启动了全国甲状腺肿控制计划（National Goiter Control Program, NGCP）。在世界卫生组织和联合国儿童基金会的帮助下，印度政府在拉贾斯坦邦、古吉拉特邦、孟加拉邦等地建立了大型碘盐生产厂，使碘盐年产量达到 38.5 万吨，其中 10 万吨供应尼泊尔。政府在缺碘地区组织碘盐销售，禁止非碘盐销售。1973 年的调查表明，北方地区甲状腺肿大率已大幅降低到 9.1%。1984 年，由于政府生产的碘盐已难满足市场需求，加之缩减开支，印度政府将碘盐生产和销售资格移交给私营企业。盐商为了获取利润，大幅抬升碘盐价格，导致居民食用碘盐的比例迅速下降。

1997 年，在世界卫生组织和联合国儿童基金会的建议下，印度政府颁布法令，在全国推行强制碘盐政策，全面禁止销售非碘盐。法令颁布不久，一些非政府组织、小型食盐生产企业、零售商提出强烈抗议，很多学者也对该法令的合理性提出质疑，喀拉拉邦和古吉拉特邦拒绝执行该法令。1998 年，当印度政府三度强令禁止非碘盐后，在各界引发了更强烈的反弹，私盐生产者游行抗议该政策增加了生产成本。印度民族主义者和甘地主义者乘机煽动民众，鼓吹碘盐政策是西方文化对印度文化的渗透，是现代科学对印度传统社会的入侵。在没有任何证据的情况下，反对者提出碘盐能导致癌症、糖尿病、结核病等。更让人哭笑不得的是，有人鼓吹食用碘盐导致印度人不讲卫生、粗鲁无礼、脾气暴躁、强奸案盛行。反对者在全国发起了声势浩大的反碘盐运动，围攻世界卫生组织和联合国儿童基金会派驻印度的官员和医生。

自从圣雄甘地为盐远走海边，凡是盐的问题往往会牵动印度人敏感的神经。2000 年，联邦政府最终屈服于民间压力，废止了强制碘盐政策。2005 年，印度碘盐覆盖率已降低到 50% 以下，印度新生儿死亡率和畸形率持续攀升。新上任的辛格总理重启了强制碘盐政策，将生产碘酸钾的企业扩大到 18 家，使印度碘盐年产能力达到 646 万吨。但民间反对碘盐的声音一直不绝于耳。

印度大约有 3.5 亿人受到碘缺乏病威胁。2006 年，由联合国儿童基金会、世界卫生组织和国际控制碘缺乏病理事会联合完成的地区调查表明，在印度果阿邦，地方性甲状腺肿发病率仍高达 17.5%，居民尿碘平均浓度只有 76 微克 / 升。可见，印度消除碘缺乏病依然任重道远。

越南地形狭长，向东面向中国南海。由于境内多山，大部分国土属于缺碘地区。在实施强制性碘盐政策多年后，越南基本消除了地方性甲状腺肿，学龄儿童（8 ～ 10 岁）甲状腺肿大率由 1993 年的 22.4% 降低到 2005 年的 3.6%。越南学界错误地认为，可以放松碘盐政策。越南政府曾长期为食盐生产企业免费提供碘酸钾（KIO_3），而食品级碘酸钾主要从国外进口（主要购自瑞士罗氏公司）。随着越南政府削减开支，加之国际市场碘酸钾价格上涨，食盐碘化成为一项经济负担。随着显性甲状腺肿全面消失，民众对预防碘缺乏病重要性的认识也趋于淡漠，认为碘盐味道不好，应该换非碘盐。在诸多因素驱使下，越南政府于 2005 年废止了强制碘盐政策，改为自愿补碘。

废除强制碘盐政策后，越南碘盐覆盖率由 2005 年的 93% 大幅降低到 2013 年的 45%，居民尿碘水平显著降低。在南部同塔省，孕妇尿碘水平达标率（150 毫克 / 升）只有 18%。联合国儿童基金会和世界卫生组织对越南提出了批评。2016 年 3 月 15 日，越南总理阮晋勇签署法令，再次启动了全民强制食用碘盐政策。

中国碘缺乏病流行史

中国境内多高山峡谷，山区占国土总面积三分之二以上。第四纪大冰川覆盖了除东南沿海以外的大部分，冰川溶蚀和降水冲刷使土壤中的碘流失殆尽。这些地理特征决定了中国是严重的碘缺乏地区，尤其是广大中西部和东北部地区。

甲状腺肿是最常见的碘缺乏病，这类病在中医称为瘿病。殷墟甲骨文中就有"瘿"字的原形。这说明，早在 3700 多年前的殷商时期（公元前 17 到前 11 世纪），中原地区就流行瘿病，而当时人对瘿病就有认识。西汉《脉书》中记载："（病）在颐下，为瘿。"（该书重现于江陵张家山汉墓出土的汉简，该墓封葬于公元前 186 年，1983 年出土。）东汉许慎著《说文解字》解释道："瘿，颈瘤也。"成书于东汉的《释名》也记载："瘿，婴也，在颈婴喉也。"另外，在古代医书中，甲状腺肿还被称为瘿瘤、瘿气、瘿囊、影袋等。

中国古代医学典籍、史书、地方志、诗歌、戏曲等记载了各地漫长的瘿病流行史。2500 年前，中国先民就发现山区是瘿病的主要流行区。先秦古籍《山海经》是中国最早记述区域地理的专著，书中记载："皋涂之山，有鸟焉，其状如鸱而人足，名曰数斯，食之已瘿；苦山，有草焉，员叶而无茎，赤华而不实，名曰无条，服之不瘿。"这里不仅记录了能治疗瘿病的药物（数斯鸟），而且记录了能预防瘿病的药物无条草。另外，《山海经》还记载了一个瘿病重度流行区："拘缨之国在其东，一手把缨"。据余云岫先生考证，"拘缨之国"实为"拘瘿之国"，其人瘿瘤巨大，需用手托扶。《山海经》所载"拘缨之国"在"积石山东"，位于今天甘肃省临夏回族自治州境内。该地自古就是重度缺碘地区，甚至到了改革开放，临夏地区依然有大量碘缺乏病患者。

战国时期，庄子及门人所著的《南华经》中描述了这样一个情景："瓮盎大瘿说齐桓公，桓公说之；而视全人，其脰肩肩。"齐桓公和一个脖子下长着巨大瘿瘤的人论道，非常赏识他的学问，竟然觉得常人的脖子都太细了。《吕氏春秋》中记载："轻水所，多秃与瘿人。"居住地周围水源清澈（可能是含矿物质少），人容易患秃顶和瘿瘤。

古代中医界曾对瘿病的发病机制进行探讨，留下了大量文献。这些记载多将瘿病流行归因为地方水土问题。西汉刘安《淮南子》有载："险阻之气多瘿。"西晋张华的《博物志》中有云："山居之民多瘿疾，饮泉水之不流者也。"北魏郦道元所著的《水经注》记载"谷道南出巴獠，有盐井，食之令人瘿疾"，认为瘿病与长期食用井盐有关。隋代巢元方在所著《诸病源候论》中写道："诸山水黑土中出泉流者，不可久居，常食令人作瘿病，动气增患。"指出瘿病的根本原因是水土因素，经常生气可加重病患。

中国历史上曾有很多名人罹患瘿病，其中最著名的是西晋征南大将军杜预。司马炎建立晋朝时，尚未统一南方的吴国。咸宁五年（公元 279 年），晋武帝调集二十万大军发起灭吴战争。杜预作为西线总指挥，负责攻取战略要地江陵。东吴人知道杜预有瘿病（大脖子病），在晋军经过的地方，将所有长瘿瘤的树木刨白，写上"杜预颈"后斩断。当杜预率部攻到江陵城下，东吴人将瓠壶系在狗脖子下在城头展示给晋军看。这种羞辱彻底激怒了杜预。江陵城破后，杜预实施了残酷报复，屠杀了江陵城的男女老幼。

杜预出身名门望族，其祖杜畿、其父杜恕都是曹魏时期的权臣；妻子高陆公主是司马懿的女儿、晋武帝司马炎的姑姑。杜预身后更是名人辈出，唐朝诗人杜审言、杜甫和杜牧均为杜预后人。按说如此好的家境，杜预似乎不应患瘿病。据《三国志》和《晋书》记载，杜预父亲杜恕在曹丕统治时期并未任官，而是长期蛰居在家乡长安杜陵，其间黄初三年（公元 222 年）杜预出生。杜预四五岁时（魏明帝时期），杜恕出任散骑常侍，但不久因弹劾大将军曹真的弟弟曹璠被免职，其后隐居于宜阳一泉坞。这样看来，杜预生长在杜陵和宜阳两地，而这两地自古都是瘿病流行区。长安杜陵地处秦岭北坡冲积平原，比杜预稍晚的陈延之在《小品方》（约成书于公元454—473年）中记载："长安及襄阳蛮人，其饮沙水喜瘿，有核瘰瘰耳。"陈延之所讲的长安蛮人，就是指长安南部靠近秦岭地区的居民。直到新中国成立后，长安县南部依然是碘缺乏病重度流行区，并因此于1975年被卫生部确定为首批碘盐推行区。到1982年，该地仍可普遍见到甲状腺肿患者和克汀病患者。杜预父亲隐居的宜阳属于尹洛地区，是历史记载的另一瘿病高发区。元代诗人王沂曾在《伊滨集》中描述道："一百五日春昼迟，伊滨人家烟火微。相逢十九瘿累累，见惯何曾羞掩衣。"可见，杜预生长的两地均为瘿病重度流行区，尽管出身于北方望族，也摆脱不了碘缺乏环境对他的影响。

中医典籍中记载了大量治疗瘿病的方剂。其中，常用的治瘿药物可分两类：其一是各种海洋生物（昆布、海带、海藻、海螵蛸、海蛤壳等）；其二是动物甲状腺（羊靥、猪靥、鹿靥等）。这两类药物的作用机制完全能用现代药理学解释（请参考"碘盐的历史"一节）。《神农本草经》提出："（海藻）主瘿瘤、颈下核。"这是目前所知世界上最早关于使用海藻治疗瘿瘤的文字记载。东晋葛洪在所著《肘后方》中曾开列过一个治疗瘿瘤的经典处方："海藻一斤（去咸），清酒二升。上二味，以绢袋盛海藻酒渍，春夏二日。一服二合，稍稍含咽之，日三。"葛洪的药方首次记录了用酒精萃取海藻有效成分（碘）以治疗瘿病的方法，这一记录比法国医生维拉·诺瓦的海绵灰疗法早了一千年。明代李时珍所著的《本草纲目》记载道"海藻，咸能润下，寒能泄热引水，故能消瘿瘤"，同时还提出"常把镜自照，觉消即停饮……以线逐日度之，乃知其效也"。这里提出了甲状腺肿大的测量方法，提出根据疗效决定用药时间和剂量，以防止用药过量。

唐代甄权编撰的《古今录验方》中有用羊靥治疗瘿瘤的记载。《说文解字》曰："靥，姿也。"靥一般指嘴角旁的小圆窝（酒窝），中医常用以指动物甲状腺，如羊靥、猪靥、鹿靥、牛靥。有些中医典籍也将甲状腺称为"食系"，如牛食系（《本草纲目》《圣惠方》）。古代中医一般将动物甲状腺与枣泥混合，制成丸剂服用；或将甲状腺晒干，研磨成粉，用酒服下。

地处嵩山和伏牛山之间的汝州历来是瘿病高发区。北宋两大文豪王安石和欧阳修都曾专门著文描写当时汝州瘿病流行的状况。王安石在《汝瘿和王仲仪》中写道："汝水出山险，汝民多疾瘿，女惭高掩襟，男大阔裁领。"（注：也有研究者认为该诗系梅尧臣所作，收录于《宛陵集》中。）从诗的题目判断，汝州知州王仲仪（王素）首先写下有关汝瘿的诗，王安石和欧阳修都进行了和答。王诗未检索到，欧阳修（1007—1072，吉州永丰人）的《汝瘿答仲仪》一诗全文如下：

君嗟汝瘿多，谁谓汝士恶。汝瘿虽云苦，汝民居自乐。

乡间同饮食，男女相媒妁。习俗不为嫌，讥嘲岂知怍。

汝山西南险，平地犹硗确。汝树生拥肿，根株浸溪壑。

山川固已然，风气宜其浊。接境化襄邓，余风被伊雒。

思予昔曾游，所见可惊愕。喔喔闻语笑，累累满城郭。

伛妇悬瓮盎，娇婴包卵彀。无由辨肩颈，有类龟缩壳。

噫人禀最灵，反不如兔鹤。骈枝虽形累，小小固可略。

痛疡暂畜聚，决溃终当涸。赘疣附支体，幸或不为虐。

未若此巍然，所生非所托。咽喉系性命，针石难砭削。

农皇古神圣，为世名百药。岂不有方书，顽然莫销铄。

温汤汝灵泉，亦不能湔瀹。君官虽谪居，政可瘳民瘼。

奈何不哀怜，而反恣诃谑。文辞骋新工，丑怪极名貌。

汝士虽多奇，汝女少纤弱。翻愁太守宴，谁与唱清角。

乖离南北殊，魂梦山陂邈。握手未知期，寄诗聊一噱。

欧阳修初入仕途时，曾充任西京（今河南洛阳）留守推官 4 年（天圣八年至景祐元年，即公元 1030—1034 年）。其间曾多次游历汝州和嵩岳地区。13 年后（庆历七年，即公元 1047 年），当他在滁州知府任上时，汝州士民普遍罹患瘿瘤的情景依然历历在目，促使他提笔写下《汝瘿答仲仪》。在欧阳修笔下，汝州到处都是颈下带瘿之人，妇人形如头顶大缸（因瘿瘤太大，包住了头部），小儿如同缩头乌龟。由于患瘿者众多，当地人不以瘿瘤为丑为病，赴宴和婚配也毫不避讳。在这样一个恶病盛行的地区，竟然遍布欢声笑语。可见，瘿病的流行已导致当地民风退化，民俗畸变，民智低下，民众完全陶醉于愚不自知的病态中。

中国古代瘿瘤流行区遍及中西部广大山区，又以秦巴山区和三峡地区疫情最为严重。元代王沂《沔阳驿》有诗云："居人十九瘿累累，见客何曾羞掩领。乡音巴蜀杂咸秦，而我闻之不能省。"沔阳驿在阆中到南郑的官道上，说明当时秦蜀交界的山区瘿病流行相当严重。明代刘元卿有感于秦巴山区高发的瘿病，曾写下《南岐人之瘿》一文。

南岐在秦蜀山谷中，其水甘而不良，凡饮之者辄病瘿，故其地之民无一人无瘿者。及见外方人至，则群小妇人聚观而笑之曰："异哉，人之颈也！焦而不吾类！"外方人曰："尔垒然凸出于颈者，瘿病之也，不求善药去尔病，反以吾颈为焦耶？"笑者曰："吾乡之人皆然，焉用去乎哉！"终莫知其为丑。

南岐地处秦蜀之间的大山深处，这里水味甘甜但水质不佳，只要经常饮用就会患瘿病，所以南岐居民没有不得瘿病的。有一天，山外来了一个人，妇女小孩马上将他围起来，笑话他说："这个人的脖子好怪呀，怎么一点也不像我们的脖子！"外地人回答说："你们的脖子肿大隆起，那是瘿病，你们不寻求良药治病，怎么反倒担心起我的脖子？"那些笑话他的人说："我们这里的人都是这样，为什么要医治呢？"可见，南岐人始终都不认为脖子肿大是件丑事。

刘元卿是明代著名理学家、教育家和文学家，曾在江西萍乡创立著名的复礼书院，并广招弟子。他善于依循日常所见探究事物背后的规律。《南岐人之瘿》显然并非记述地方病的医学专文，而是借南岐人对自身瘿瘤的认识，告诉人们一个道理：众口未必正确，异端未必错误。

刘元卿笔下的南岐，位于今天陕西省岐山县和眉县南部，地处秦岭主峰太白山北麓，地理上属于第四纪冰川严重侵蚀地带，因此，当地水土中严重缺碘，这一地区自古就是瘿病重度流行区。1957 年，陕西省卫生机构曾对南岐所在的宝鸡市开展地方病普查：在 142 万居民中，重度甲状腺肿患者高达 9.17 万人，患病率高达 6.5%。直到 20 世纪 70 年代末，岐山县和眉县仍有大量重度甲状腺肿患者。因瘿瘤大如甜瓜，当地百姓称之为瘿瓜瓜。患痴、呆、傻者（克汀病）的居民随处可见。1982 年开展的调查表明：岐山县南部的安乐地区，甲状腺肿患病率为 12.6%，克汀病患病率仍高达 1.3%。之后，该地启动了碘盐计划，2008 年甲状腺肿患病率已降低到 4.3%，克汀病新发病例彻底消除了。

新中国成立前，碘缺乏病流行严重。由于战乱频仍，国势颓危，政府根本没有能力组织开展地方病的调查，更不可能实施大规模补碘计划。日本在发动全面侵华战争前夕，曾对中国大陆进行系统调查，范围涉及社会、经济、文化、历史、风俗习惯、自然资源、地形地貌、人口健康等诸多方面。负责调查的主要机构是南满洲铁路株式会社（满铁），其开展的系列调查称满铁调查。这些秘密的或半公开的调查为日后的侵华战争提供了指导，曾使中国人民遭受巨大的牺牲。即使今天重读这些资料，也不禁为调查的系统性和专业性感到震惊。其中，1934 年满铁曾对中国河北省承德市、青龙县、平泉县开展地方性甲状腺肿发病状况调查。结果表明，三县市地方性甲状腺肿患病率在 55% ～ 67% 之间，地方性克汀病（呆小病）患病率高达 36.4%。对这些数据稍加分析就不难发现：满铁报道的华北地区克汀病患病率高得离谱，超过三分之一的人都是呆小病患者，这在世界范围内绝无仅有，而所调查地区还不是缺碘最严重的地区。所报告的超高发病率不得不让人怀疑调查者的动机。当时日本军国主义者正在国内大肆宣扬大和民族的优越性，为下一步对外扩张战争造势。这项研究报告在全面侵华战争前发布，是否为了刻意贬低中国人身体素质和智力水平，为军国主义者发动侵华战争张目，值得高度怀疑。

20 世纪 70 年代，全国缺碘地区甲状腺肿整体患病率约为 11.0%，克汀病患病率约为 0.66%。全国有 3.2 亿人居住在碘缺乏地区，有地方性甲状腺肿患者 3520 万例，有地方性克汀病患者 211 万例。1976 年在贵州省都匀县开展的调查表明：凯酉公社（现属凯口镇）地方性甲状腺肿患病率为 53.2%，克汀病（呆小病）患病率为 7.2%。其中，凯酉村克汀病患病率高达 24.5%。1979 年在东北地区开展的调查表明：黑龙江省桦川县集贤村地方性甲状腺肿患病率高达 35.1%，克汀病的患病率也高达 11.0%。很多克汀病患者因呆、傻、痴、聋、哑和身材矮小丧失了生活自理能力，尚有大量居民因缺碘导致智力受损。碘缺乏病给家庭带来了沉重负担，阻碍了社会经济的发展，成为地区性贫穷落后的重要原因。

根据现存文献，中国人最早发现了瘿病与地理环境（水土）之间的关联；中医最早发现海藻可防治瘿病；中医最早发现动物甲状腺可防治瘿病；中医最早采用酒精萃取海藻中的有效成分（碘）治疗瘿病；中医最早采用甲状腺测量指导瘿病治疗：这些发现动辄比西方医学早几百甚至上千年。然而到了晚清和民国，国势不振导致国医衰微。在西方医学大发展时期，错过了引入外部理论和技术实现自我革新的良机。祖国医学积累了数千年的知识宝库，也未能借助公共卫生学用于提高国民体力和智力，致使中国错失了近代化的良机，实在是一件令人惋惜的憾事。

瘿病长期盛行暴露出古代中医重视个体医疗、忽视群体医疗（公共卫生）的短板。在人群中开展碘缺乏病的防治，是在西方公共卫生学引入中国之后。1942 年，时任云南省卫生实验处主任姚寻源调查了 37 个县市地方性甲状腺肿的发病状况，当时云南居民甲状腺肿大率为 15.4%。根据这一结果，结合当时西方国家用碘盐防治甲状腺肿的经验，云南省对一平浪盐矿出产的食盐实施了加碘策略，这是中国首次采用碘盐防治地方性甲状腺肿。

新中国成立不久，国家曾对地方性甲状腺肿发病情况进行了全面调查。从 1963 年起，对部分甲状腺肿流行区试行供应 1：20000 碘化钾盐。1978 年，在秦皇岛召开食盐加碘防治地方性甲状腺肿专业会议，制定了《地方性甲状腺肿防治工作标准》。20 世纪 80 年代，在卫生部指导下，各省、市、自治区制定了地方性甲状腺肿控制目标，在重点碘缺乏区推行碘盐。到 1990 年，地方性甲状腺肿患病人数已大幅下降到 700 多万人，而克汀病患病人数也下降到 25 万人。但当时全国仍然有很多儿童受到碘缺乏病的威胁，尽管达不到克汀病标准，部分儿童智力和体格发育受到影响，当时估计 1017 万智力残疾儿童中有 800 多万与碘缺乏有关。

1990 年，联合国召开世界儿童峰会，中国政府也在大会宣言上签字，承诺在 2000 年基本消除碘缺乏病，使地方性甲状腺肿发病率降低到 5% 以下。为实现这一目标，全国建立了碘缺乏病监控系统，对居民碘盐覆盖率、尿碘浓度、甲状腺肿大率、血促甲状腺素和饮水含碘量等进行监测。1994 年中国政府颁布了《食盐加碘消除碘缺乏危害管理条例》。1995 年开始实施全民食用碘盐政策。

1995—2005 年间，全国曾开展 5 次碘营养状况调查。结果表明，中国居民碘营养总体处于适宜或偏高水平。居民合格碘盐食用率由 1995 年的 39.9% 上升到 2005 年的 95.4%；学龄儿童甲状腺肿大率由 1995 年的 20.4% 下降至 2005 年的 5.0%。2007 年，全国 2737 个县市居民碘盐覆盖率达 97.1%，合格碘盐食用率达 94.3%。2011 年，对全国 902 个县市进行的调查表明，碘盐覆盖率为 98.0%，合格碘盐食用率为 95.3%，学龄儿童甲状腺肿大率为 2.4%，学龄儿童平均尿碘浓度为 238.6 微克 / 升。全国有 10 个省份儿童平均尿碘浓度在 100 ~ 199 微克 / 升，有 17 个省份儿童平均尿碘浓度在 200 ~ 299 微克 / 升，有 4 个省份儿童尿碘浓度在 300 微克 / 升以上。根据荟萃分析，全民食用碘盐使中国儿童智商总体提高了 12 点。

中国于 1942 年开始在部分地区试行碘盐政策，食盐碘化一直使用碘化钾（KI），碘化水平为 1：50000 到 1：20000。为了强化补碘效果，从 1992 年起改用碘酸钾（KIO_3）进行食盐碘化。1994 年制定了食盐加碘国家标准，规定生产环节每千克盐含碘量不低于 40 毫克，销售环节每千克盐含碘量不低于 30 毫克，用户环节每千克盐含碘量不低于 20 毫克。首次推行的碘化标准对碘化水平只设立了下限，并未设立上限，导致部分地区食盐含碘过高，有的高达每千克盐 100 毫克碘。因此，在 1996 年修订的标准中，规定每千克食盐加碘量应在 40 到 60 毫克之间。1997 年开展的全国碘营养监测表明，学龄儿童尿碘平均浓度为 330 微克／升，提示碘摄入量偏高。分析发现主要原因是重复补碘，在一些缺碘地区，给居民供应碘盐的同时还发放了碘油丸。卫生部及时停止了在碘盐供应地投放碘油丸。1999 年开展的全国碘营养监测表明，学龄儿童尿碘平均浓度为 306 微克／升，仍处于偏高水平。据此，2000 年起将食盐加碘量降低到每千克 35 毫克。2002 年开展的全国碘营养监测表明，学龄儿童尿碘平均浓度为 241 微克／升；2005 年开展的全国碘营养监测表明，学龄儿童尿碘平均浓度为 246 微克／升。根据这两次监测结果，2009 年再次下调碘化标准为每千克食盐加碘 20 到 30 毫克。2011 年开展的全国碘营养监测表明，儿童尿碘平均浓度为 239 微克／升（表 4-13）。

表 4-13　中国居民历年碘营养状况监测结果

年代	碘盐覆盖率（%）	合格碘盐食用率（%）	食盐加碘水平（mg/kg）	学龄儿童平均尿碘水平（μg/L）	学龄儿童甲状腺肿大率（%）
1995	80.2%	39.9%	40	164.8	20.4%
1997	90.2%	69.0%	40 ～ 60	330.2	10.9%
1999	93.9%	80.6%	35 ～ 50	306.0	8.8%
2002	95.2%	88.8%	35 ～ 50	241.2	5.8%
2005	94.9%	90.2%	35 ～ 50	246.3	5.0%
2007	97.1%	94.3%	35 ～ 50	179.5	7.3%
2009	98.4%	96.4%	20 ～ 30	192.3	2.9%
2010	98.6%	96.6%	20 ～ 30	180.4	4.4%
2011	98.0%	95.3%	20 ～ 30	238.6	2.4%

注：2011 年之后，未见全国性居民碘营养状况调查。

从 1942 年一平浪盐矿生产碘盐开始，中国在重点地区实施补碘已有 70 多年的历史。从 1994 年颁行《食盐加碘消除碘缺乏危害管理条例》开始，中国实施全民补碘已有 20 多年的历史。原卫生部将每年的 5 月 15 日定为"碘缺乏病防治日",并开展主题活动,目前已推行了 28 届(表 4-14)。目前,中国已实现了基本消除碘缺乏病的阶段性目标,但要实现全面消除碘缺乏病的最终目标,还面临很多挑战。

表 4-14 中国碘缺乏病防治日宣传主题

届别	时间	宣传主题
第 28 届	2021 年 5 月 15 日	科学补碘,健康一生
第 27 届	2020 年 5 月 15 日	众志成城战疫情,科学补碘保健康
第 26 届	2019 年 5 月 15 日	科学补碘益智,健康扶贫利民
第 25 届	2018 年 5 月 15 日	"碘"亮智慧人生,共享健康生活
第 24 届	2017 年 5 月 15 日	每天一点碘,健康多一点
第 23 届	2016 年 5 月 15 日	坚持科学补碘,建设健康中国
第 22 届	2015 年 5 月 15 日	科学补碘,重在生命最初 1000 天
第 21 届	2014 年 5 月 15 日	科学补碘
第 20 届	2013 年 5 月 15 日	科学补碘,保护智力,成就梦想
第 19 届	2012 年 5 月 15 日	科学补碘,健康一生
第 18 届	2011 年 5 月 15 日	坚持科学补碘,预防碘缺乏病
第 17 届	2010 年 5 月 15 日	科学补碘,持续消除碘缺乏病
第 16 届	2009 年 5 月 15 日	全社会共同参与,持续消除碘缺乏病
第 15 届	2008 年 5 月 15 日	坚持食用碘盐,享受健康生活
第 14 届	2007 年 5 月 15 日	坚持食用碘盐,预防出生缺陷
第 13 届	2006 年 5 月 15 日	普及碘盐十年,人口素质提高
第 12 届	2005 年 5 月 15 日	控制碘缺乏,保护母婴健康
第 11 届	2004 年 5 月 15 日	科学补碘,预防出生缺陷与智力残疾
第 10 届	2003 年 5 月 15 日	食用碘盐,保护儿童智力发育
第 9 届	2002 年 5 月 15 日	科学补碘、健康成长
第 8 届	2001 年 5 月 15 日	加强碘盐监督管理,持续消除碘缺乏病
第 7 届	2000 年 5 月 15 日	坚持食用碘盐,持续消除碘缺乏病
第 6 届	1999 年 5 月 5 日	坚持科学补碘,提高人口素质
第 5 届	1998 年 5 月 5 日	健康的母亲不能缺碘,缺碘的家庭不会健康
第 4 届	1997 年 5 月 5 日	食用合格碘盐,严禁销售非碘盐
第 3 届	1996 年 5 月 5 日	全民食用合格的碘盐
第 2 届	1995 年 5 月 5 日	基本实现全民食盐加碘
第 1 届	1994 年 5 月 5 日	碘盐与健康

碘与辐射防护

碘缺乏会增加甲状腺对碘-131（I-131）放射污染的敏感性。碘-131是一种人工放射性元素，自然界中并不存在碘-131。在工业、探矿、科研、医疗等领域经常会用到碘-131。原子弹爆炸后会产生大量碘-131。铀-235（U-235）也是核电站反应堆的主要燃料，核事故中也会产生大量碘-131放射污染。

铀-235是一种能裂变的同位素，是制造原子弹的重要原料。原子弹爆炸后，铀-235裂解为多种放射性物质，其中碘-131约占裂解产物重量的3%。碘-131容易挥发，可溶解在水中，是原子弹爆炸后的主要核污染物之一，这种核污染物可随蘑菇云飘移到远方，使原子弹的杀伤范围显著扩大。因此，碘-131防护是备战核武器的重要环节。

碘-131可经呼吸、食物、饮水和皮肤等方式进入人体。体内的碘-131经甲状腺基底膜上的钠—碘转运体搬运，会浓聚于甲状腺组织内。碘-131属于β衰变核素，能够发出β射线（99%）和γ射线（1%）。碘-131发射的β射线最大射程仅为3.63 mm，平均射程只有0.48 mm，所以β射线只损伤甲状腺组织，对周围组织和其他器官的影响微乎其微。碘-131的物理半衰期大约为8.3天，一旦进入人体，意味着需要数月时间才会消失。β射线可损伤甲状腺细胞，引起遗传物质DNA突变进而导致甲状腺癌。缺碘会增加甲状腺对放射性碘的吸收量，从而加重其危害。为了预防放射性碘导致的甲状腺损害，在核事故和放射性碘泄漏后，需要让暴露人群紧急服用碘剂。

1986年4月26日凌晨1时23分，距离乌克兰普里皮亚季市（Припять）约3千米的切尔诺贝利（Чорнобиль, Chernobyl）核电站第四号反应堆发生爆炸。爆炸瞬间约有50吨核燃料化作烟尘进入大气，另有70吨核燃料被抛撒在反应堆周围，事故引发了30余场大火，这就是人类核能利用史上最大的事故——切尔诺贝利事故。由于核事故泄漏出大量碘-131和其他放射性物质，邻近的乌克兰、白俄罗斯和俄罗斯等地区，数年后发现儿童甲状腺癌发病率明显升高，而同样受到放射污染的波兰，因及时给居民服用了碘剂，儿童甲状腺癌发病率并未明显升高。

波兰政府三天后才获知切尔诺贝利核事故，在测定当地放射水平后，当即决定给 1300 万暴露人群服用碘化钾，尽管错过了最佳防护时机，紧急服用碘剂仍然使居民吸收碘-131 的剂量比预期值降低了 40%。切尔诺贝利核事故发生后，苏联政府一味掩盖真相，最终因几千千米外的瑞典核电站检测到放射云才使事故大白于天下。由于缺乏应急预案，人员疏散不及时，防护措施失当，导致大量本国和邻国居民受到辐射。由于平常过度强调核设施的安全性，认为核事故不可能发生，没有在民间开展必要的防辐射宣教，导致事故发生之初，管理者和民众对事故严重性缺乏认识，很多居民不愿撤出辐射区，对于如何应对核辐射更是一无所知。在事故后期，随着死亡和患病人数的增加，民间对核辐射又产生了巨大恐慌，这种恐慌转变为对政府的不信任和不满，成为数年后苏联解体的重要根源。

甲状腺吸收碘-131 的能力与碘周转率有关，也就是说，碘进出甲状腺的速度越快，暴露者甲状腺中碘-131 浓度就越高，其破坏力也就越大。婴幼儿碘周转率是成人的 25 ～ 30 倍，因此，婴幼儿对碘-131 尤其敏感。缺乏碘的婴幼儿，碘周转率会进一步加快，因此，缺碘婴幼儿更易受放射性碘的危害。

在遭受碘-131 辐射之前或之后不久，服用大剂量碘剂（碘化钾）能使甲状腺里的碘接近饱和，从而减少甲状腺对放射性碘-131 的吸收，加速其排出，减轻辐射损伤。美国食品药品管理局（FDA）推荐，在发生放射性碘泄漏事故后，暴露人群应服用碘化钾，直到脱离放射性污染环境。FDA推荐的防辐射碘化钾剂量为每天 16 ～ 130 毫克（具体应根据体重和年龄而定）。2011 年日本福岛核电站事故后，曾有低剂量碘-131 粉尘飘移到我国沿海地区，经媒体报道后，部分地区出现抢购碘盐风潮。我国碘盐每千克含碘约 15 ～ 30 毫克，要达到预防辐射的目的，需要一天吃数斤食盐。由此不难看出，中国居民防辐射知识也相对匮乏，有必要加强防核事故和防原子弹的宣教。

碘-131进入人体后富集于甲状腺，其释放的β射线可损伤甲状腺组织。由于碘-131发出的β射线平均射程短，仅对甲状腺组织产生破坏作用，对甲状腺周围组织及其他器官的影响微乎其微，根据这一特点，可利用碘-131治疗甲状腺功能亢进，即让甲亢患者服用一定量碘-131，利用其射线破坏部分甲状腺组织，使其分泌甲状腺素的能力降低，从而达到治疗甲亢的目的。

第五篇

非必需微量元素

Sr

Br

28. 锂

临床研究发现，锂剂可有效治疗双相情感障碍。那么，饮用水中的锂会不会影响当地居民的幸福感和犯罪率呢？

锂（Li）的原子序数为 3，原子量为 6.938。在元素周期表中，锂位于第二周期第一主族（IA）。在地壳中，锂的丰度约为 20 ppm。1817 年，瑞典化学家阿尔费特逊（Johan Arfwedson）在检测透锂长石时发现锂元素。1821 年，英国化学家布兰德（William Brande）通过电解氧化锂首次获得金属锂。

锂在人体中有哪些作用？

在人体中锂没有特定生理功能，锂也不是人体必需的微量元素，但饮食中的锂会影响情绪和行为模式。在人群中，锂缺乏会增加躁狂抑郁症的发病率，增加杀人、盗窃、强奸等刑事案件发生率。锂改善情绪的作用可能与增强脑内单胺氧化酶（MAO）活性有关。另外，锂能帮助维生素 B_{12} 和叶酸抵达神经细胞，通过这一机制改善情感，控制情绪。目前学界普遍认为，即使膳食水平的锂也能缓解抑郁症状，减弱攻击行为。在补充维生素 B_{12} 和叶酸的同时补充锂，其作用更强。

富含锂的食物有哪些?

天然锂广泛存在于土壤中，而黏土中锂含量更高。土壤含锂 7 ～ 200 微克 / 克，地表水含锂 1 ～ 10 微克 / 升，海水含锂 0.18 微克 / 升。在智利北部的高锂地带，河水锂含量高达 5170 微克 / 升，阿塔卡玛（Salar de Atacama）盐湖水锂含量更高达 1500000 微克 / 升，一些天然矿泉水也含高水平锂。

植物可吸收锂，微量锂能够促进植物生长，但土壤锂含量过高会导致植物发生萎黄病。植物吸收锂受土壤锂含量和酸碱度影响，富锂土壤种植的粮食和蔬菜含锂丰富。锂和其他金属元素均以离子形式进入植物体内，在酸性环境中，锂的溶解度较高，在酸性土壤种植的粮食和蔬菜，锂含量较高。

美国环境保护署评估认为，体重 70 千克的成人每天经饮食摄入锂 650 ～ 3100 微克。在日常饮食中，粮食和蔬菜提供了三分之二以上的锂；其余锂来自饮水、肉食、海产品和奶制品等。在高锂地区，饮水会成为居民锂摄入的主要来源。

锂是如何进入和排出人体的?

食物中的锂几乎全部在小肠吸收，体内锂主要经肾脏排出。小脑是人体含锂最高的组织，其次是大脑和肾脏。锂在人体组织的分布存在性别差异，小脑、大脑和肾脏锂含量女性比男性高 10% ～ 20%，而胰腺锂含量男性比女性高 13%。产生这种差异的原因目前仍是未解之谜。

头发锂含量能反映体内锂的丰缺程度，能反映过去数周到数月锂摄入的大致状况。美国纽约地区成人头发锂含量在 0.009 ～ 0.228 微克 / 克之间，中国广西地区成人头发锂含量在 0.031 ～ 0.062 微克 / 克之间，女性头发锂含量稍高于男性。

人体每天需要多少锂?

锂可影响心理状态和行为模式,将人群锂摄入量维持在合理水平,不仅能产生健康效益,还会产生社会效益,降低犯罪率和自杀率。根据不同国家居民锂摄入水平,美国专家推荐体重 70 千克的成人每天锂摄入的合理剂量为 1 毫克。对于水土含锂正常地区的居民,很容易达到这一水平。对于偏食者和低锂地区居民,可通过调整饮食结构,或增加外源性食物比例以增加锂摄入量。锂剂具有明显毒性,需要者应在医生指导下谨慎服用。

锂缺乏有哪些危害?

在美国得克萨斯州开展的调查发现,自来水锂含量低的地区,精神分裂症发病率高。在得克萨斯州开展的另一项调查发现,自来水锂含量低的地区,杀人、盗窃、强奸等刑事案件发生率高,自杀、吸毒、青少年离家出走的发生率也较高。该研究还发现,自来水锂含量低的地区,心脑血管病死亡率也较高。在加利福尼亚州开展的调查发现,刑事犯头发锂含量(0.028 微克 / 克)明显低于无刑事犯罪记录的人(0.099 微克 / 克)。在日本、奥地利、英国、希腊开展的调查发现,自来水锂含量低的地区自杀率高。美国加州大学圣迭戈分校(UCSD)的研究者发现,给吸毒者每天补充 400 微克锂,四周后这些吸毒者情绪好转,幸福感、友善性和体力指数均有所提升。

1949 年,澳大利亚精神病医生凯德(John Cade)发现碳酸锂可治疗躁狂抑郁症(双相情感障碍)。当时精神病的标准疗方就是电击和放血,凯德开创了药物治疗精神病的先河。此后,锂剂曾长期作为治疗躁狂抑郁症的一线临床用药。最近几年来,新型抗精神病药物被不断开发出来,锂剂的使用开始明显减少。

锂过量有哪些危害?

锂离子和钠离子的化学性质近似,钠离子和锂离子是产生纯粹咸味的仅有的两种物质。因具有明显毒性,锂盐不能用作替代盐。锂离子能将钠、钾、钙、镁等离子从细胞膜或生物酶上置换下来,干扰这些离子的生理作用,从而产生毒性。另外,锂离子还会干扰糖原合成,影响造血功能,阻碍DNA合成和修复等。服用大剂量锂盐可导致急性中毒和死亡。怀孕前三个月服用锂盐会增加子代患先天性心脏病的风险。

19世纪初,锂水被用于治疗痛风。19世纪末,因锂含量低,锂水被锂片取代。欧洲医生在1898年首次对锂的毒性进行了描述,常见症状包括恶心、呕吐、腹泻、口干、嗜睡、全身乏力、四肢震颤、共济失调等。1949年,当氯化锂被用作心力衰竭患者的替代盐时,锂的更多毒性被发现,之后这一用法被废弃。20世纪70年代,美国食品药品管理局批准碳酸锂用于治疗躁狂症和双相情感障碍,此后一直在使用。截至2016年,美国毒物控制中心联合会(AAPCC)共报告了6901例锂中毒事件。

由于锂剂容易引发中毒,使用者应定期检测血清锂浓度。过量锂会损害肾功能,在服用锂剂期间每6个月应定期监测肾功能。过量锂会损害甲状腺功能,引起甲状腺功能低下,有甲状腺疾病的患者服用锂剂应谨慎。锂可刺激甲状旁腺激素的释放,引发高钙血症,因此服用锂剂应定期检查甲状旁腺素和血钙水平。过量锂会引起口渴、多尿、四肢震颤、语言障碍、体重增加等症状,导致认知功能损害和性功能障碍,引发皮肤痤疮和银屑病(牛皮癣)等。

慢性锂中毒常见于长期服用碳酸锂的躁狂抑郁症患者,锂的治疗剂量范围很窄,非常容易引发中毒,因此服用锂剂时需监测血锂水平。血锂浓度超过10毫克/升为轻度锂中毒;血锂浓度超过15毫克/升为中度锂中毒;血锂浓度超过20毫克/升为重度锂中毒。轻中度锂中毒会出现四肢震颤、言语障碍等症状，重度锂中毒会导致昏迷，甚至死亡。

　　由于在电池、玻璃、陶瓷、合成化工等领域应用广泛，锂污染正在成为一个潜在环境问题，尤其是锂电池（彩图 7）。2013 年，美国环境保护署（EPA）评估后认为，锂电池是土壤和地下水锂污染的重要来源。除了锂，电池中还含铅、镉、锰、钴、镍等金属。尽管欧美国家拥有最先进的垃圾分拣和回收技术，但为了节约费用，他们将大量电子垃圾出口到发展中国家。电子垃圾被填埋和焚烧后，有害物质终究会进入大气、土壤、地表水和地下水中。根据《中华人民共和国固体废物污染环境防治法》和《控制危险废物越境转移及其处置巴塞尔公约》，2017 年 8 月 10 日，中国对《禁止进口固体废物目录》进行修订，不再允许进口废电池等电子垃圾。目前，各大城市开展垃圾分类的一个重要目的，就是将锂电池等有害物质分拣出来，进行再利用或无害化处理。

29. 氟

尽管氟可促进牙齿和骨骼健康，但摄入过量氟会导致急慢性氟中毒。那么，在日常生活中应如何防止氟中毒呢？

氟（F）的原子序数为 9，原子量为 19.00。在元素周期表中，氟位于第二周期第七主族（ⅦA），也称卤族元素。在地壳中，氟的丰度为 585 ppm。1886 年，法国化学家莫桑（Henri Moissan）首次制备出氟气，他因此获得 1906 年诺贝尔化学奖。

氟在人体中有哪些作用？

在人体中氟可促进牙齿和骨骼健康，其主要机制在于氟可促进羟磷灰石转变为氟磷灰石。氟磷灰石溶解度低，更能抵抗酸性物质侵蚀。氟化物可抑制细菌产酸，防止牙菌斑形成，促进损伤牙面修复和再次釉化。在骨骼中，氟化物也可促进羟磷灰石转变为氟磷灰石，改进骨骼的晶体结构，从而增加骨骼强度，降低骨折风险。美国医学研究所并未将氟列为人体必需的微量元素，这是因为氟的这些作用可被其他更常见的元素所替代。

人体内氟的来源有哪些?

氟主要经食物、饮水和空气进入人体。在饮水氟含量达标地区（0.7 ～ 1.2 ppm 之间），成人每天经饮食摄入的氟在 1.4 ～ 3.4 毫克之间。肉食氟含量高于素食，海鲜氟含量高于畜禽肉，蔬菜水果氟含量较低。茶叶含氟丰富（38 ～ 178 毫克 / 千克），经常饮茶的人氟摄入水平较高。海鱼刺骨中含氟丰富，有些人在吃小黄鱼或沙丁鱼时，喜欢将鱼骨嚼烂后咽下，这也会增加氟摄入量。

在饮水氟含量低的地区给水中加氟可预防龋齿。氟化水可发挥保护牙釉质的作用，同时使损伤的釉质尽快修复。对公共饮水实施大规模氟化始于美国。截至 2012 年，全球共有 25 个国家开展了饮水氟化，其中 11 个国家有 50% 以上人口饮用氟化水。世界卫生组织建议，各国应根据气候、环境、膳食中其他氟化物来源等情况，将饮水氟含量调整到 0.5 ～ 1.5 毫克 / 升。饮用水氟化采用的化合物包括氟化钠、氟硅酸和氟硅酸钠。2015 年，美国食品药品管理局建议瓶装水氟含量不超过 0.7 毫克 / 升。

适量的氟有益于牙齿健康，部分牙膏、漱口水和口腔用品都添加了氟，使用这些产品的人无疑会增加氟摄入量。加入氟能提高药物稳定性，预防动脉粥样硬化的阿托伐他汀和治疗抑郁症的氟西汀都含氟。聚四氟乙烯（特氟龙）分子中含有氟，这种高分子聚合物中的氟在一般条件下并不能释放出来。

氟是如何进入和排出人体的?

氟可经消化道、呼吸道和皮肤进入人体。在通常情况下，经呼吸道和皮肤进入人体的氟很少，但在空气污染严重地区，氟化物会以氟尘、微粒等形式被吸入人体。

饮食中的氟主要在胃部吸收。饮水中的氟吸收率接近 100%，食物中的氟吸收率也到达 75% ～ 90%。氟化物的吸收以被动扩散为主，因此吸收速度很快，大约在 90 分钟内完成。钙、镁、铝、蛋白石、维生素 C 等可抑制氟的吸收。

人体中的氟 99% 储存于骨骼和牙齿中，年轻人骨骼中氟含量高于老年人。体内多余的氟主要经肾脏排出。正常人肾脏具有强大的排氟能力。但肾功能严重受损的人，排氟能力下降。因此，肾功能受损的儿童很少发生龋齿。

人体每天需要多少氟？

美国医学研究所认为，成年男性氟适宜摄入量为每天 4 毫克，成年女性氟适宜摄入量为每天 3 毫克，成人氟摄入最高可耐受量为每天 10 毫克。中国营养学会认为，成人氟适宜摄入量为每天 1.5 毫克，成人氟摄入最高可耐受量为每天 3.5 毫克。

1992 年中国居民营养与健康调查提示，成年男性平均每天氟摄入量为 1.53 毫克，成年女性平均每天氟摄入量为 1.36 毫克。2000 年开展的膳食调查表明，中国城乡居民平均每天氟摄入量为 1.73 毫克。

氟过量有哪些危害？

急性氟中毒往往是因短期内口服大量氟化物所致。氟在胃内与胃酸反应生成氢氟酸，引起恶心、呕吐、腹泻和腹痛。氟化物对细胞代谢具有直接毒性作用，包括抑制糖酵解酶和胆碱酯酶。氟中毒还会引发严重的高钾血症。氟化物可与细胞外液中的钙和镁结合形成复合物，导致血钙过低和血镁过低。氟化物中毒死亡往往是因为高钾血症或低钙血症引发了严重心律失常。发生急性氟中毒后，应尽快诱导呕吐以排出氟化物，给中毒者饮用石灰水或加钙牛奶可减少氟吸收。

慢性氟中毒主要表现为氟骨症和氟斑牙。氟骨症早期可出现关节硬化和疼痛，后期发展为身体佝偻、关节强直、四肢瘫痪、劳动力丧失。氟骨症发生的原因是，大量氟化物沉积使骨骼变硬变脆，并导致韧带钙化、骨质疏松、肌肉萎缩和神经损伤。氟骨症不易识别，常被误诊为类风湿疾病或骨关节炎。

《吕氏春秋·尽数》中记载："辛水所，多疽与痤人，苦水所，多尪与伛人。"尪与伛都是因骨骼受损导致的躯体残疾。这说明中国古人早就认识到，长期饮用苦咸水会影响身材发育，导致骨骼畸形。中国西北地区的苦咸水含氟很高，高氟水导致的残疾曾经是部分地区贫穷落后的重要原因。

氟斑牙常出现在牙釉质正在发育的儿童中。氟斑牙主要表现为牙釉质透明度下降，牙齿呈粉笔样白色，牙齿有凹陷和孔洞，牙面出现黄褐色斑点和条纹。严重的氟斑牙会使釉质变脆，很容易发生牙齿断裂。过量氟化物还会使牙根组织过度钙化，钙化物沉积使牙髓腔变窄，压迫滋养血管和神经，从而阻碍牙齿营养供给。

最近的研究发现，过量氟会在脑组织蓄积，引起记忆下降、失眠、疲倦等症状。高氟水地区儿童智商明显低于饮水氟含量正常地区。妊娠期妇女氟中毒会发生产后瘫痪。摄入过量氟还会引发甲状腺肿。

慢性氟中毒的常见原因有哪些?

慢性氟中毒往往与环境中氟含量过高有关，这种局部地区高发的氟中毒称地方性氟中毒，或地方性氟病。历史上中国是地方性氟中毒高发区，根据发生原因，地方性氟中毒大致可分为饮水型、饮茶型和燃煤型。

饮水型氟中毒是因长期饮用高氟水所致。饮用水含氟超过 4 毫克/升就可引起氟骨症。饮用水可被天然氟化物或人工氟化物污染。在降水冲刷岩石和土壤过程中，其中的氟化物会溶解到水源中。工业生产排放的氟化物也会污染水源，导致饮用水氟含量大幅升高。

在牙齿发育时期，成釉细胞对氟化物非常敏感，儿童牙齿吸收的氟也比成人牙齿多。即使饮用水含氟量只有 2 毫克/升，也会发生氟斑牙，但这种氟斑牙程度较轻，只影响牙齿美观，不影响牙齿结构。饮水中氟含量超过 4 毫克 / 升时，氟斑牙就会显著影响牙齿结构。已完成牙齿发育的儿童（8 岁以后），摄入过量氟化物一般不再影响牙齿。孕妇饮用高氟水，后代会出现牙齿排列不齐的现象。

美国公共卫生服务中心（USPHS）推荐，饮用水氟含量最好保持在 0.7～1.2 毫克 / 升之间。这种氟含量既可预防龋齿，又能减少氟斑牙和氟骨症的发生。美国环境保护署制定了两级饮水氟化物限量。一级限量是饮水中氟含量不超过 4 毫克 / 升；二级限量是饮水中氟含量不超过 2 毫克 / 升。一级限量是为了预防氟骨症和严重氟斑牙；二级限量是为了保持牙齿美观。

中国《生活饮用水卫生标准》（GB5749—2006）规定，居民饮用水氟含量不得超过 1 毫克 / 升。地下水含氟超标者称高氟水，饮用前必须除氟。饮用水含氟量低于 0.5 毫克 / 升时称低氟水，低氟水会增加龋齿的患病率。饮用水含氟量低于 0.21 毫克 / 升时，龋齿患病率可高达 30%。因此，在低氟水地区可适量加入氟化物。在氟强化前后，应进行系统监测，确保饮用水氟含量维持在适宜水平。

中国饮用高氟水的人口约有 5000 万。高氟水主要分布在西北、华北和东北地区，尤其以河南、河北、安徽和内蒙古为甚。全国多个省区都有氟骨症病例报告。高氟水地区与国家级贫困地区高度重叠，实施扶贫攻坚计划以来，国家和地方政府在苦咸水分布区实施了大规模饮水改善工程，当地居民逐渐告别了饮用高氟水的历史。

饮茶型氟中毒是因居民长期饮用高氟茶所致。茶树可富集土壤、水和空气中的氟，茶叶中氟含量是一般食物的几十到几百倍，砖茶氟含量尤其高。20 世纪 80 年代，对各类茶叶进行检测发现，红茶平均含氟 102 毫克 / 千克，绿茶平均含氟 126 毫克 / 千克，花茶平均含氟 137 毫克 / 千克，砖茶平均含氟 493 毫克 / 千克。

1984 年，全国氟病调查协作组在四川省阿坝藏族自治州壤塘县开展的调查发现，当地所产砖茶氟含量最高达 975 毫克 / 千克，茶水氟含量最高达 4.4

毫克/升。传统上，川西所产砖茶和边茶多取材于茶树的老叶和粗茎，当地居民喜欢用开水煮茶，氟浸出率很高，人均每天饮茶量往往超过 3000 毫升，另外还用茶叶制作各种食品和饮料（酥油茶和奶茶）。这些因素导致当地居民氟摄入量普遍超标，氟斑牙患病率高达 72.6%，氟骨症也相当普遍。

2003 年，农业部颁布的《茶叶中铬、镉、汞、砷及氟化物限量》（NY 659—2003）规定，茶叶中氟含量不得超过 200 毫克/千克。用达标茶叶泡制的茶水氟含量一般不超过 2 毫克/升，对人体健康不构成威胁。砖茶和普洱茶含氟量较高，泡制时应适当减少茶叶量，缩短熬煮或冲泡时间，也可将第一泡茶汤丢弃不用。茶水中加入适量高钙奶粉可减少氟的吸收量。儿童青少年对氟更为敏感，不宜长期大量饮茶。近年来国家加大了地方病的防治力度，曾流行于西南和西北少数民族中的饮茶型氟中毒已得到有效控制。

燃煤型氟中毒主要发生于中国。20 世纪 70 年代，贵州毕节、四川宜宾、陕西安康和湖北恩施相继报道家庭燃煤污染导致地方性氟中毒。在这些地方性氟中毒高发区，居民使用富氟煤取暖、做饭、烘干粮食、加工干菜等。由于室内缺乏通风排烟设施，燃煤释放的大量氟化物污染了食物、饮水和空气，导致居民氟摄入（吸入）超标。燃煤型氟中毒更多发生在山区，因玉米收获正值雨季，传统上居民采用炭火烘干粮食，导致其中氟含量大增。在北方广大地区，蜂窝煤与煤球曾是居民普遍使用的越冬燃料，由于煤炭中含氟量较高，加之制作蜂窝煤的黏土和粉煤灰都含氟，长期使用蜂窝煤有时也会造成室内氟污染。随着国家大力治理环境污染，近年来蜂窝煤和煤球已逐渐淡出了日常生活，燃煤型氟中毒已很少发生。

急性氟中毒事件

1946 年，美国开始在低氟水地区实施饮用水氟化。为了预防龋齿，美国公共卫生局（Public Health Service）建议饮用水氟含量应维持在 0.7～1.2 毫克/升之间。20 世纪 90 年代初，美国共有 9411 家水厂为 135 万人提供氟化水，其间有 6 起氟中毒事件发生。

　　美国阿拉斯加州的胡珀湾（Hooper Bay）是白令海岸边的一个小村庄，居民主要是当地的土著人。胡珀湾村分为两个独立聚落，人口分别为 470 和 375 人。两个聚落分别有一个供水系统，将井水汲取上来注入储水箱，居民用各种器具将水运到家中储存使用。1992 年 5 月 23 日，胡珀湾村驻村诊所的卫生人员发现，第一聚落村民暴发了急性胃肠疾病。调查发现，发病村民主要表现为恶心、呕吐、腹泻、腹痛、皮肤感觉异常等，而且第一聚落饮水氟含量明显偏高。根据临床表现和水氟检测，卫生部门认为发生了群体性氟中毒，事件中有一例重症患者和一例死亡。

　　5 月 23 日，一名 37 岁女性患者因严重呕吐和腹泻被直升机运送到当地一家医院。检测发现，该患者血清钙浓度为 1.3 mmol/L，血清氟化物浓度高达 480 μmol/L（正常人血清氟浓度在 0.5～1.6 μmol/L）。经积极抢救，该患者完全恢复，没有留下任何后遗症。同样在 5 月 23 日，一名 41 岁男性患者在家中死亡。该患者在发病前三天内共饮用了约 10 升水，之后出现严重呕吐。该患者此前曾患有胃溃疡，因此他曾自行服用西咪替丁。死后检测发现，该死者血清钙浓度为 1.22 mmol/L，尿氟浓度高达 2900 μmol/L。

　　事件发生后，美国疾病控制中心（CDC）对胡珀湾村居民进行了详细排查和检测，对居民饮水量和饮水氟含量进行了全面评估。最终共确定了 91 例氟中毒病例。中毒者均为阿拉斯加土著人，年龄从 6 个月至 73 岁（中位数为 21 岁）不等，女性占 51%。中毒者最常见的症状是恶心、呕吐和腹痛。大多数中毒者在 5 月 22 日开始出现症状，所有居民均在 5 月 23 日停止饮用当地井水。中毒者从饮水到出现症状的中位时间为 7 分钟（1～150 分钟），症状持续的中位时间为 24 小时（1～132 小时）。

　　对供水系统的调查发现，第一聚落的供水系统包括一个水泵，用于汲取井水；一个储水箱（容量为 6340 升），用于储存饮水；两只塑料桶（容量均为 95 升），分别用于存放氯和氟化物浓缩液。两个化工进给泵分别用于将氯和氟化物定量加入饮水中。根据阿拉斯加州的法规，饮水氟浓度监测结果应每月上报卫生管理部门。由于当地操作员没有经过正规培训，无法准确测量饮水氟浓度。1991年1月记录的饮水氟浓度为7.3毫克/升，事发前六周记录的浓度为6.5毫克/升，事发前三周记录的浓度为20毫克/升。发现三次氟浓度超标后，当地卫生官员要求操作员排空储水箱并断开氟化物泵的接头。但直到1992年5月26日，氟化物泵仍在运行。5月21日饮水氟浓度高达150毫克/升。

对供水系统进行检查发现，电路和机械均存在严重故障。控制氟化物添加量的进给泵运行速度比标定速度快四倍。更严重的是，由于电路连接错误，氟化物泵在水泵关闭时也可运转，也就是说即使没有新添加井水，系统仍在添加氟化物。这些缺陷导致系统可在26小时内将储水槽中满加水的氟浓度从0增加到150毫克/升。另外，化工桶中储存的高浓度氟化物（18000毫克/升）还会虹吸到井中。

如果从5月21日到23日饮水氟浓度维持在150毫克/升，那位死亡者三天内至少饮用了10升高氟水，氟摄入总量高达1500毫克，相当于18毫克/千克体重，而短期内氟摄入量超过1毫克/千克体重就会引起明显的中毒症状。

表5-1 氟摄入参考标准（毫克/天）

中国营养学会			美国医学研究所		
年龄段	适宜摄入量 AI	最高可耐受量 UL	年龄段	适宜摄入量 AI	最高可耐受量 UL
0～6月	0.01	—	0～6月	0.01	0.7
7～12月	0.23	—	7～12月	0.5	0.9
1～3岁	0.6	0.8	1～3岁	0.7	1.3
4～6岁	0.7	1.1	4～8岁	1.0	2.2
7～10岁	1.0	1.7	9～13岁	2.0	10
11～13岁	1.3	2.5	14～18岁	3.0	10
14～17岁	1.5	3.1			
≥18岁（男）	1.5	3.5	≥19岁（男）	4.0	10
≥18岁（女）	1.5	3.5	≥19岁（女）	3.0	10
孕妇	+0*	+0*	孕妇	+0*	+0*
乳母	+0*	+0*	乳母	+0*	+0*

* 在同年龄段基础上的增加量；—表示该值尚未确立。

30. 锶

锶可增加骨密度、促进骨骼健康。市场上也有很多含锶保健品（膳食补充剂）。究竟哪些人适合服用含锶保健品呢？

锶（Sr）的原子序数为 38，原子量为 87.62。在元素周期表中，锶位于第五周期第二主族（ⅡA）。地壳中锶的丰度约为 370 ppm。1790 年，爱尔兰化学家克劳福德（Adair Crawford）发现锶元素。

锶在人体中有哪些作用？

在人体中锶可代替骨骼和牙齿中的钙，锶离子也可与细胞外钙敏感受体（CaSR）结合。这是因为，在元素周期表中锶与钙上下相邻，化学性质相近。美国医学研究所并未将锶列为人体必需的微量元素。这是因为，人体即使不摄入锶各种生理功能也不受影响。

含锶丰富的食物有哪些？

锶在地壳中含量相对丰富，植物会从土壤中吸收锶，因此蔬菜、水果、坚果和粮食中都含有锶，饮水（地表水和地下水）中也含有一定量的锶。成人每天从饮食中大约摄取 2 毫克锶。

富锶矿泉水是指锶含量超过 0.20 毫克 / 升，一般不超过 1.0 毫克 / 升。依云矿泉水含锶 0.4 毫克 / 升，雀巢矿泉水含锶 0.2 ～ 0.5 毫克 / 升。可见，矿泉水中的锶对每日锶摄入量贡献并不大。与每天服用 2.0 克雷奈酸锶（相当于 270 毫克锶）预防骨质疏松相比，矿泉水中的锶几乎可忽略不计。声称锶矿泉水可预防骨质疏松、动脉粥样硬化、高血压、高血脂、高血糖、心脑血管病等并没有循证依据。另一方面，由于含锶量有限，富锶矿泉水对孕妇、乳母、儿童应不会产生明显毒副作用。

锶盐可抑制皮肤和黏膜因刺激而引起的感觉过敏（痛、麻、痒等），锶盐还可加速皮肤和黏膜损伤后的修复过程。因此将锶盐加入牙膏可防治牙本质过敏症（dentine hypersensitivity）。市场销售的脱敏牙膏常加入氯化锶、醋酸锶、氢氧化锶、氧化锶等成分。吞食少量牙膏，其中的锶盐不会对人体健康构成威胁。但为了防止锶盐对儿童骨骼的抑制作用，儿童宜选用未添加锶盐的牙膏。

锶是如何进入和排出人体的？

食物和饮水中的锶主要在肠道吸收，锶离子的吸收模式与钙离子相同，其吸收率也受血钙水平和维生素 D 调节。饮食中的锶大约有 5% ～ 25% 会被吸收。人体吸收的锶主要沉积到骨骼和牙齿中，多余的锶大部分经尿液排出，少量由胆汁和汗液排出。

锶缺乏有哪些危害？

锶可增加骨密度，促进骨骼健康，但锶的这些作用完全可被钙替代。日常饮食中锶含量很低，所能发挥的骨骼健康作用极其有限，因此锶并非人体必需的微量元素。在钙营养合理的情况下，人体缺锶不会引发骨质疏松等疾病。绝经后妇女服用雷奈酸锶可预防骨质疏松，其原因是锶代替钙发挥了促进骨骼健康的作用。

服用雷奈酸锶可显著增加骨密度（BMD）。但锶增加骨密度至少有部分是假象，因为锶的密度本身就比钙高，用部分锶取代羟基磷灰石中的钙必然会引起骨密度增加。临床研究发现，绝经后妇女服用锶剂可将椎骨骨折的风险降低 41%，将髋骨骨折的风险降低 36%。

锶过量有哪些危害？

从饮食中摄取的锶大部分会沉积到骨骼中，成人骨骼中锶与钙的比例大约为 1：1000 ～ 1：2000。成人从饮食摄取的锶主要沉积到骨皮质（骨骼表面的骨密质层）中；儿童从饮食摄取的锶不仅沉积到骨皮质中，还会沉积到骨松质（骨骼内部的蜂窝状组织）中，从而导致骨骼过度锶化，阻碍骨骼生长。临床研究证实，儿童摄入适量锶可促进骨骼对钙的吸收，但摄入过量锶反而会引起佝偻病（鸡胸）。

历史上，欧洲国家曾长期利用锶从甜菜中提取糖。将氢氧化锶加入甜菜汁中，可生成不溶性双糖盐。将双糖盐清洗精炼后，通入二氧化碳会生成不溶性碳酸锶，同时将糖释放出来，通过这一过程就可获得高纯度食糖。1849年，法国化学家迪布兰福（Augustin Dubrunfaut）申请到氢氧化锶制糖专利。19 世纪 70 年代，德国开始采用这一技术大规模生产食糖。在第一次世界大战之前的 50 年间，每年用于制糖的氢氧化锶高达 15 万吨。当时的食糖含有微量锶，但长时间应用并未发现任何毒副作用。由此说明，摄入微量锶对人体健康不构成威胁。

但摄入大量锶盐则可能引起毒副反应。在临床应用中发现，雷奈酸锶可将心肌梗死的风险增加 60%，这一结果令人震惊。回顾补钙研究也发现，大量补钙也会增加心肌梗死的风险。这一结果也提示，锶在体内可模拟钙的作用，可能对动脉壁、血小板功能和凝血功能产生不利影响。临床应用也发现，雷奈酸锶会增加静脉血栓和肺栓塞的风险。

雷奈酸锶目前已被 70 多个国家批准用于预防妇女绝经后骨质疏松引发的骨折。但美国食品药品管理局尚未批准该药。由于锶剂预防骨折的功效有限，部分患者不能耐受，加之具有安全隐患，2013 年，欧洲药品管理局（EMA）药物警戒风险评估委员会（PRAC）对雷奈酸锶的总体疗效和风险进行了评估。通过调取英国和丹麦的处方数据库发现，高血压患者服用雷奈酸锶更容易发生心肌梗死。因此，欧洲药品管理局扩大了雷奈酸锶的禁忌症范围。对于有心肌梗死、脑梗死、外周血管病、血液高凝状态、未控制的高血压和肾脏病的患者禁止服用雷奈酸锶。另外，服用雷奈酸锶期间，每六个月应评估心脑血管病的风险。

放射性锶有哪些危害？

铀-235 裂变产生的锶-90（90 Sr）是一种放射性核素。锶-90 经 β 衰变后生成钇-90 和电子，并释放 0.546 百万电子伏特（MeV）能量。钇-90 进一步经 β 衰变生成稳定的锆-90，此反应的半衰期为 64 小时，并释放 2.28 Mev 能量。原子弹爆炸后沉降物中的主要放射性物质就是锶-90。锶-90 可用于放射性核素检测、静电消除、同位素热源、医疗、卷烟密度测量等。2017 年，国际癌症研究机构将锶-90 列为 1 类致癌物。

锶-90 之所以会危害健康，是因为锶与钙的化学性质相近，人体会像钙那样吸收和存储锶-90。锶-90 进入人体后主要富集于骨骼中，在体内的生物半衰期长达 18 年之久，从而对组织造成持久损伤。锶-90 的生物效应是原子弹防护和民用防护的重要研究课题。

锶-90 引起的辐射事件

苏联用放射性同位素设计制造了各种用途的发生器，其中就包括锶-90 发生器。这些放射源在热电能量转换器中可用作发电原料，其工作寿命长达

20 年。在电力无法配送的偏远地区,放射源可为各种探测器和监控设备提供电源。2001 年,在格鲁吉亚利亚村(Lia)以东约 50 千米的森林中,三名村民因意外接触锶-90 放射源导致急性放射综合征(ARS),最终一人死亡,两人经抢救后康复。

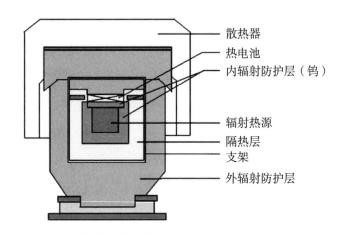

散热器
热电池
内辐射防护层(钨)
辐射热源
隔热层
支架
外辐射防护层

β-M 型放射性同位素热电发生器

苏联曾设计生产了大量这种放射性同位素热电发生器,安放在电力无法送达的边远地区,作为探测器和监测设备的电源。2001 年 12 月在格鲁吉亚利亚村发生的辐射事件,就是因遗弃的此类设备所致。

2001 年 12 月 2 日是一个寒冷的日子,利亚村的三名村民(DN、MG、MB)开着一辆卡车到村东 50 千米外的森林中砍柴。下午六点左右,他们在林间小路上发现了两个金属容器,里面各放有一个金属圆柱。让他们惊奇的是,容器周围 1 米内的积雪完全融化,周围地面还冒出腾腾热气。当 MB 拿起一个金属圆柱,发现柱体热得烫手。由于天已经黑了下来,他们决定将金属柱作为取暖器,在森林里过夜。MB 用电线穿过第一个金属柱上的孔洞,将其搬到小道旁的大石头后面。第二个金属柱上没有孔,MB 和 MG 将其用电线兜住,也抬到大石头后面。夜里,三人在面前生起篝火,背靠着发热的金属柱,相距大约 1 米。因为天气寒冷,DN 和 MG 曾有 1 小时靠近金属柱,相距大约 10 厘米。晚餐后,他们喝了点酒(伏特加,每人约 100 毫升)。接触金属柱约 3 小时后,他们开始出现恶心、呕吐、头痛、头晕。第二天早晨,三人都感觉疲乏无力，以至于连木材都无法装上卡车。次日下午五点三人返回利亚村的家中。

事发当晚，DN 大约暴露了 3 小时，其中包括背部与金属柱紧密接触 1 个多小时，他还曾用手接触金属柱。除了当晚的恶心、呕吐，此后两周他基本没有不适。两周后他开始出现背部灼痛、双手麻木、咽喉疼痛，之后不能发声。尽管出现了严重症状，DN 并未就医。

事发当晚，MG 大约暴露了 10 小时，其中包括背部与金属柱紧密接触 1 小时。还包括用电线捆绑金属柱。MG 在事发第二晚出现反复腹泻、全身皮肤出现荨麻疹样过敏反应，瘙痒难当。他随即到当地诊所就诊，但没有向医生陈述金属柱的接触史。医生依据普通食物中毒给他静脉输注生理盐水和低分子右旋糖酐，同时肌肉注射氯吡胺，上述症状随即消失。事发两周后，他的背部出现灼痛、瘙痒、皮肤脱屑，再次出现荨麻疹样过敏反应。用氯吡胺治疗后过敏反应再次消失，但背部烧伤样症状依然存在。

事发当晚，MB 曾手持金属柱并将其移至岩石上观察，他也曾坐在岩石上 3 小时，距离金属柱约 1 米。他当晚开始出现恶心和呕吐，症状一直持续到第二天早晨。事发一周后，MB 皮肤出现红斑，右手出现灼烧感和水肿，手指末节麻木且无法弯曲。事发 10 天后，右手变得干燥，并有大量皮屑脱落。事发 3 周后，出现全身无力现象。MB 没有就医，当获知 DN 和 MG 背部出现皮损时，MB 的妻子和 MG 的兄弟向当地警察报告了此事，警察建议他们到大医院就诊。三人遂于 2001 年 12 月 22 日前往祖格迪迪（Zugdidi）住院诊治，在被诊断为急性放射综合征后，三名患者被转往第比利斯（T'bilisi）的血液与输血研究所（IHT）。

在血液与输血研究所，三名患者进行了常规治疗，包括使用抗生素和免疫刺激药。2002 年 1 月 4 日，格鲁吉亚政府依据《关于发生核事故或放射性紧急情况的援助公约》（*Convention on Assistance in the Case of a Nuclear Accident or Radiological Emergency*）向国际原子能机构（IAEA）发出援助请求。国际原子能机构先后派出两个专家组，确定了放射源系苏联遗留下的锶-90发生器，并对其进行了封闭处理。在国际原子能机构的协助下，MG 被转往巴黎珀西军事训练医院（Percy Military Training Hospital），DN 被转往莫斯科伯纳斯扬联邦医学生物物理中心（Institute of Biophysics of the Burnasyan Federal Medical Biophysical Center），MB 则留在第比利斯治疗。

MB 于 2002 年 1 月 23 日康复出院。MG 于 2003 年 4 月 18 日好转后回家。DN 于 2004 年 5 月 13 日死亡，死亡原因是皮肤大面积放射损害后并发的感染。

31. 溴

溴对人体具有明显的毒性，溴中毒事件时有发生。那么，生活中人们在哪些情况下会接触到溴？

溴（Br）的原子序数为 35，原子量为 79.90。溴在元素周期表中位于第四周期第七主族（ⅦA），也称卤族元素。地壳中溴的丰度约为 2.4 ppm。海水中溴的平均含量为 65 ppm，死海湖水中溴含量高达 4000 ppm。1826 年，化学家洛威（Carl Löwig）和巴拉尔（Antoine Balard）各自独立发现溴元素。

溴在人体中有哪些作用？

在人体中溴可代替氯发挥部分生理作用，溴有助于嗜酸性粒细胞杀灭丝虫或结核杆菌。人体可利用溴合成微量溴酯，溴酯可诱导快速眼动睡眠，有利于远期记忆的巩固。最近的研究发现，溴离子是动物体内合成Ⅳ型胶原必需的辅助因子，Ⅳ型胶原是基底膜的重要组分。如果这一结果在人体能得到证实，溴就会成为人体必需的微量元素。

哪些情况下会接触到溴？

海水中含有较高浓度的溴化物，因此很多海产品富含溴。2002 年，中

国、韩国、日本三国对居民的尿样进行检测发现，中国居民尿液溴含量为
1.8 ～ 2.8 毫克 / 升，日本居民尿液溴含量为 5.4 ～ 6.5 毫克 / 升，韩国居民尿
液溴含量为 8 ～ 12 毫克 / 升。韩国和日本居民溴摄入量高的原因是他们经常
吃海藻、海鱼、贝类等食物。

溴酸钾作为面团调理剂，往往会添加到烘焙食品中。溴化植物油
（brominated vegetable oil, BVO）是将植物油溴化后制成食品添加剂，常作为
起云剂添加到软饮料中。美国百事可乐公司生产的激浪（Mountain Dew）饮
料就添加了溴化植物油。这种饮料因具有亮丽的云雾状外观，对年轻人具有
很强的诱惑力。世界卫生组织食品添加剂委员会评估后认为，溴化植物油不
宜用作食品添加剂。之后日本、英国等国家已禁用溴化植物油，唯独美国仍
在使用。

溴及其化合物可用作阻燃剂、净水剂、灭虫剂、杀菌剂、染料等。曾经
的消毒用红药水就含有溴。有机溴化物在高温下能解离为游离溴原子，进而
阻断自由基化学链反应。这一机制使有机溴化物可用作阻燃剂。但有机溴在
紫外线作用下可产生游离溴原子，进而破坏臭氧层。

溴甲烷（溴代甲烷或甲基溴）可高效、广谱地杀灭各种有害生物。溴甲
烷对土壤具有强大的穿透力，能渗入到未腐烂的有机体中，从而达到灭虫、
防腐、除草等目的。因此，溴甲烷是一种深受农民喜爱的土壤熏蒸剂。经溴
甲烷熏蒸的土壤，在增加产量的同时，也会增加粮食和蔬菜中的溴含量。为
了防腐和防虫，溴甲烷还可用于熏蒸装载植物、植物产品、木制品的集装箱，
也可用于熏蒸粮仓、粮囤等。这些用途会增加环境中的溴含量和人体溴摄入
量。最近几年来，溴甲烷遭到环保组织和环保人士的强烈抵抗（彩图 8）。

摄入过量溴有哪些危害?

尽管溴的毒性很大，多数溴化物（溴离子）的毒性并不大，除非短期摄
入大量溴化物。从常规饮食中每天可摄取 2 ～ 8 毫克溴化物。溴化物容易损

害神经纤维外面的髓鞘（相当于电线外面的绝缘层），进而影响神经信号传递。溴化物在人体的半衰期约为 9 ～ 12 天，持续摄入会导致体内蓄积。

历史上曾用溴化物治疗精神类疾病，剂量最高达每天 5 克，因此溴中毒时有发生。溴中毒后常表现为嗜睡、谵妄、精神异常和癫痫发作，还会引起消化和呼吸功能障碍。

溴甲烷急性中毒的常见表现包括恶心、呕吐、腹痛、乏力、肺水肿、意识障碍、癫痫发作等。溴甲烷慢性中毒会导致神经损害、认知功能障碍、视神经萎缩等。2017 年，国际癌症研究机构将溴甲烷列入 3 类致癌物清单。

由于溴甲烷对大气臭氧层具有破坏作用，《蒙特利尔议定书哥本哈根修正案》呼吁，发达国家应于 2005 年淘汰溴甲烷，发展中国家应于 2015 年淘汰溴甲烷。目前，中国正积极推进溴甲烷的淘汰进程，但由于溴甲烷能发挥绝佳的熏蒸效果，部分地区仍在使用，互联网上也有很多溴甲烷的销售广告。国家质量检验检疫总局于 2015 年 11 月发布《溴甲烷检疫熏蒸库技术规范》（GB/T 31752—2015），似乎仍然允许溴甲烷作为熏蒸剂使用。

急性溴中毒事件

1984 年 11 月 8 日上午 9 时 30 分，瑞士日内瓦市一家食品化工厂发生溴泄漏，溴气团随风飘移到市中心人口密集地区，导致居民发生群体性溴中毒。因当局应对有序，事件没有造成严重的人员伤亡。该次意外是目前世界上最大的溴泄漏事件。

溴可用于卤化不饱和脂肪酸，因此食品工业会经常用到液态溴。事发的化工厂就是用高压氮气驱动液态溴实施脂肪酸卤化。由于储存溴的容器开关发生故障，致使 550 千克液态溴泄漏，常规通风系统与随即启动的应急通风系统将大量溴排放到室外空气中，在工厂周围形成了巨大的棕色溴气团。溴气团又随风飘移到人口密集的市中心，在停留数小时后，于下午 2 时 30 分消失在日内瓦湖上方。由于溴比空气重，溴气团紧贴地面飘移，一直没有超过楼房三层的高度。

日内瓦州生态毒理学中心（Ecotoxicological Centre of the Canton of Geneva）迅速对污染范围和程度进行了评估。检测发现，市中心空气中溴含量在 0.2～0.5 ppm 之间，而在事发工厂周围空气溴浓度要高很多，溴气团核心部分溴含量约为 1.5 ppm，这一水平远超联邦政府规定的短期溴接触限量（0.3 ppm）。当时大约有 25000 名居民暴露在有毒的溴气团中。事发时正值城市交通高峰，好在当天学校没有开学。

事件发生后，日内瓦市消防局迅速配发了德雷格抗酸服（Draeger anti-acid suits），消防员尝试用硫代硫酸钠喷雾中和溴气团。但因气团太大，这种方法收效甚微。消防员迅速撤离了事发工厂内的全部人员，封闭了事发地区的交通，同时要求周围居民待在家中并紧闭门窗，警察则佩戴防毒面具上岗。事发后第一小时，电台和电视台无法提供事件相关信息，之后动态播报事件调查进展，转发消防局的防毒建议和卫生部门的就医指导，这些措施稳定了居民的恐慌情绪，市内没有发生骚乱。但由于大量居民致电警察局、消防局和医院，导致整个市政电话系统瘫痪数小时。

日内瓦州立医院共接诊了 91 例可疑溴中毒患者，患病人数约占暴露人群的 0.4%。几乎所有患者都症状轻微，大部分患者在眼科就诊。主要症状包括急性结膜炎（90%）、上呼吸道不适（68%）、咳嗽（47%）、头痛（46%）等。大约有 30% 的患者症状持续超过三天，最长者持续一个月。仅有一名患者需要住院，但经 24 小时治疗后痊愈出院，事件中没有出现死亡病例。

第六篇

无功能元素

Cd Ag

Tl

Sn   Te

Au

Hg

Pb

Sb   Po

32. 铍

煤炭和石油中都含有铍。这些化石燃料燃烧后，其中所含的铍会随废气排放到大气中，含铍微粒在重力作用下沉降到地面，或随降雨进入土壤、地表水或地下水中。那么铍污染会对人类健康造成哪些危害呢？

铍（Be）的原子序数为 4，原子量为 9.012。在元素周期表中，铍位于第二周期第二主族（ⅡA）。在地壳中，铍的丰度为 2.8 ppm。1828 年，德国化学家沃勒（Friedrich Wöhler）和蒲赛（Antoine Bussy）各自独立分离出金属铍。

铍为什么会引起中毒？

铍中毒可分急性和慢性两种。急性铍中毒是因短时间吸入或摄入大量铍盐所致，可在数小时或数天后出现呼吸道和皮肤症状。空气中铍含量超过 100 微克 / 米³ 时可导致吸入者死亡。

慢性铍中毒是因长期吸入或摄入低剂量铍盐所致，经数月、数年甚至数十年累积后发病。美国职业安全与健康研究所建议，工作场所空气中铍含量不得超过 0.5 微克 / 米³。铍可引起皮肤过敏反应，在接触铍和铍制品时，操作者应佩戴手套。1993 年，国际癌症研究机构将铍和铍化合物列为

1 类致癌物。

铍的化学性质与镁相似，进入人体的铍会将生物酶上的镁置换下来，导致含镁生物酶功能异常。铍离子（Be^{2+}）活性高、原子量小，很容易进入组织和细胞。进入细胞的铍离子主要结合到细胞核上，抑制 DNA 合成酶。经呼吸进入人体的铍首先会损害肺组织，引起肉芽肿增生。人体没有排出铍的机制，进入体内的铍会在组织蓄积，这是铍毒性较大的一个原因。

铍通过哪些途径进入人体？

铍可经呼吸和饮食进入人体，经呼吸进入体内的铍危害更大。金属铍很轻，容易形成粉尘、烟雾和气溶胶，燃煤热电厂是大气铍污染的重要来源（彩图 9）。在生产和加工铍及其化合物时，吸入含铍烟雾会导致铍中毒（berylliosis）。20 世纪三四十年代，德国、意大利、美国和苏联在开采铍矿时，因没有充分认识到铍的毒性，矿工缺乏必要的防护，有的探矿人员甚至用品尝法确定铍的存在（铍带有甜味），因此导致大批人员发生铍中毒，中毒者多在数年内死亡。

天然食物中铍含量大约在 1 ～ 20 微克 / 千克之间。粮食、蔬菜和水果铍含量与种植的土壤有关，有些植物可吸收并蓄积铍。美国开展的检测发现，柠檬汁和番茄酱中铍含量是自来水的 200 多倍。在酸性土壤种植的根茎类蔬菜，最容易吸收并蓄积铍。给土壤施加少量石灰以提高碱性，可减少粮食、蔬菜和水果的铍含量。

铍在地壳中的丰度很低，因此饮水中铍含量极低。中国《生活饮用水卫生标准》（GB5749—2006）规定，饮用水铍含量不得超过 2 微克 / 升。美国环境保护署规定，饮用水铍含量不得超过 4 微克 / 升。经检测，美国各地自来水中铍含量平均为 0.2 微克 / 升。若每天饮水 2 升，经饮水摄入的铍约为 0.4 微克。沙特阿拉伯开展的调查发现，该国饮用水有 73% 的水样铍含量超过 1 微克 / 升。沙特自来水铍含量较高的原因是海水淡化过程中存在铍污染。

成人每天经食物摄入铍约为 12 微克，经饮水摄入铍约为 0.4 微克，经空气吸入铍不到 0.1 微克。日常饮食中的铍不会对人体健康构成威胁。但接触铍的产业工人有可能摄入或吸入过量铍。在铍污染地区，居民可能经食物和饮水摄入过量铍。

第二次世界大战期间，铜铍合金和荧光灯广泛应用，铍的需求量大增。早期荧光灯以硅酸锌为荧光材料，加入铍盐可使荧光呈现绿色，加入钨酸镁可使荧光呈现蓝色，通过调节铍盐和钨酸镁的相对含量就可获得理想的灯光颜色。在发现铍的毒性后，铍盐已不再作为荧光材料。

铍中毒事件

1990 年 9 月 12 日，苏联加盟共和国哈萨克斯坦乌斯季卡缅诺戈尔斯克（Ust-Kamenogorsk，也称厄斯克门）乌尔巴冶金厂（Ulba metallurgical plant）发生爆炸，大量含铍烟雾在城市上空扩散。当地居民暴露在铍毒之下。含铍烟雾冷却后，铍颗粒物沉降到地面，对地表水、地下水和土壤造成了持久污染。

调查发现，乌尔巴冶金厂的铍生产车间通风系统没有定期清洁。事故发生时，管道中沉积了大约 4000 千克铍粉。爆炸由电焊火花引起，火花进入通风管后点燃了沉积的铍粉。爆炸后，乌斯季卡缅诺戈尔斯克的空气含铍水平上升至最高限量的 890 倍。铍阴云覆盖的区域包括 23 所学校、42 所幼儿园、3 所职业学院、2 所大学和 12 万居民的住所。

铍具有反射中子的作用，在核反应堆中，常将铍幕放置在核燃料棒周围，以防中子逃逸。在制造核武器时，铍也被用作中子反射镜。乌尔巴冶金厂为苏联核武器生产和核电站提供铍，该厂的设施和产品均属绝密，当地政府也没有建立针对平民的灾难应急计划。爆炸发生两个半小时后，政府面向公众发出第一次警告，笼统地说核燃料厂发生了事故，受切尔诺贝利事故惊吓，当地居民以为又发生了核辐射事故。第二次警告宣布没有核辐射危险，但并没有提及铍泄漏。这时，街道上到处都是放学的孩子和下班的工人。冶金厂管理者经过简单调查后粗暴地断定，污染事件对居民没有危害。这一决定使暴露者错过了预防性治疗的最佳时机，大幅增加了此后肺癌的风险。

乌斯季卡缅诺戈尔斯克事件发生后，政府宣布当地为生态灾难区，大批居民被迁往外地。事件对居民健康的影响已无法评估，原因是苏联当局对爆炸事件严格保密。尽管当时有人提议永久关闭乌尔巴冶金厂，但由于其重要的战略价值，该厂还是保留了下来。目前，已隶属哈萨克斯坦的乌尔巴依然是世界上最重要的铀和铍生产企业之一。

33. 铝

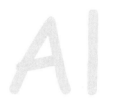

> 神经细胞对铝毒敏感性极高，沉积在脑组织中的铝清除非常缓慢，因此铝会严重损害认知功能。那么，日常生活中如何减少铝摄入呢？

铝（Al）的原子序数为 13，原子量为 26.98。在元素周期表中，铝位于第三周期第三主族（ⅢA）。在地壳中，铝的丰度高达 82300 ppm（8.23%），在各元素中位居第三，仅次于氧和硅。人类使用含铝化合物的历史悠久，但古人并不知道金属铝。1824 年，丹麦化学家奥斯特德（Hans Ørsted）首次制得金属铝。

铝的毒性有哪些？

经饮食摄入的铝大约有 4% 会被吸收，其余大部分都经粪便排出。进入体内的铝会分布到除晶状体外的所有组织中，其中以脑、骨骼、肾脏中浓度最高。体内铝蓄积可引起神经损害、骨质疏松、肾功能不全等。铝还可干扰甲状旁腺激素分泌，影响骨的新陈代谢，这些机制会进一步加重骨质疏松。

铝对人体的最大危害是神经毒性。神经细胞对铝毒敏感性高，而沉积在脑组织中的铝需要 7 年时间才能清除一半。研究提示，铝会诱导或加重阿尔茨海默病（老年性痴呆）；阿尔茨海默病患者经驱铝治疗后，记忆力下降速度明显减缓。法国开展的调查发现，饮用水铝含量高的地区，阿尔茨海默病发病率较高。研究者认为，饮水中铝含量超过 0.1 毫克 / 升就会增加阿尔茨海默病的风险。加拿大学者也发现，在含铝粉尘高的环境中工作的人员，容易发生认知功能障碍。研究还发现，发铝含量高的儿童注意力不容易集中。

由于铝会影响神经发育，孕妇或哺乳期妇女应尽量避免接触铝制品，降低铝摄入，防止铝对宝宝造成不良影响。当饮食中铁、钙、镁、锌等含量较低时，铝的吸收率会明显增加。因此，增加铁、钙、镁、锌的摄入量有助于减少铝的吸收。素食者铁摄入较少，更应重视补铁和补锌。铝的毒性与体内蓄积量有关，因此其毒性会缓慢而持久。老年人体内铝蓄积量大，肾脏排铝能力下降，血脑屏障作用不健全，更容易因铝蓄积而造成认知功能损害。

转铁蛋白和血清白蛋白能与体内的铝结合，促进体内铝排出。当体内铁过载时，常用去铁胺和其他螯合剂清除体内过多的铁。研究发现，去铁胺和其他螯合剂也有助于清除体内的铝。在实施血液透析的患者中发现，用去铁胺可大幅降低骨骼中沉积的铝。但应强调的是，去铁胺和其他螯合剂都有明显的毒副作用，不可随意使用。

铝通过哪些途径进入人体？

地壳中铝含量丰富，岩石、土壤、植被、水、尘埃中都含有铝，可以说自然界中铝无处不在。植物从水和土壤中吸收铝，动物摄入植物体内的铝。地球上所有生命都长期在富铝环境中生长和进化，所以对铝已经产生了很强的适应性，能及时排出经天然食物摄入的铝。

含铝添加剂常用作油炸食品的膨化剂、烘焙食品的发酵剂、奶制品的乳化剂、粉状食品的防结剂。使用铝制器皿或材料烹制、存储、运输、包装食品，都会增加铝摄入量。明矾（十二水合硫酸铝钾）在中国具有悠久的应用历史。油条、麻花等食品加入明矾后外观会变得透亮诱人，吃起来松软可口。粉条、面条等食品加入明矾，烹饪时久煮不烂，吃起来筋道十足。新鲜海蜇含有毒素，直接食用可引发中毒，用明矾腌制海蜇可去除其中的毒素。2015 年，在上海地区开展的调查发现，油条和馒头是居民铝摄入的主要来源。

中国《食品添加剂使用标准》（GB2760—2011）规定，食品中铝残留量不得超过 100 毫克/千克。2014 年，五部委发布《关于调整含铝食品添加剂使用规定的公告》，撤销了酸性磷酸铝钠、硅铝酸钠和辛烯基琥珀酸铝淀粉 3 种食品添加剂，不再允许膨化食品使用含铝添加剂，同时压缩了硫酸铝钾（明矾）和硫酸铝铵的使用范围。

除了食物，饮水也是铝摄入的重要来源。饮水铝可源于天然含铝，也可源于水污染和人工添加的铝化合物。地表水和地下水在流动过程中，会溶入土壤和岩石中的铝。明矾溶于水后，生成的胶体状氢氧化铝具有很强的吸附力，可清除水中的悬浮杂质，因此明矾常用作净水剂。

氢氧化铝可中和胃酸（盐酸），因此常用于治疗胃溃疡。硫糖铝具有保护溃疡面、促进溃疡愈合的作用，也是治疗胃溃疡的常用药物。由于含有高水平的铝，这些药物不宜长期服用，尤其是儿童。

中医认为，明矾（矾石）具有收敛、燥湿和解毒作用，常用于治疗崩、带、风眼、喉痹、痈疽等疾病，也用于解除蛇虫之毒。现代医学常用含铝化合物治疗多汗症或臭汗症（狐臭）。在皮肤上涂抹含铝药物后，每天最多会有 4 毫克铝被体内吸收。

用铝罐（易拉罐）、铝箔、铝制容器包装或存储食品和饮料，会增加其中的铝含量。大量使用铝制品还会增加土壤和水中的铝含量。部分牙膏、牙齿美白产品、唇膏、胭脂、腮红等都含有较高水平的铝。使用铝制锅碗瓢盆会增加铝摄入量，尤其是用铝锅烹饪酸性食物。在铝的神经毒性被揭示出来后，现在已很少见到铝制炊具和餐具。如果使用铝制炊具，往往会在表面喷涂聚四氟乙烯（特富龙）。

由于铝在体内没有生理作用，因此尚未建立推荐摄入量。2006 年，世界卫生组织（WHO）提出，将铝的暂定每周容许摄入量（PTWI）从过去的 7 毫克/千克体重降为 1 毫克/千克体重。欧洲食品安全委员会推荐，成人每周铝摄入量不应超过 1 毫克 / 千克体重。因此，对于体重 70 千克的成年人，每周允许的最大铝摄入量为 70 毫克。中国疾病预防控制中心开展的调查发现，中国居民平均每周铝摄入量高达 34 毫克 / 千克体重，远超 WHO 设置的限量。

中国居民铝摄入过高，其原因可能与饮食结构有关。有些居民喜欢用泡打粉、明矾等作为膨松剂，加入油条、凉皮、粉条、米粉等主食中；有些居民仍在使用老式铝锅做饭，用老式铝壶烧水，用老式铝餐具进餐；近年来含铝化合物被广泛用作食品添加剂；铝制易拉罐、铝箔广泛用于食品包装；部分地区用铝化合物净化饮水。这些都增加了铝摄入量。

铝具有潜在健康危害，会损害神经系统。中国已逐渐步入白发社会，铝对老年人智力的危害尤其值得重视。因此，需要从国家层面进行规划，在开展广泛宣教的同时，应严格相关法律法规，限制食品和饮水中的铝含量，降低全民总体铝摄入水平，提高国民智力水平，改善国民健康状况。

饮水铝中毒事件

1988 年 7 月 6 日，英国力拓集团（Rio Tinto）的一名司机斯蒂芬斯（John Stephens）将一卡车硫酸铝运往卡默尔福德（Camelford）的自来水厂。硫酸铝也称明矾，在水处理时常用作絮凝剂，少量使用就可使饮水变得清澈。到达后，斯蒂芬斯发现水厂内空无一人。由于第一次来水厂送货，斯蒂芬斯的前任告诉他，硫酸铝储罐就在大门里面不远的左侧，并将开储罐的钥匙交给他。在寻找 20 分钟后，斯蒂芬斯终于用钥匙打开了一个上锁的井盖，他确信里面就是硫酸铝储罐。然而他不知道的是，不仅水厂甚至整个西南水务局（SWWA）的公共设施都使用同一套锁钥。他因此将 20 吨硫酸铝倒进了储水池中。硫酸铝污染水很快经水网系统输送给 2 万名当地居民和 1 万名游客。当时自来水中铝浓度高达 620 毫克 / 升，是欧盟允许限量（0.2 毫克 / 升）的 3100 倍。

污染事件发生的当晚，有超过 1000 名居民反映自来水浑浊并有异味。水务部门回复称，虽然自来水酸度偏高，但仍可安全饮用。对于水中的异味，可加点橙汁予以掩盖。随着投诉电话的持续增加，水务部门才认识到问题的严重性，并开始了暗中调查。7月12日，运送硫酸铝的卡车司机被召回，水务部门才弄清了事件的来龙去脉。但当局非但没有对外公布事件真相，反而要求斯蒂芬斯和职工不得对外泄露水污染的任何信息。

当地的生物学家克罗斯（Douglas Cross）开展的检测发现，自来水不仅含有极高水平的硫酸铝，还含有其他有害物质。当酸性较高的污染水流经管道时，会腐蚀铜管及焊接点，而焊接点中的锌和铅被大量释放出来。当时水务部门建议在饮用前烧开自来水，克罗斯对这一建议进行了批驳，因为煮沸反而会使污染物浓缩。

直到7月22日，水务部门才在当地报纸上承认饮水受到化学物质污染，同时提醒居民暂时不要饮用污染的自来水。事发数月后，水务部门对输水管道进行了反复冲洗。冲洗产生的废水排入附近的艾伦河（River Allen），导致大约六万条鲑鱼和鳟鱼死亡。

1988年8月，帝国化学工业公司（ICI）资深科学家劳伦斯（John Lawrence）博士发布报告，对卡默尔福德水污染事件的处理过程提出严厉的批评，指责当局隐瞒事件真相导致民众无法获知相关信息，进而无法选择正确的防护措施。

1989年1月，针对卡默尔福德水污染事件，康沃尔郡（Cornwall）成立了特别调查组。调查组的初步报告认为，没有证据表明饮水中的铝会在人体蓄积，污染事件也没有造成居民中毒。半年后，特别调查组发布了更为详尽的报告，尽管承认污染事件给当地居民带来痛苦，但负责调查的克莱顿夫人（Dame Barbara Clayton）认为，居民报告的不适症状是媒体夸大宣传的结果，这些症状不太可能在当时情况下发生，而是媒体暗示的结果。克莱顿报告发布后，引发了卡默尔福德居民的极大愤怒和学术界的广泛质疑。调查组不得不对报告的部分内容进行修改。

2000年11月，英国民间组织环境法律中心（Environmental Law Centre）

向欧洲议会发出请愿书，要求布鲁塞尔（欧盟总部所在地）彻查卡默尔福德水污染事件。2001 年 8 月 14 日，英国政府被迫宣布对该事件重新调查，新成立的调查组由谢菲尔德大学（University of Sheffield）医学院伍兹教授（Frank Woods）领衔。2013 年 4 月该调查组发布的最终报告认为，接触硫酸铝不太可能造成长期健康问题；也没有证据表明事故造成的饮水中其他金属离子会带来长期健康危害；污染区内癌症发生率没有明显增加；当地居民报告的关节痛、肌肉痛、四肢肿胀等症状与污染事件无关，因为这些症状在普通人中也很常见。值得一提的是，调查组的两名专家克罗斯（Douglas Cross）和史密斯（Peter Smith）中途辞去专家组成员的职务，拒绝承认与调查报告有关。

事件发生后，《英国医学杂志》（*British Medical Journal*）发表的研究论文指出，部分受害者脑功受损严重，其症状类似阿尔茨海默病（老年性痴呆），而阿尔茨海默病也与大脑中铝沉积有关（彩图 10）。受害者还出现疲劳、肌痛、过早衰老、短期记忆丧失等表现。这些研究者反驳了伍兹教授的调查报告，认为铝对人体尤其是大脑的影响是长期的，不可能在短时间内观察到全部症状。他们呼吁对受害者进行持续随访，以确定事件是否造成远期危害。

2006 年，当地居民克罗斯太太（Carol Cross）死于脑血管淀粉样变性病。时年 58 岁的克罗斯太太曾长时间饮用卡默尔福德的污染水。尸检时发现，她的大脑中铝含量高达 23 微克/克，而正常人脑组织中铝含量应在 0～2 微克/克之间。这一病例提高了学术界和民众对卡默尔福德水污染危害的警惕性。法律界要求应加大力度监测受害者的健康状况。

在针对克罗斯死亡赔偿诉讼案的判决书中写道，西南水务局在污染事件发生后的 16 天里没有将真相告知民众，无异于用 2 万人的生命健康做赌注，这实在是无法接受的行为。克罗斯太太大脑中铝含量远超正常范围，这可能是造成她死亡的直接原因。最终，西南水务局因供应危害公众健康的饮水被罚款 10000 英镑，并被勒令支付 25000 英镑赔偿费。除了克罗斯案，另有

648 名受害者发起了赔偿诉讼，这些诉讼最终都以庭外和解方式了结，西南水务局共支付了 52.3 万英镑赔偿金。

英国是现代公共卫生学的策源地，英国的公共卫生管理系统曾长期是世界各国学习和模仿的对象，先进的市政供水和排水系统更是英国先进管理的标志。作为英国历史上最严重的公共卫生事件，卡默尔福德水污染让世人开始怀疑英国的公共卫生模式。正如时任英国环境部长马奇（Michael Meacher）所言："政府各部门和各地方间的明争暗斗制约了当事者解决问题的能力，有些人出于一己私利期望政府搞砸水务系统，最终将其出售。"2011 年，英国政府将水务公司（Northumbrian water）以 47 亿英镑出售，其中西南水务作价 3 亿英镑，买方是李嘉诚控股的长江实业（Cheung Kong Holdings）。

34. 钛

二氧化钛经常被用作着色剂添加到食品中，那么加入到食品中的二氧化钛对人体有没有害呢？

钛（Ti）的原子序数为 22，原子量为 46.87。在元素周期表中，钛位于第四周期第四副族（ⅣB）。地壳中钛的丰度为 5600 ppm，在所有元素中位居第九。1791 年，英国牧师格雷戈尔（William Gregor）发现了钛。

钛和钛化合物有毒吗？

钛和钛化合物对人体无毒或毒性很低。植物会吸收土壤中的钛，钛可加速碳水化合物合成并促进植物生长，因此大多数植物体内含有 1 ~ 2 ppm 的钛。成人每天从膳食中摄入约 0.8 毫克钛。有研究提示，摄入过多钛会引起黄甲综合征，其机制目前尚不清楚。黄甲综合征的典型表现是指甲发黄变软，有时出现横嵴或裂纹。

钛可经过哪些途径进入人体？

金属钛化学性质稳定，钛合金在医学上常用于制作金属植入材料，如义齿、人造关节和支架等。多年临床应用证实了钛合金的安全性，仅个别人会发生钛过敏现象。

二氧化钛具有良好的紫外线屏蔽作用。纳米级二氧化钛因粒径小、活性强，既能反射紫外线，又能吸收紫外线，是配制防晒霜的绝佳原料。因具有显著增白和增稠效果，并能对紫外线起屏蔽作用，粉状二氧化钛也常添加到食品和药品中。糖果、巧克力、膨化食品、口香糖、压缩型固体饮料、含奶饮料、果酱、沙拉酱等食品中经常添加二氧化钛。

目前，中国允许将二氧化钛作为着色剂添加到食品中。《食品安全国家标准　食品添加剂》（GB25577—2010）规定了食品用二氧化钛的质量标准。《食品添加剂使用标准》（GB2760—2014）规定了各类食品添加二氧化钛的最高限量（表6-1）。

表6-1　食品中二氧化钛添加范围

使用范围	最大使用量（克／千克）
凉果类	10.0
巧克力	2.0
硬制糖果	10.0
抛光糖果	按生产需要适量使用
胶基糖果	5.0
糖果巧克力包衣	按生产需要适量使用
装饰糖果	5.0
蛋黄酱、沙拉酱	5.0
固体饮料	按生产需要适量使用
果冻	5.0
油炸小食品	10.0
膨化食品	10.0
饮料混浊剂	10.0
果酱	5.0
脱水马铃薯	0.5
魔芋凝胶食品	2.5
调味糖浆	5.0

1969年，世界粮农组织和世界卫生组织食品添加剂联合专家委员会（JECFA）曾对二氧化钛作为食品添加剂的安全性进行评估，当时认为，"二

氧化钛是一种难溶化合物，人和动物摄入二氧化钛后不会在体内蓄积"。

1979年，美国国立癌症研究所评估了二氧化钛的致癌性。用含5%二氧化钛的饲料喂养大鼠104周后，大鼠肿瘤发生率并未增加。但该研究仅评估了普通二氧化钛，并未评估纳米级二氧化钛的致癌作用。

2010年，国际癌症研究机构将二氧化钛纳米颗粒列为2B级致癌物。因为有足够证据表明，吸入二氧化钛纳米颗粒可导致肺癌。国际癌症研究机构对口服二氧化钛纳米颗粒的致癌性也进行了评估，但由于二氧化钛纳米颗粒本身缺乏标准，报告没有给出定论。

目前，美国、日本和欧盟均允许将二氧化钛添加到食品中。美国食品药品管理局（FDA）规定，食品中二氧化钛含量不得超过1%。英国开展的研究表明，每天摄入不超过2毫克/千克体重的二氧化钛不产生明显的毒副作用。

二氧化钛在胃肠的吸收率与颗粒大小密切相关。口服同等剂量后，粒径50纳米的二氧化钛颗粒吸收率为34%；粒径100纳米的二氧化钛颗粒吸收率为26%；粒径500纳米的二氧化钛颗粒吸收率为10%；粒径1微米的二氧化钛颗粒吸收率已微不足道。多数学者认为，粒径小于100纳米的二氧化钛颗粒可被肠黏膜上皮细胞吸收，大量摄入存在潜在的健康风险。

钛化合物中毒事件

四氯化钛是生产钛金属和二氧化钛的中间体，因此其工业用途非常广泛。由于四氯化钛的分子式 $TiCl_4$ 与英语单词"tickle"发音类似，西方人常将四氯化钛称为 tickle（挠痒痒）。四氯化钛为强挥发性液体，与潮湿空气接触后可形成浓密的二氧化钛和水合氯化氢云雾。四氯化钛与水混合会爆炸性释放出盐酸（HCl）。四氯化钛与人体皮肤或其他组织接触后，可与组织中的水结合生成盐酸，进而引起皮肤和组织严重损失。可见，四氯化钛带来的损伤远非挠痒痒那么轻微。

　　在工业生产中，因四氯化钛导致的人员伤亡事件时有发生。1992 年，英国学者奇特卡拉（DK Chitkara）和麦克尼拉（BJ McNeela）曾报道 8 例四氯化钛导致的烧伤病例，患者大多都有皮肤、黏膜、呼吸道、角膜烧伤。其中一例患者在工作时因机械故障，导致大量四氯化钛泼洒到全身。患者面部、鼻腔、咽喉严重灼伤，双眼灼伤尤其严重，角膜变厚并呈完全不透明状，球结膜和巩膜广泛水肿。检查发现，患者因吸入大量四氯化钛烟雾造成肺部严重损害。虽经积极抢救，患者肺的顺应性逐渐降低，血氧饱和度持续下降，但仍于受伤第 14 天死亡。

35. 镓

砷化镓是优良的半导体材料。那么，经常接触砷化镓会不会引发中毒反应呢？

镓（Ga）的原子序数为 31，原子量为 69.72。在元素周期表中，镓位于第四周期第三主族（ⅢA）。镓在地壳中的丰度约为 19 ppm。金属镓的熔点为 29.8℃，低于人体温度。因此，将金属镓放在手中就会熔化。镓铟锡合金（galinstan）的熔点更只有 −19℃，可用于制造温度计，以取代对人体有毒的汞。1871 年，俄罗斯化学家门捷列夫预测到镓的存在。1875 年，法国化学家布瓦博德朗（Paul Boisbaudran）用光谱分析法发现了镓。

镓和含镓化合物有没有毒性？

镓不会在人体蓄积，人体内存在天然水平的镓。镓盐在胃肠道的吸收率小于 1%。体重 70 千克的成人体内镓含量不超过 700 微克。

金属镓基本无毒，含镓化合物毒性也较低。动物研究发现，注射较低剂量的可溶性镓盐不会损害肾脏，镓盐也不会在体内蓄积，而会通过尿液快速排出。注射大剂量可溶性镓盐后，可在体内形成难溶的氢氧化镓，沉积在肾脏，导致肾功能受损。吸入镓盐可引起肺部炎症和纤维化反应，并会损害骨髓造血功能。接触镓盐会刺激眼睛、皮肤和黏膜。

美国国家毒理学研究计划（NTP）曾系统评估砷化镓的毒性。大鼠吸入高浓度砷化镓空气（150 毫克 / 立方米）后，会出现体重下降、呼吸道炎症、血中性粒细胞增加、肝酶升高等现象。另外，在雄性大鼠中，吸入高剂量砷化镓可导致睾丸萎缩、精子数量减少、异常精子比例增加、精子活动度降低等。经口摄入砷化镓，也会出现类似病症，但程度比吸入要轻很多。

镓的医疗用途

最近几年来，因发现镓可抑制细胞异常增殖，其药用价值逐渐引起了学术界的关注。将柠檬酸镓注射到载瘤动物体内，可抑制肿瘤生长。临床试验发现，硝酸镓可抑制淋巴瘤和泌尿系上皮癌。镓离子可抑制破骨细胞的活性，因此硝酸镓注射液（商品名为 Ganite）已用于治疗高钙血症。另外，含镓化合物在治疗细菌感染和疟疾等方面也具有潜在价值。

镓离子结构类似三价铁，人体会像吸收和利用三价铁那样吸收和利用镓离子。注射柠檬酸镓或硝酸镓后，镓会在炎症活跃部位（感染）或细胞快速增殖区域（肿瘤）聚集。利用这一作用，镓盐可用于磁共振成像或放射性同位素成像，以诊断感染性疾病和肿瘤。

镓通过哪些途径进入人体？

砷化镓是优良的半导体材料。相对于硅等传统半导体材料，砷化镓的电子迁移率要高 6 倍，而且寄生电容和信号损耗大幅降低。这些优势使砷化镓在电子工业领域具有广泛用途，如生产光电设备（太阳能电池板）和集成电路。近年来砷化镓的环境毒性及其对公共安全的潜在危害，已成为学术界关注的一个热点。

吸入是镓中毒的主要途径，特别在从事半导体和太阳能电池生产的产业工人中，因为生产场所空气中砷化镓微粒的含量较高。接触砷化镓的产业工人也可能经口摄入砷化镓。工业废料或废水未经妥善处理就排放，其中的砷化镓可能溶入地下水中，最终经饮水或食物链进入人体。

中国台湾是全球电子元器件的重要生产基地，近年来砷化镓的用量迅速增加。台湾学者开展的研究发现，相对于其他工人，接触砷化镓的产业工人尿液中镓和砷浓度明显升高。佩戴口罩和手套可降低尿液中镓和砷的浓度，这说明砷化镓可经呼吸道和皮肤吸收。在台湾两家大型半导体企业开展的调查发现，生产车间空气中镓含量在 0.3 ～ 101.3 毫克 / 米³ 之间，而管理区办公室空气中镓含量在 0.1 ～ 18.0 毫克 / 米³ 之间。车间工人尿液镓浓度在 4.4 ～ 56.3 毫克 / 升之间，而办公室管理人员尿液镓浓度在 0.1 ～ 8.1 毫克 / 升之间。

在水溶液中，砷化镓可迅速解离为镓离子和砷离子。砷的毒性已被证实，砷化镓的毒性很大程度上由其中的砷决定。给大鼠气管内注射相当剂量的砷化镓（GaAs）、三氧化二砷（As_2O_3，砒霜）和三氧化二镓（Ga_2O_3），结果发现，砷化镓和三氧化二砷都会引起组织炎症和坏死，而三氧化二镓仅引起轻度单核细胞增生和肺部结节样改变。给大鼠注射砷化镓，可抑制 δ- 氨基乙酰丙酸脱水酶（ALADE）的活性，从而阻碍血红素合成。

砷化镓的另一毒性是免疫抑制作用。给感染李斯特菌的小鼠分别注射砷化镓和亚砷酸钠后，注射砷化镓的小鼠死亡率明显增加，而注射亚砷酸钠的小鼠死亡率并未增加。这些研究提示，镓可能增强了砷的免疫毒性。

从现有的研究结果分析，一方面镓可能用于肿瘤等疾病的治疗；另一方面镓可能具有生殖毒性和免疫毒性。但是，有关镓的治疗作用和毒理机制尚未完全阐明，需要针对相关问题开展进一步研究。在解决这些问题之前，对接触镓的产业工人进行防护，对镓污染进行预防是完全必要的。

急性镓中毒案例

2012 年，美国田纳西大学（University of Tennessee）的学者报道了一例因化学实验操作失误而引发的镓中毒，中毒者经系统治疗后恢复。

梅莉（化名）是一名 20 岁的白人女大学生，她主修化学。在上学期间，梅莉积极参与了导师主导的化学合成研究，该项目涉及各种卤化镓和硫族化物，目的是合成含镓半导体的前体（三价金属镓络合物）。

有一次，在清洗氯化镓烧瓶时，梅莉发现有少量溶液溅到她的左眼上方。她当时没有在意，直到两天后局部出现灼热、发痒和发红，眼睛下方的皮肤也出现黑色瘀斑，左眼视力也有所下降。随后她的面部皮肤、双眼睑和舌头开始肿胀，舌头上起水泡。事件发生两周后，梅莉出现头昏、头痛、眼花、心跳加快、呼吸急促、四肢乏力、腿部震颤等症状。事件发生一个月后，梅莉的双耳后出现皮疹。因为不想给导师惹麻烦，梅莉一直拖延到症状加重时才就诊。

医生检查后发现，梅莉的舌头肿胀，舌头边缘有溃疡糜烂，左眼睑和眼周皮肤有皮炎、浮肿，双耳后皮肤有湿疹样病变，右侧肘窝也有皮疹。尽管就诊期间血压和心率正常，但梅莉仍感心慌、头痛、恶心、眩晕、乏力，她的双腿还有震颤现象。梅莉还回忆起有时尿液发黑。

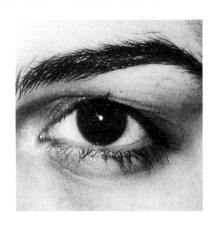

镓化合物引起眼睑和皮肤异常反应

金属镓基本无毒，含镓化合物毒性也较低，个别人会对镓过敏。这名女子在实验室接触到镓化合物后引起局部过敏反应。

图片来源：Ivanoff CS, Ivanoff AE, Hottel TL. Gallium Poisoning: A Rare Case Report. *Food Chem Toxicol*. 2012; 50: 212-5.

详细的调查表明，梅莉在一年半时间里参与了 20 多次镓晶体合成实验，每次持续时间 1 ～ 3 小时，每次处理 1 ～ 3 克镓。调查结果表明，梅莉可能发生了镓中毒，镓的摄入途径可能包括空气吸入和皮肤接触。

血液检查提示，梅莉血液电解质失衡，血清钠和磷酸盐水平降低。根据病史和检查结果，梅莉被诊断为急性镓中毒。手臂、眼睛和耳后皮疹为继发于镓中毒的超敏性皮炎，腿部震颤为镓中毒继发的周围神经病变。由于症状较轻不会威胁生命，医生决定持续观察病情，但建议梅莉在症状消失前不要再去实验室。医生还为她开具了 0.05% 倍他米松双丙酸酯乳膏以治疗皮疹。

梅莉诊断镓中毒一个月后，结膜炎、眼睑水肿、舌头肿胀逐渐消失，手臂和耳后皮疹也完全好转。但头痛、心慌、腿部震颤依然存在。此后不久，梅莉又出现了阵发性心慌，心率会从 65 次/分突然提升到 156 次/分，同时伴有眩晕、站立不稳、恶心、呕吐等症状。其间共发生四次晕厥，最长一次昏迷 8 分钟。24 小时动态心电图监测提示，梅莉出现了室上性心动过速。医生分析认为，这种情况是镓中毒的后遗症，因此给她开具了阿替洛尔，每天服用 25 毫克。治疗一个月后症状明显减轻。

36. 锗

在日本和英国，锗曾被当作防病治病和延年益寿的保健品。商家宣称，锗具有抗肿瘤、抗病毒和调节免疫的作用。那么，这些商业宣传是否有科学依据呢？

锗（Ge）的原子序数为 32，原子量为 72.64。在元素周期表中，锗位于第四周期第四主族（ⅣA）。锗在地壳中的丰度约为 1.5 ppm。1886 年，德国化学家温克勒（Clemens Winkler）发现锗元素。

天然食物中含有锗吗？

土壤中锗的含量在 0.6 ～ 1.3 毫克 / 千克之间，淡水中锗的含量在 0.004 ～ 0.6 毫克 / 升之间。早年曾有学者报道，人参、芦荟、大蒜等含有 ppm 级的高浓度锗，后来采用更灵敏的检测方法发现，锗存在于所有食物中，但含量基本都是 ppb 级。通过日常饮食，成人每天摄入锗约在 0.4 ～ 1.5 毫克之间，可见人体经天然食物摄入的锗相当少。

食物中的锗大约有 30% 在肠道吸收。进入人体的锗会在 24 小时内经肾脏排出。通过饮食摄入的锗不会在体内蓄积。但服用锗剂的人，锗会在肾脏、脾脏、肝脏、头发、指甲等组织蓄积。服用大量锗剂的人，在停用 20 个月后，依然能在组织中测量到高水平的锗，而尿液中也一直在排出较高浓度的锗。这种现象表明，大量锗（75 毫克／天）可在体内蓄积较长时间。在大鼠中，二氧化锗（GeO_2）的半数致死剂量（LD_{50}）为 3.7 克／千克，在小鼠中，二氧化锗的半数致死剂量为 6.3 克／千克。

锗有没有毒？

锗中毒的常见症状包括体重减轻、疲劳乏力、胃肠功能紊乱、厌食症、贫血、肾功能损害等。锗最容易损害肾脏，其次是肌肉、心脏、神经、骨骼和肝脏等组织器官。

锗保健品有没有效？

20 世纪 70 年代，锗作为延年益寿的保健品首先在日本流行，其后英国和部分欧洲国家也推出锗剂。锗剂包括无机锗盐和有机锗（羧乙基锗倍半氧化物、柠檬酸锗）。当年之所以流行补锗，是因为早期开展的动物实验发现，锗可能具有抗肿瘤、抗病毒和免疫调节作用。但此后在人体开展的研究非但没有证实这些作用，反而发现锗可引发多种毒副作用。

经过 20 多年的大规模应用，日本学者发现，长期服用锗剂会导致肾小管变性和肾功能不全，肾功能损害的程度与补锗量有关。在文献报道的 31 例锗中毒病例中，有 9 人死亡。目前已经明确，人体不需要锗，锗在体内没有任何生理作用，部分西方国家已在市场上禁止了含锗膳食补充剂（保健品）。

近年来，国内一些保健品生产商将 20 世纪七八十年代的研究数据重新翻出来，打着"预防肿瘤、提高免疫力"的幌子向民众兜售锗饮液、锗口服液、含锗矿泉水、有机锗等系列保健品。锗被吹嘘为"人类健康的保护神""抗癌新秀"，具有清洁血液、增强免疫、防治疾病、滋润皮肤、抗衰老等功效。因人参中含有少量有机锗，生产商据此提出有机锗具有"起死回生，返老还童"的神效。在推销过程中，根本无人提及日本等国因补锗导致多人死亡的惨痛教训。

植物和动物体内都不需要锗，人体也不需要锗。至今尚无人类或动物因锗缺乏而致病的报道。环境中的锗对人体健康基本没有影响，这主要是因为矿石和工业材料中锗含量极少，电子元器件中的锗也很少能进入人体。长期或大量服用锗剂会危及人体健康。为了提醒消费者，美国食品药品管理局最近发布公告指出，含锗膳食补充剂（保健品）存在危及健康的潜在风险。

近年来，生产商用含锗金属制作手链、项链、戒指等饰品，或用含锗石材制成床垫、坐垫、靠垫等用品。商家声称锗可使人体从疲劳中快速恢复，并能促进血液循环，防治辐射。钛锗手链和项链尤其流行，在电视购物、网络购物和专卖店等都有售卖。这些宣传没有任何循证依据，纯粹是商家为谋取利益而制造的噱头。

锗中毒事件

20世纪70年代初，当日本推出含锗膳食补充剂（保健品）时，民众普遍认为锗是人体必不可少的元素，其毒性低甚至没有毒性，服用锗剂可延年益寿、提高免疫力、预防肿瘤。因此，含锗膳食补充剂（保健品）很快在日本流行起来，之后又传入欧洲国家。

惠子（化名）是东京大田区一名家庭妇女。惠子和丈夫相互恩爱，丈夫收入不菲，夫妻俩过着美满幸福的生活。美中不足的是，已经37岁的惠子一直没有生孩子。1977年12月的一天，惠子从报纸上读到锗保健品可提高免疫力，医治不育不孕，于是就从药店购买了锗剂，并按说明书开始服用。

1979年6月初，服用一年半锗剂的惠子依然没有怀孕，她反而出现厌食、肢体疼痛和全身乏力等症状。7月初又出现频繁的呕吐和水样腹泻。不到一个月，惠子体重就下降了8千克。7月底，她不得不住院诊治。

接诊医院发现，惠子全身多处有红色皮疹，四肢肌肉萎缩，肌力下降，有急性肾衰竭的表现。对她所服锗剂进行分析发现，其主要成分为二氧化锗

（GeO$_2$），此外还含有部分有机锗，每天剂量大约含锗 600 毫克。

血液化验发现，惠子的红细胞压积为 32%，血红蛋白含量为 10.8 克 / 分升。血白蛋白总量为 8.5 克 / 分升，血尿素氮为 105 毫克 / 分升，血肌酐为 11 毫克 / 分升，血肌酸为 0.8 毫克 / 分升，血尿酸为 13 毫克 / 分升，血糖为 92 毫克 / 分升。尿液中有少量蛋白。

入院第二天开始，医院给惠子每天口服 60 毫克强的松，但肢体乏力和疼痛仍在进展。入院第 5 天，惠子出现失张力性膀胱，尿量也逐渐减少，四肢出现水肿，心胸比增加，尿蛋白快速增加到 60 毫克 / 分升。入院第 12 天，惠子发生了严重胃肠出血，医生为她实施了留置胃管。入院后第 13 天，惠子的血尿素氮水平升高到 168 毫克 / 分升，血肌酐水平上升到 14.3 毫克 / 分升，医生为她实施了血液透析治疗。入院第 14 天，惠子再次发生消化道出血，血压下降后惠子陷入昏迷。医生给她输注了 3400 毫升全血，同时实施了第二次血液透析。入院后第 15 天，惠子离世。

尸检发现，大量肾小球上皮细胞转变为泡沫细胞，肾小管上皮细胞也发生变性，肾小球系膜基质轻度增生，各器官组织中蓄积有大量锗。与正常人相比，惠子脾脏中锗含量增加了 183 倍，甲状腺中锗含量增加了 175 倍，腰肌中锗含量增加了 93 倍，肠壁中锗含量增加了 76 倍，肾皮质中锗含量增加了 69 倍。显然，大量锗积累导致了急性肾衰竭及其他症状，惠子最后因急性肾衰竭死亡。

37. 银

> 银是一种贵金属，人们在生活中经常会接触到银。那么银对人体有害吗？

银（Ag）的原子序数为 47，原子量为 107.9。在元素周期表中，银位于第五周期第一副族（ⅠB）。地壳中银的丰度约为 0.075 ppm。银是人类自古就认识和使用的金属。

银和银化合物有毒吗？

银离子能与某些生物酶结合并使之失活，因此银离子具有杀菌作用。即使在 0.01 ～ 0.1 ppm 的低浓度下，银离子也会干扰细菌的新陈代谢。金属银可形成氧化银，因此也能产生杀菌效果。从这一点看，银是制作餐厨用具的良好材料。

尽管银离子可破坏生物酶，但银和银化合物对人体的毒性很小。这主要是因为食物中的银离子在消化道的吸收率极低。即使部分银离子被吸收，也会在体内迅速转化为不溶性化合物，或被血液中的巯基蛋白络合。但应当注意，氟化银和硝酸银具有一定的腐蚀性，接触后会引起组织损伤，误食后会导致胃肠炎、低血压、惊厥、肌肉麻痹和呼吸障碍。

银通过哪些途径进入人体?

长期大量摄入或吸入银（化合物）后，银离子在体内形成的不溶物会随血液循环沉积到各组织器官中，导致银质沉积病（argyria），这时皮肤、眼睛和黏膜会发生蓝变。经常接触银或使用含银化妆品、含银贴膏、含银滴鼻液、含银滴眼液，局部会出现蓝灰色斑块。这种色素沉积往往会维持终生。

历史上，银质沉积病常发生于银匠和从事银冶炼的工人中间。在青霉素发明之前，西方医学曾广泛使用胶体银、银颗粒悬浮液、银离子溶液等治疗感染性疾病，长期使用这些药物也会诱发银质沉积病。在当代社会，银质沉积病已相当少见，主要还是因外用或口服含银药物引起。含银色素一般不影响人体健康，但严重时可损害视力，因为含银色素会沉积到视网膜杆状细胞上。若含银色素沉积在面部和眼部，明显不良作用就是影响美观。

银离子具有抗菌保湿作用，部分生产商因此将银离子或纳米银加入到化妆品中。2005 年，美国得克萨斯大学医学中心的专家曾报道一组银质沉积病，3 名女性在长期使用露华浓（Revlon）生产的睫毛膏后，出现角膜蓝变、球结膜灰变、眼球深部基质褐变、眼睑皮肤色素沉着等症状。检测后证实，睫毛膏中的银进入皮肤和黏膜等处，导致了局部银质沉积病。

给动物注射银盐溶液，会导致贫血、生长迟缓、肝脂肪变和肾脏损伤。经静脉给大鼠注射胶体银溶液也会引发急性银中毒。但这些研究所用剂量极大，在日常生活中，人体不太可能摄入如此大量的银溶液。

1991 年，美国环境保护署发布公告，建议成人每天摄入银的限量为 5 微克 / 千克体重。膳食和药物中的银只要不超过这一限量，就不太可能对健康产生不利影响。

"蓝精灵爸爸"的故事

最著名的银质沉积病患者莫过于美国政客琼斯（Stan Jones）。2000 年和 2004 年琼斯两度竞选蒙大拿州州长，2002 年和 2006 年琼斯两度竞选美国参议院议员，但四次竞选均以失败告终。按照媒体的说法，琼斯败选的主要原因是他独特的肤色。琼斯推崇各种家庭疗法，他长期服用胶体银健身防病。大量银摄入使全身皮肤呈现蓝灰色，在媒体的聚光灯下，琼斯仿佛一个"银人"，他被媒体戏称为"蓝精灵爸爸"（Papa Smurf，彩图 11）。尽管琼斯百般辩解，众人还是认为他刻意漂染皮肤以制造噱头，从而拒绝将选票投给他。

38. 镉

Cd

镉具有明显的神经毒性。20世纪60年代，日本曾因镉污染导致痛痛病暴发。对日本国民而言，痛痛病是怎样一段痛心的历史？

镉（Cd）的原子序数为48，原子量为112.4。在元素周期表中，镉位于第五周期第二副族（ⅡB）。地壳中镉的丰度大约为0.15 ppm。在工业上，镉的主要用途包括金属电镀、镉黄颜料、有色玻璃、塑料稳定剂、镍镉电池等。碲化镉是一种优良的半导体材料，常用于生产太阳能电池板（发电玻璃）。1817年，德国化学家施特罗迈尔（Friedrich Stromeyer）和赫尔曼（Karl Samuel Leberecht Hermann）分别发现元素镉。

镉有哪些毒性作用？

在人体中镉可诱导氧化应激反应、激活炎性免疫反应，损伤遗传物质DNA、干扰线粒体功能，最后导致细胞死亡或癌变。镉会干扰钙磷代谢，导致骨骼软化、骨密度降低、骨强度减弱，从而引起骨骼畸形并增加骨折风险，这也是慢性镉中毒引发痛痛病的主要原因。

镉具有明显的神经毒性。经肺或肠道吸收的镉均可在脑组织蓄积，进而损伤神经元。镉从血液进入脑组织，必须穿越血脑屏障（BBB）。低龄儿童血脑屏障尚未发育完善，镉更容易进入并沉积到脑组织中。因此，镉对儿童的毒害尤为严重。经常接触镉的儿童注意力分散、学习能力下降，容易发生多动症。经常接触镉的产业工人，容易发生肌萎缩侧索硬化、纹状体黑质变性、帕金森病和阿尔茨海默病（老年性痴呆）。

镉具有明显的肾脏毒性。镉中毒者肾脏体积萎缩可高达 30%。镉容易在肾脏蓄积并引发近端肾小管功能障碍，进而产生蛋白尿、糖尿和氨基酸尿。近端肾小管功能障碍还会引起高尿酸血症、高氯血症、低磷血症和高钙血症。高尿酸血症导致的痛风会加重镉中毒的症状，而高钙血症引发的尿路结石会产生剧烈腰痛。镉对肾脏功能的损害往往是不可逆的。

镉具有明显的生殖毒性。镉会阻碍青春期睾丸的生长和发育，降低精液质量，导致男性不育。镉还会增加睾丸癌的发生风险。在小鼠中开展的研究发现，尽管进入体内的镉主要分布于肝脏和肾脏，但睾丸中镉含量也相当高。镉蓄积可引起睾丸组织出血、水肿、炎症、萎缩和坏死。镉还会减少精子数量，诱发精子形态异常，抑制精子活动，降低血液和睾丸中睾酮的水平。

进入人体的镉半衰期长达 1～20 年。国际癌症研究机构将镉列为 1 类致癌物。烟草中的镉还会降低吸烟者的肺功能，引发阻塞性肺病、高血压、心肌梗死、脑卒中、支气管癌、前列腺癌、宫颈癌、胰腺癌和各种口腔疾病。

锌和镉同属第二副族，其化学性质非常近似。锌是一种人体必需的微量元素，镉是一种有害健康的重金属。在毒理学上，锌具有对抗镉毒性的作用。因此，对缺锌的人而言镉的毒性更大，而补充锌剂是防治镉中毒的一个有效方法。另外，铁、钙、铜和维生素 C 也可降低镉的毒性。在日本痛痛病事件中，患病者大多为绝经后妇女，这些人体内往往缺乏铁、钙、锌、铜等矿物质。

欧洲食品安全局专家组认为，成人镉可耐受最高摄入量为每周 2.5 微克 /千克体重。世界粮农组织和世界卫生组织联合专家委员会认为，成人镉可耐受最高摄入量为每周 7 微克 / 千克体重。也就是说，体重 70 千克的人，每周镉摄入量不应超过 490 微克，平均每天镉摄入量不应超过 70 微克。

镉通过哪些途径进入人体?

镉是一种相对稀有的重金属。在农业社会人类很少接触镉。工业革命之后，煤炭、石油、水泥、化工、采矿等行业将镉从地下大量转移到地表，造成土壤、大气和水镉污染。环境中的镉会经食物链、饮水和呼吸进入人体，进而对健康构成威胁。

人体摄入镉的主要来源是食物。在日常食物中，甲壳类（虾、蟹）、软体类（鲍鱼、田螺、扇贝）、藻类（紫菜、海带）和动物内脏含镉水平较高，但这些食物一般不会成为镉摄入的主要来源，原因是其总体消费量较小。大米和块茎类蔬菜（土豆、红薯、山药、萝卜、芋头）因消费量大，往往是镉摄入的重要来源。

粮食和蔬菜中的镉主要取决于土壤含镉量。土壤镉除了源于工业污染外，还可能源于化肥、农药、塑料等农资。在各类化肥中，磷肥含镉量尤其高。磷肥是以磷矿为原料生产的含磷化肥，多数磷矿都含有较高水平的镉，导致磷肥中镉含量可高达 300 毫克 / 千克。另外，采用城市垃圾制作堆肥，其中也可能含有高水平的镉。施用含镉肥料后，镉会被作物吸收，最终经粮食、蔬菜和水果被人体摄入。镉也可经饲料被家禽家畜摄取，最后经肉蛋奶进入人体。在酸性土壤环境中，镉与其他重金属离子更容易被作物吸收，因此，国家对种植块茎类蔬菜的土壤 pH 值有严格要求。

2007 年颁行的国家标准《食品中污染物限量》（GB2762—2017）规定，糙米和大米中镉含量不得超过 200 微克 / 千克。2002 年，农业部稻米及制品质量监督检验测试中心曾对市售大米进行抽样检测，结果发现 10.3% 的市售大米镉超标。2007 年，南京农业大学潘根兴教授带领的研究团队对市售大米进行了监测，在来自华东、华南、华北、华中、西南、东北的 170 个大米样品中，有 10% 存在镉超标。

地表水污染后，其中的镉会被水生动植物吸收，然后经各种水产品进入人体。饮水受污染后，其中的镉会被人体直接摄入。卫生部于 2006 年颁行的《生活饮用水卫生标准》（GB5749—2006）规定，饮用水中镉含量不得超过 5 微克 / 升。

燃煤、石油化工、磷肥生产、冶金、水泥制造、垃圾焚烧等行业都可释放大量含镉废气或烟雾。空气中的镉可被人体直接吸入，还可沉降到地面被作物吸收，最后经食物链和饮水摄入人体。吸入高镉空气后，会出现咳嗽、胸痛、发热、肌肉酸痛等流感样症状，西方学者将其称为镉流感（cadmium blues）。若空气中镉含量过高，还会引起化学性肺炎、肺水肿，甚至死亡。

烟草植株在生长过程中，可吸收土壤中的镉并将其富集于烟叶中。镉的挥发性很高，烟草燃烧时很大一部镉会气化，然后随烟雾进入吸烟者体内。检测发现，香烟中的镉大约有 10% 会被吸收，而烟雾中的镉大约有 50% 会被吸收，这一比例远高于胃肠道对食物镉的吸收率。因此，吸烟者血镉水平是不吸烟者的 4 倍，吸烟者肾脏中镉蓄积量是不吸烟者的 3 倍。

镉经食物或烟雾吸收入血后与白蛋白结合，然后被转运到各组织器官。在肝脏，镉与白蛋白分离后与金属硫蛋白（Matellothionein, MT）结合。金属硫蛋白是一种富含半胱氨酸的小分子蛋白质，可减弱镉等重金属的毒性。

中国煤炭消费、矿山开发、金属冶炼、水泥制造、电池生产规模都位居世界前列，这些行业会产生大量含镉废渣、废水和废气。大气中的镉沉降到地面是造成中国粮食镉污染的主要原因。土壤一旦被镉污染，其消除需要多年时间。因此，在加强控制环境污染的同时，应积极采取措施，降低粮食和蔬菜的镉含量。

研究发现，合理使用植物激素，施用含锌、铁、硒的肥料，都可降低水稻对镉的吸收量。使用石灰碱化土壤，可显著降低水稻对镉的吸收量。采用转基因技术，目前已培育出拒镉水稻。杨树和柳树可大量吸收土壤中的镉，在高污染地区可采用轮作法降低镉的危害。

为了防止镉危害，居民应维持食物的多样化和多源化，保证锌、铁、钙、硒和维生素的足量摄入。有关部门应加强对粮食、蔬菜和水果中重金属含量的监测，并及时将结果向全社会公布。这一策略一方面可借力于市场，提高食品安全水平；另一方面可消除民众对食品中有害物质的过度恐惧心理。

痛痛病事件

1910年，日本三井矿业（Mitsui Mining and Smelting Company）将含镉废水排放到神通川河（Jinzugawa）中。当地居民首先观察到，用神通川河水灌溉的水稻长势不佳。1931年，神通川流域开始盛行一种怪病，患者初期表现为四肢关节痛和腰痛，之后症状逐渐加重并波及全身，以致影响行走和呼吸，最后出现骨骼软化、肌肉萎缩、肢体变形、脊柱弯曲，以至完全瘫痪。该病晚期往往伴有肾功能衰竭，以剧烈疼痛为突出特点，常有患者因不堪忍受痛苦而自杀，因此得名痛痛病（itai-itai disease，也称骨痛病）。

在痛痛病流行的最初几十年里，一直没能查明原因，研究者曾一度怀疑该病系细菌感染所致。1961年，日本学界综合流行病学、临床观察、病理检测、动物实验和地质化学等方面的研究结果后确认，痛痛病为镉中毒所致。上游采矿业将污水排入神通川，导致河水镉含量剧增，沿河农业用高镉水灌溉稻田，水中的镉被水稻吸收，导致大米镉含量大幅升高，居民食用高镉大米后引发了慢性镉中毒，其表现就是痛痛病。

1968年开始，大批患者及家属对三井金属矿业提起民事诉讼。1971年，日本法院判决痛痛病患者胜诉。三井金属矿业不服判决，1972年上诉后再次败诉。在痛痛病事件中，最终确定镉中毒者超过5000人，因痛痛病死亡者有34人。当地居民每天镉摄入高达600微克。

痛痛病事件和同期发生的水俣病事件成为日本公共卫生事业的转折点。民众开始认识到，工业化伴随的环境污染会危及国家粮食安全和国民身体健康，从而对国家可持续发展造成巨大威胁。此后日本制定了严格的环境保护和食品安全法规，并建立了完善的监督机制，之后日本公共卫生体系逐渐发展为全球典范。

39. 锡

Sn

> 日常生活中经常会接触到锡和含锡化合物。金属锡没有明显的毒性，哪些含锡化合物有毒性呢？

锡（tin, stannum, Sn）的原子序数为 50，原子量为 118.7。在元素周期表中，锡位于第五周期第四主族（ⅣA）。锡在地壳中的丰度约为 2.3 ppm。锡是人类自古就认识和使用的金属。

锡和锡化合物有没有毒性？

金属锡、氧化锡和无机锡盐毒性都很低，主要原因是这些物质很少能被人体吸收。在人类尚未见到因金属锡、氧化锡和锡盐而中毒的报道。锡器用作餐具、厨具、食物储藏器具有悠久的历史。锡制马口铁被广泛用于食品包装，锡纸常用于包装巧克力和糖果，锡杯常用于饮用啤酒。在应用锡器和锡包装过程中，都没有发现明显的毒性反应。

2014 年美国全民健康和营养调查提示，美国居民平均尿液锡含量为 0.49 微克/升。据此推算，成人每天通过膳食摄入锡约 0.88 微克。经常食用罐装食品的人锡摄入水平偏高。低收入者和有色人种锡摄入水平也偏高。

动物研究发现，给成长中的小公鸡补充过量锡盐（480～720 毫克/千克体重），6 周后公鸡肝脏中谷胱甘肽过氧化物酶（GPX）和超氧化物歧化酶（SOD）活性都明显降低，而丙二醛（MDA）含量明显增加。补充过量锡盐还导致小公鸡体重增加缓慢，血液红细胞数量也有所减少。但这种补充剂量极大，是成人日常摄入量的 4800 万倍，通过常规饮食不会摄入这么大量的锡。

部分有机锡化合物，如三甲基氯化锡有剧毒。从 1996 年到 2016 年的 20 年间，中国报道三甲基氯化锡中毒事件 30 起，中毒者共 1203 人，其中死亡 10 人。三甲基氯化锡是塑料生产的中间产物，中毒者多为产业工人，生活中因意外服食三甲基氯化锡导致中毒者也不少见。三甲基氯化锡中毒后，早期表现为全身乏力、头痛、耳鸣、记忆力下降。严重者可出现幻觉、躁狂、行为异常、昏迷，甚至死亡。

哪些途径可能接触到锡化合物?

锡在人体中没有生理作用，人体不需通过饮食补充锡。在自然界，锡存在于空气、水和土壤中，水生和陆生植物都可吸收锡，这些锡可经食物链进入人体。但天然食物含锡量都很低，蔬菜、水果、坚果、肉类、蛋类、奶类锡含量一般都低于 2 ppm。米面食品锡含量更低，一般不超过 0.03 ppm。易拉罐一般都含有锡，涂有衬里的锡罐食品锡含量可达 25 ppm，未涂衬里的锡罐食品锡含量可达 100 ppm。目前，装食品的锡罐有 90% 以上涂有衬里，只有部分果汁装在未涂衬里的锡罐中。这是因为，锡有助于保持果汁的颜色。另外，有些牙膏中会加入氟化亚锡。饮水中本身含有少量锡。有些 PVC 供水管采用锡化合物作为稳定剂，其中的锡也会少量溶解到饮水中。

经食物或饮水摄入的锡在胃肠道吸收率很低，大多数锡都会穿肠而过，不会进入到血液中。即使有少量锡被吸收，大部分也会在 24 小时内经尿液排出，只有极少部分锡会蓄积到骨骼中。经空气吸入的锡粉或含锡烟雾，大部分会沉积在肺部，如果量不大一般不会影响呼吸功能。

低龄宝宝在玩耍时可能会吃土，尤其在农村成长的宝宝。土壤中锡含量在 1～200 ppm 之间。假如宝宝每天吃土 1 克，那么最多可摄入锡 200 微克。

为了防止摄入过多锡，避免宝宝在玩耍时将手放进嘴里，应在饭前给宝宝认真洗手，控制宝宝食用罐装食品或饮用罐装饮料。罐装食品打开后长时间不食用，其中的锡含量会明显增加，因为锡在空气中可能会与食物发生反应。儿童不宜使用含氟化亚锡的牙膏和口腔用品。

有机锡的毒性明显大于无机锡。水体染后，水产品中的有机锡含量会明显增加。维持食物的多样性和多源性是减少有机锡摄入的重要策略。另外，不宜食用来自污染区的水产品或海产品。有些塑料用品中含有机锡，购买儿童用品时应认真阅读说明书。

锡中毒事件

1954 年，法国发生锡达利农（Stalinon）事件。一家小作坊生产的含锡抗菌药上市后，导致 102 人因有机锡中毒死亡，117 人严重致残。

1950 年代初的研究发现，有些有机锡化合物具有抗菌作用。法国药剂师费利特（Georges Feuillet）随后设计了一种基于二碘二乙基锡（diiododiethyl tin）的抗菌药，该药还含有亚麻油酸（isolinoleic acid）。费利特将锡（stannum）和亚油酸（linoleic）两词合并，将这种新药命名为锡达利农（Stalinon）。因此，锡达利农也可称为锡亚油酸。锡达利农被制成胶囊，主要用于治疗葡萄球菌引起的各种感染（彩图 12）。

在提交毒理试验和新药临床试验的相关数据后，1953 年 6 月 24 日，法国中央药房服务部专业技术委员会（CTS）组织专家评估锡达利农的安全性和有效性，讨论的结果是同意锡达利农上市。1953 年 11 月，费利特正式在市场销售锡达利农。

1954 年 6 月，服用锡达利农的多名患者出现明显中毒反应。中毒者多表现为剧烈的头痛、恶性和呕吐，严重者出现肢体瘫痪和意识障碍。在尼奥尔（Niort）地区的一家医院，3 名患乳房脓肿的妇女服用锡达利农后几乎同时死亡。对死者进行尸检发现，死亡原因为严重的脑水肿。1954 年 7 月，法国卫生部下令停止锡达利农的销售和使用。这时该药已经导致数百人中毒，其中 102 人死亡，117 人严重致残。致残者主要表现为失明、肢体瘫痪、运动障碍等。

法国卫生部展开的调查发现，锡达利农在研发和销售中存在至少四个严重失误：（1）锡达利农配方与先前使用的药物（Stannomaltine）明显不同，因此不能参考前药的安全资料；（2）在临床试验中错误地使用了 3 毫克剂量，而设计剂量为 50 毫克，市场销售剂量则为 15 毫克，因此没有充分评估药物的毒性；（3）毒理试验只做了短期观察，而有机锡化合物的毒性可缓慢发生；（4）由于缺乏监控，后期制造的胶囊混入了毒性更高的碘化三乙基锡。

受害者及其家属在法国各地的 33 家法院提出上诉，最后各法院委托巴黎大法官戈莱蒂（Golléty）调查本案。戈莱蒂在获取证据后，对锡达利农的发明者费利特和制造者德考西（Léon Decoisy）以伤害和过失杀人罪提起诉讼。1957 年 12 月，塞纳法院判处费利特 2 年有期徒刑，并处 100 万法郎罚款。

锡达利农事件是法国"二战"后最严重的公共卫生丑闻，仅案件诉讼费就高达 3000 万法郎。事件发生后，法国卫生部长引咎辞职，新任卫生部长蒙泰（André Montéil）提议重建国家公共卫生实验室（LNSP），其任务是能快速进行药物成分检测和毒理学测试。对新药审批和临床用药的安全监控机制也进行大幅改革，要求新药研究者和制造商都必须具备一定资质。锡达利农事件成为法国药监部门从"过失"管理向"事故"管理过渡的分水岭，它对法国药监系统的影响就像磺胺酏剂（Elixir）对美国食品药品管理局的影响一样巨大。

40. 锑

锑曾被称为"僧侣杀手"。因为当时欧洲的炼金术士大多为僧侣，在冶炼含锑矿石时，操作稍有不慎就会丧命。那么，锑有哪些毒性呢？

锑（Sb）的原子序数为 51，原子量为 121.8。在元素周期表中，锑位于第五周期第五主族（VA）。锑在地壳中的丰度约为 0.2 ppm。1540 年，意大利炼金术士伯灵西奥（Vannoccio Biringuccio）在他的著作中首次描述了锑的制取方法。1615 年，德国化学家利巴菲乌斯（Andreas Libavius）首次分离出金属锑。

锑有哪些毒性作用？

英语 antimony（锑）起源于法语 antimoine，意思是"僧侣杀手"。早期的炼金术士大多为僧侣，他们常用锑矿石冶炼金银。锑具有明显的毒性，操作时稍有不慎，僧侣就会丧命，锑矿石因此得名"僧侣杀手"。

很多锑化合物都具有毒性，特别是三氧化二锑和酒石酸锑钾。其毒理作用类似于砒霜（三氧化二砷）。金属锑几乎没有毒性，因为摄入后很难被吸收。锑化合物可经呼吸、饮食和皮肤进入人体。吸入过量锑化合物主要发生于矿工中，主要表现有呼吸道刺激症状、尘肺、皮肤锑斑、胃肠道症状和心律不齐等。口服锑化合物主要见于意外和自杀，主要中毒表现包括恶心、呕吐、流涎、腹痛、腹泻、便血等，严重者可出现黄疸、肝功能衰竭、肾功能衰竭、阿-斯综合征，甚至危及生命。用锑剂外用治疗皮肤病时，可发生过敏反应。

锑通过哪些途径进入人体?

古埃及、古希腊和古罗马时期都曾将锑化合物用作药物，这种做法在欧洲一直延续到近现代。在历史上，锑曾用于治疗梅毒、皮肤病、伤寒、抑郁症、血吸虫病、旋毛虫病、利什曼病等疾病。17 世纪开始，锑在欧洲被广泛用作泻药（彩图 13），使用最多的就是酒石酸锑钾和氧化锑。20 世纪早期观察到，锑化合物可引发胰腺炎和心律失常。现在，这些药物大多已退出临床应用。

成人每天从饮食中大约摄入 5 微克锑，这些锑主要来源于蔬菜。在胃肠道，锑比砷更难吸收，一旦被吸收到体内，锑比砷也更难排出（半衰期更长）。因此，在人体组织器官中，锑含量往往高于砷含量。

燃煤是空气锑污染的重要来源。吸入含锑空气，可引起呼吸道刺激症状、肺炎、尘肺等。皮肤接触锑可出现红斑、皮疹、皮炎等过敏现象。三氧化二锑还具有潜在致癌性。

生产聚对苯二甲酸乙二醇酯（PET）时需要锑化合物作为催化剂。研究发现，用 PET 生产的矿泉水瓶或饮料瓶中有微量锑浸出，但水平低于饮用水限量标准。世界卫生组织规定，饮用水锑含量不应超过 20 微克 / 升。美国环境保护署规定，饮用水锑含量不得超过 6 微克 / 升。中国卫生部发布的《生活饮用水卫生标准》（GB5749—2006）规定，饮用水锑含量不得超过 5 微克 / 升。瓶装浓缩果汁锑浓度可达 44.7 微克 / 升。

2017 年，全球锑总产量为 15 万吨，中国锑产量为 11 万吨。由于不合理的开发利用，锑导致的环境污染事件时有发生，尤其在大型锑矿床集中分布的广西、湖南、云南和贵州各省区。在其他地区，因电子元器件、塑料、染料、焊料生产引发的锑污染事件也有报道。在采矿区周围，地表水锑浓度最高达 29.4 毫克 / 升，水底沉积物锑含量最高达 1163 毫克 / 千克，在矿区污染土壤中生长的植物，锑含量可高达 143.7 毫克 / 千克。

锑中毒事件

1657 年，19 岁的法国国王路易十四身染伤寒，在服用"沃里克伯爵药粉（Earl of Warwick's Powder）"（一种锑剂）后取得了神奇疗效。这种药粉遂畅销欧洲，成为治疗各种疾病的万应丹，因锑剂滥用导致锑中毒事件时有发生。法国喜剧作家莫里哀（Molière）的独生子在服用医生开具的锑剂后死亡，莫里哀从此对医生恨之入骨。在他编写的喜剧里，医生都被描绘成骗人钱财的小丑。《无病呻吟》更把医生刻画为肆无忌惮榨取患者钱财的恶魔。

莫扎特（Wolfgang Mozart）是享誉世界的古典音乐作曲家，是音乐史上一颗璀璨明星。莫扎特去世时年仅 35 岁，他的死因至今仍是一个未解之谜。分别有研究者提出莫扎特死于寄生虫病、脑外伤、情杀、谋杀。更多证据提示，莫扎特可能死于锑中毒。

1791 年夏，瓦尔泽格伯爵（Franz von Walsegg）请莫扎特写一首安魂曲，以纪念他去世的妻子。在创作过程中，莫扎特患上了伤寒，他此前还患有梅毒，针对这两种疾病，医生都给他开具了锑剂。当时，莫扎特因赌博而债务缠身，加之家庭和事业都不顺心，他又患上了重度抑郁症。当时治疗抑郁症的主要药物也是锑剂，莫扎特经常从药店自行购买锑剂治疗抑郁症，他死后在药店留下了巨额账单。

伦敦皇家自由医院的詹姆斯医生（Ian James）认为，叠加使用锑剂导致莫扎特因锑中毒而死亡。莫扎特去世前出现剧烈呕吐、全身浮肿、四肢乏力、关节僵硬，口中发出难闻气味，这些症状完全符合锑中毒的表现。

41. 碲

碲中毒后，患者呼出的气中带有浓烈的大蒜味。碲和大蒜都能产生强烈的刺激性气味，那么大蒜中是否含有高水平的碲呢？

碲（Te）的原子序数为 52，原子量为 127.6。在元素周期表中，碲位于第五周期第六主族（VIA）。地壳中碲的丰度约为 0.001 ppm（1 ppb）。碲化镉是一种优良的半导体材料，主要用于生产太阳能电池板（彩图 14）。1782 年，奥地利矿物学家赖兴施泰因（Müller von Reichenstein）发现了碲。

碲中毒后有哪些反应？

碲和碲化合物具有毒性，但毒性并不大，大鼠口服碲的半数致死剂量（LD_{50}）为 83 毫克/千克体重，日常生活中碲中毒也很少见。经呼吸吸入过量碲可出现呼吸困难，皮肤会变为蓝黑色，神经系统受累后还可出现四肢乏力、嗜睡、头晕、头痛等症状。经消化道摄入过量碲可出现胃炎、口干、便秘、厌食和恶心等症状。呼出气中出现浓烈的大蒜味是碲中毒的灵敏标志，成人摄入 40 微克碲就可出现这种独特的现象。

重金属中毒后，一般会采用螯合剂进行治疗，以驱除进入体内的重金属。应当注意，碲中毒后有些螯合剂可加重毒性反应，因此应慎重使用。

碲经过哪些途径进入人体?

从事燃煤、矿山、冶金、电子、太阳能电池板等行业的工人可能接触到碲。碲可通过呼吸道吸入、消化道摄入、皮肤接触进入人体。美国职业安全和健康研究所推荐,工作场所空气中碲含量不应超过 0.1 毫克 / 米 ^{3}。若空气中碲浓度超过 25 毫克 / 米 ^{3},就可能危及生命。

植物可从土壤中吸收碲,因此粮食、蔬菜、水果中都含有一定水平的碲,并通过食物链传递到肉、蛋、奶中。大部分天然食物中碲含量都低于 5 ppb(5 微克 / 千克)。20 世纪 90 年代在德国开展的检测发现,自来水碲含量约为 0.2 微克 / 升,牛奶碲含量约为 4 微克 / 千克,牛肉碲含量约为 8 微克 / 千克,面粉碲含量约为 5 微克 / 千克,玉米碲含量约为 0.22 微克 / 千克,西红柿碲含量约为 0.7 微克 / 千克,大蒜碲含量约为 2.5 微克 / 千克,洋葱碲含量约为 0.8 微克 / 千克,土豆碲含量约为 3.2 微克 / 千克,蘑菇碲含量约为 1.0 微克 / 千克。

成人每天从日常饮食中大约摄入 10 微克碲。早期文献曾报道每天摄入碲可达 100 微克,这主要是因早先的测量方法存在缺陷。尽管碲和大蒜都能产生强烈的刺激性气味,但两者的物质基础完全不同。大蒜的刺激性气味源于甲基烯丙基硫醚;碲的刺激性气味源于二甲基碲。

碲进入人体后会有部分转变为二甲基碲。二甲基碲是一种挥发性极强的化合物,可经呼吸和汗液排出体外。因此经常接触碲的人呼出气中会有大蒜味,这种现象称为"碲口臭"。维生素 C 可阻断二甲基碲合成,因此可预防碲口臭。

在 19 世纪末开展的研究发现,让志愿者口服 0.5 毫克二氧化碲(TeO_2),1 小时后就能从呼吸中闻到碲口臭(大蒜味),这种口臭可维持 30 个小时。让志愿者口服 15 毫克二氧化碲,口臭味可持续 8 个月。这一研究提示,碲在体内的排出是一个相当缓慢的过程。

碲口服后在胃肠道的吸收率高达 25%。进入体内的碲主要分布于心脏、肾脏和骨骼中。摄入过量碲化物可损害肾和神经系统。孕妇摄入过量碲有引发新生儿脑积水的风险。

碲中毒事件

目前尚没有产业工人因接触碲而导致死亡的报道，但因注射亚碲酸钠导致死亡却早有报道。1944 年，伦敦英国三军医院（British Military Hospital）在给三名患者做尿道造影时，错误地将亚碲酸钠当作碘化钠注射给患者，导致三名患者中的两名死亡。一般认为，碲的毒性低于硒，但亚碲酸盐的毒性比亚硒酸盐毒性更大。

42. 钡

可溶性钡盐具有强毒性，海水和地下卤水都含有钡，用海水和地下卤水制得的粗盐会不会也有毒呢？

钡（Ba）的原子序数为 56，原子量为 137.3。在元素周期表中，钡位于第六周期第二主族（ⅡA）。地壳中钡的丰度约为 425 ppm，海水中钡的丰度约为 13 ppb。1808 年，英国化学家戴维爵士首次分离出金属钡。

钡盐有哪些毒性作用？

根据溶解度，钡盐可分为可溶性和不溶性两类。可溶性钡盐（氯化钡、硝酸钡等）具有强毒性，而不溶性钡盐（硫酸钡）基本无毒。因此硫酸钡可用作胃肠道造影检查（钡餐）。碳酸钡不溶于水，原本应是无毒的，但服用后，碳酸钡会与胃液中的胃酸（盐酸）反应生成可溶性氯化钡，因此碳酸钡同样具有强毒性。

钡的原子量大，能吸收较多射线，因而具有很强的 X 射线遮挡效应。1908 年，德国波恩综合医院（Bonn Polyclinic）的克劳斯医生（Steven Kraus）将硫酸钡用于胃肠道造影检查（钡餐）。此前，胃肠道造影使用的铋剂（bismuth）具有明显毒性，硫酸钡大幅提升了胃肠造影的安全性。在钡餐检查时，首先让受检者吞服一口糊状硫酸钡，然后在钡剂通过胃肠道时实施

X射线成像，这样就能发现胃肠道中的病变。

硫酸钡无毒，碳酸钡有强毒。在钡餐检查时若将碳酸钡误作硫酸钡给患者服用，就会引发钡中毒。碳酸钡的致死剂量大约为1克，而一次钡餐检查需要吞服20克左右硫酸钡，误服者往往会深度中毒。碳酸钡的解毒药为硫酸钠，因为硫酸钠可与钡离子反应，生成不溶性硫酸钡。但这种解药需在误服后不久使用方才有效。

可溶性钡盐之所以有强毒性，是因为钡离子（Ba^{2+}）可发挥毒性作用。在人体内，钡离子可阻断钾离子通道，而钾离子通道对维持神经系统正常功能至关重要。因此，钡中毒可出现四肢震颤、全身无力、烦躁不安、心律失常、呼吸困难等，严重时出现四肢瘫痪，甚至死亡。另外，钡离子还会损伤呼吸系统、免疫系统、心脏、眼睛和皮肤，导致失明和过敏。

粗制盐中的钡有没有毒？

海水和地下卤水中都含有钡，因此粗制海盐和井盐都含有一定量的钡。在古代，食盐生产主要靠蒸发（煮盐），这种简单工艺很难去除食盐中的杂质。若食盐中钡含量过高就会引发钡中毒。古人不知道钡的危害，中毒者极可能被当作其他疾病进行治疗，其效果可想而知。民国初年开始有化学分析后，检测发现四川粗制井盐氯化钠含量只有80%左右，其余成分为硫酸钙、氯化钙、氯化镁、氯化钾、氯化钡等。井盐中的氯化钡有时会成为一种致命杂质。

1941年，川南多地暴发一种"软病"，患者突然发生四肢无力，很快就进展为全身瘫痪，患者往往因呼吸麻痹和恶性心律失常而死亡。这种"软病"发病快、无预兆、死亡率高，在当地居民中引发了极大恐慌。

当时因抗日战争内迁的同济大学对病因展开了调查，最后发现罪魁祸首竟是井盐中的氯化钡。乐山五通桥地区生产的井盐钡含量高达1.06%。同济大学随即上书当时的盐政机关，建议用卤水制盐时必须除钡。在五通桥盐井开展试验的基础上，1942年冬开始推广井盐除钡技术。

1943年4月13日，国民政府颁行《检查食盐规划》，首次提出食盐中钡含量不得超过万分之五（500 ppm）。中华人民共和国成立后，政府制定了更加严格的食盐卫生质量标准。现行的《食品安全国家标准　食用盐》（GB/T5461—2016）规定，食盐中氯化钠含量不得低于97%，钡含量不得超过15毫克/千克（15 ppm）。随着真空蒸发、洗涤干燥等现代制盐技术的应用，井盐质量已大幅提升，之后再未发生因食盐导致钡中毒的事件。

土壤和水中含有一定量的钡，植物可吸收水土中的钡，因此蔬菜、水果、坚果、粮食中都含有一定水平的钡。胡萝卜含钡约13毫克/千克，洋葱含钡约12毫克/千克，生菜含钡约9毫克/千克，豆类含钡约8毫克/千克，谷物含钡约6毫克/千克。相对于中毒剂量，天然食物中钡含量极低，不对人体健康构成威胁。

钡盐在日常生活中用途很少，将钡盐加入烟花可产生鲜艳的绿色，钡盐可用作石油钻井液的添加剂。可溶性钡盐具有强毒性，曾被广泛用作灭鼠药。刻意或无意服用可溶性钡盐会危及生命。

钡中毒案例

1993年2月18日，美国得克萨斯州沃思堡市（Fort Worth）一名16岁女中学生打电话给邻居，声称他父亲突然发病，出现剧烈腹痛和四肢抽动。救护车抵达后，医护人员发现患者已陷入深度昏迷，虽经全力抢救仍然死亡。医生和法医给出的死因是心脏病发作。

这位女学生名叫玛丽·罗巴茨（Marie Robards）。父亲去世后，玛丽考入著名的曼斯菲尔德高中（Mansfield High School），并与同样丧父的高年级同学斯泰西·海伊（Stacey High）成为好友。两年后，玛丽被逮捕，警方指控她有杀父嫌疑（彩图15）。

引发案件翻转的导火索竟然是莎士比亚的戏剧。当时，玛丽所在班级正在学习《哈姆雷特》(*Hamlet*)。在该剧中，克劳狄斯（国王弟弟）用毒药害死了国王，篡夺王位并霸占了王后。王子哈姆雷特在为父报仇过程中，引发了一系列悲剧。玛丽和斯泰西都被剧情深深打动，在讨论老国王中毒一节时，玛丽情不自禁地道出自己毒杀父亲的往事。闺蜜将这一秘密报告了辅导员。

之后，玛丽父亲的遗骸被挖掘出来重新鉴定。检测表明，死者体内钡含量是正常值的 250 倍。警方侦查发现，玛丽从学校化学实验室窃取到醋酸钡，并将毒药混入父亲吃的土豆泥中，导致他因钡中毒而死亡。

当警方讯问为何要杀害父亲时，玛丽给出的理由同样让人惊讶，她希望和妈妈生活在一起。原来，玛丽 3 岁时父母离异，此后跟着再婚父亲生活，她一直想回到妈妈身边，但遭到继父反对。玛丽认为，杀死父亲后自己就能回到妈妈身边。

在庭审过程中，律师辩称玛丽不知道醋酸钡会致人死命，只是想让父亲大病一场。闺蜜斯泰西出庭作证，玛丽曾亲口说过，醋酸钡是一种致命毒药。法庭最后以谋杀罪判处玛丽 28 年监禁。

现在回过头来看这起投毒案，玛丽父亲死后也曾进行毒理鉴定，但并未发现投毒迹象。其原因在于，在历史上钡剂很少被用作毒药，一般刑事鉴定都不会检测死者体内的钡含量。如果没有莎士比亚的《哈姆雷特》，玛丽杀父案也许会成为一桩完美谋杀。

43. 金

金是一种贵金属，人们在日常生活中经常接触金。古人有"吞金自杀"一说。那么吞食黄金真的会导致毒发身亡吗？

金（Au）的原子序数为 79，原子量为 197.0。在元素周期表中，金位于第六周期第一副族（IB）。地壳中金含量很少，丰度只有 0.004 ppm。自然界中金多以单质形式存在于金块、金砂或金矿石中。金是人类自古就认识的元素。

黄金有没有毒？

"黄金有没有毒"曾是中医长期争论的一个问题。《神农本草经》上提到金有毒；《日华子本草》认为金无毒。《晋书·后妃传》记载：晋惠帝司马衷的皇后贾南风相貌丑陋、性格暴戾、手段残忍。为了把持朝政，贾后陷害太子并引发了八王之乱，最后被司马伦以金屑酒毒死。文献中也有记载：古代采挖金矿发现金块时，工匠们会乘机将金块吞入腹中并据为己有，但并未引发中毒反应。

李时珍在《本草纲目》中对这一问题进行了解释："（金）生者有毒，熟者无毒。"也就是说，生金（含杂质多的粗金或其他重金属）有毒，而熟金

（提炼过的纯金）没有毒。李时珍进一步指出："水银金、丹砂金、雄黄金、雌黄金、硫黄金、曾青金、石绿金、石胆金、母砂金、白锡金、黑铅金，并药制成者。铜金、生铁金、熟铁金、石金，并药点成者。已上十五种，皆假金也，性顽滞有毒。"可见，古代"吞金自杀"导致中毒的并非黄金本身，而是其他重金属或生金中含有的砷、铅、汞等杂质。

现代医学也证实，纯黄金对人体无毒。欧盟允许将黄金作为添加剂加入食品中（代码为 E175）。欧洲人喜欢将金箔、金片或金粒加入酒、饮料和糖果中作为装饰。波兰格但斯克（Gdańsk）就以盛产金箔酒（Goldwasser）闻名。瑞士出产的金杜松子酒（Goldschläger），每瓶中会加入 13 毫克金箔片（彩图 16）。南亚居民也喜欢将金箔加入到甜食中。在临床上，用金修复牙齿（金牙）具有悠久历史，这也间接证明了金的安全性。黄金的化学性质相当稳定，加入食品中的黄金不会被人体吸收，因此既不会引发中毒，也不会产生任何营养价值，其唯一的作用就是装饰。

纳米金和金化合物有没有毒？

金纳米颗粒在医学上常用作药物、药物载体或造影剂。最近的研究发现，小于 2 nm 的超小金纳米颗粒具有一定细胞毒性。2016 年，欧洲食品安全局也认为，应重新评估金纳米颗粒作为药品和食品添加剂的安全性。可溶性金化合物如氯化金对肝脏和肾脏有毒性，用于电镀的金氰化钾也有毒。有个别人对金属金过敏，金过敏多见于女性。

金过敏病例

金是一种惰性金属，具有很高的耐腐蚀性，因此很难溶解在汗液、唾液、血液和组织液中以形成金离子，这些特性决定了人体对金不容易产生过敏反应。但临床研究发现，确实有一部分人对金属金过敏。过敏源包括金首饰、金牙（义齿）、眼睑植入金线、含金支架、含金化妆品、含金文身颜料等。以往报道的金过敏病例不多，近年来随着检测技术的改进，发现了更多金过敏患者。2001 年，美国接触性皮炎协会（ACDS）宣布金属金为年度过敏原。

黄金是一种新型文身颜料，因为它具有亮丽的金黄色光泽。2011 年，罗马大学医学院报道了一例因文身导致金过敏的病例。患者为一名 29 岁女性，在文身不久出现过敏性皮炎。她的彩色文身位于左臂，其中可见金黄色颜料。文身局部有发烫、瘙痒等不适感觉，检查时可见皮肤红斑和脱屑，红斑局限于金黄色文身区域。

根据病史和临床表现，初步诊断为过敏性皮炎。为了确定过敏源，对患者实施了标准斑贴试验。结果表明，72 小时后患者对硫代硫酸钠金（++）和镍（+）过敏。因此，该患者最后被确诊为金过敏性皮炎。经皮肤外用皮质激素类药物治疗，患者于 2 周后完全康复。

44. 汞

中国古代道家常用汞（水银）炼制长生不老丹，历朝历代的皇帝大多喜欢仙丹。汞真的能让人长生不老吗？

汞（Hg）的原子序数为 80，原子量为 200.6。在元素周期表中，汞位于第六周期第二副族（ⅡB）。地壳中汞的丰度为 0.085 ppm。汞是人类自古就认识的金属。

中医对汞毒的认识

纵观中国历史，迷恋神丹大药的皇帝层出不穷，到宫廷进丹献技的方士比肩接踵。炼制仙丹的水银、丹砂、硫黄、青铅、雄黄等对人体有害无益，其功效却被吹捧得天花乱坠。长生不老的把戏骗不过布衣百姓，却每每能让身居庙堂高位的帝王深信不疑。因为太想延续骄奢淫逸的生活，皇帝很容易陷入方士们设下的圈套之中。

道教尊黄帝为始祖，而《黄帝内经》被中医奉为经典，阴阳五行是中医和道教共同尊崇的理论依据，因此有"医道同源"一说。很多中医理论和疗法源自道家丹术，而道家炼丹的原料多采自中药。古代名医与道教多有渊源：三国时的建安三神医董奉、华佗、张仲景均笃信道教；东晋葛洪和南朝陶弘景则以道家自居；唐代孙思邈、孟诜、甄权、陈藏器都出身道家；宋代刘完素（道号守真子）更是融医道于一身。由此不难理解，中医典籍中有关长生不老药的论述俯拾皆是，而古人对水银毒性的认识也源于治病和服丹两方面的实践。

《神农本草经》记载："水银，味辛，寒。主治疥瘙、痂疡、白秃，杀皮肤中虫虱，堕胎，除热。杀金、银、铜、锡毒，熔化还复为丹，久服神仙，不死。"同书将丹砂列为上品（药）之首，认为这种药疗效神奇："丹砂，味甘，微寒，主身体五脏百病，养精神，安魂魄，益气明目，杀精魅邪恶鬼，久服通神明，不老。"可见，早期中医认为，水银和丹砂均无毒，不仅能医治百病、驱鬼解毒，长期服用还可长生不老。

《抱朴子》记载："丹砂烧之成水银，积变又还成丹砂，其去凡草木远矣，故能令人长生。金汞在九窍，则死人为之不朽，况服食乎？"葛洪认为，人死之后灌入水银，能让尸体长久不腐，由此就可推知，活着的人服用水银就会长生不老！

南朝陶弘景是当时最杰出的中医药学家，但他一生执迷神仙之术，花了大量时间炼制仙丹。陶弘景认为："（水银）酒和日曝，服之长生。"他将水银分为生熟两种，产于符陵平土和沙地的水银称为生水银，通过烧炼丹砂制成的水银称为熟水银。现在看来，生熟水银差异可能因杂质不同所致。

甄权认为："（水银）有大毒，朱砂中液也。乃还丹之元母，神仙不死之药，能伏炼五金为泥。"水银既然有剧毒，服用后可能毒发身亡，怎么会长生不老？之所以出现这些相互矛盾的说法，关键是没有勇气否定道教前辈对水银的经典论述。

唐代日华子（大明）认为："水银无毒，治天行热疾，催生，下死胎，治恶疮，除风，安神镇心。"日华子认为水银无毒，可治疗产妇难产，具有安神镇静作用。正因为"水银无毒"的观点被写入中医典籍，导致水银长期作为一味中药而广泛使用。

唐代陈藏器认为："水银，本功外，利水道，去热毒。入耳能食脑至尽，入肉令百节挛缩，到阴绝阳。"将水银灌入耳中能将整个大脑腐蚀殆尽，将水银注入肉中能使全身关节挛缩，并导致绝孕绝育。不知这些夸张的说法源自何处，但从中可以看出，古代中医对药物疗效和毒性的认识，至少有一部分是出于臆测和传说。近年来，水银入耳可腐蚀大脑的描述经常出现在盗墓和怪诞小说中，导致这种说法在民间广为传播。

北宋寇宗奭认为："水银，入药虽各有法，极须审慎，有毒故也。妇人多服绝娠。今人治小儿惊热涎潮，往往多用。《经》中无一字及此，亦宜详谛。"寇宗奭隐晦地批评了《神农本草经》无限夸大水银疗效，刻意隐匿水银毒性，导致水银滥用的现象。他提醒医家，水银尤其会毒害儿童和妇女，使用时应非常谨慎。

寇宗奭还发现："今有水银烧成丹砂，医人不晓，误用，不可不谨。"丹砂（硫化汞）加热后可生成水银，水银在空气中氧化生成氧化汞。氧化汞和硫化汞都是红色粉末，古人常将两者混淆为一物。因此，由水银生成红色粉末的过程被称为还丹，也就是再次还原为丹砂。但还丹（氧化汞）的毒性明显大于丹砂（硫化汞），这是因为氧化汞可与胃酸（盐酸）反应，生成氯化汞，氯化汞很容易被人体吸收并引发中毒。因此，寇宗奭特别强调，用水银烧制的丹砂（其实是氧化汞）治病，更容易导致中毒。

李时珍是古代为数不多并非出身道教的名医之一。他对道家妄言水银无毒、致人无端丧命的虚伪做法进行了严厉批评："水银乃至阴之精，禀沉着之性。得凡火锻炼，则飞腾灵变；得人气熏蒸，则入骨钻筋，绝阳蚀脑。阴毒之物，无似之者。而大明言其无毒，《本经》言其久服神仙，甄权言其还丹元母，《抱朴子》以为长生之药。六朝以下贪生者服食，致成废笃而丧厥躯，不知若干人矣。方士固不足道，本草其可妄言哉？水银但不可服食尔，而其治病之功，不可掩也。"

唐代李泰编著的《括地志》记载："齐桓公墓在临菑县南二十一里牛山上，亦名鼎足山，一名牛首堈，一所二坟。晋永嘉末，人发之，初得版，次得水银池，有气不得入，经数日，乃牵犬入中，得金蚕数十薄，珠襦、玉匣、缯采、军器不可胜数。"这里描述了晋代永嘉年间群贼盗掘齐桓公墓葬的情景，因在棺椁下设有水银池，水银蒸气使盗者不敢擅入。墓葬开挖数天后，在狗的引导下，盗者方进入墓室，获得大量珍贵随葬品。根据这一记载，水银蒸气可致人中毒死亡这一事实至晚在晋代就被普通百姓所广泛认识，但其后的很多医学大家依然声称水银无毒，其主要原因是口服水银的毒性确实不大。

现代医学对汞毒的认识

金属水银（汞）经消化道和皮肤的吸收率都很低。口服后只有不到 0.01% 的汞可被胃肠吸收，因此短期口服金属汞并不会毒性发作。因意外或自杀一次吞服大量汞而引发急性中毒也不多见。甚至有人将水银注射到静脉内企图自杀，结果并没有身亡，仅引起注射局部组织坏死和肺栓塞。当胃肠道有病变时，口服金属汞的吸收率会显著升高。因此，肠梗阻等患者服用水银很容易引发急性汞中毒。

金属汞容易挥发，吸入汞蒸气比误服金属汞危害更大。吸入气中的汞会有 80% 经呼吸道吸收。进入人体的汞会经血液循环分布到全身组织器官，而金属汞对神经系统的毒害尤为突出。研究发现，即使吸入含汞量较低的空气（0.7～42 微克 / 米^3），也会引起记忆力下降、四肢震颤和睡眠障碍。吸入含汞量更高的空气，还会引起情绪不稳、四肢乏力、肌肉萎缩、智力损害、昏迷，甚至死亡。

相对于金属汞，汞盐对人体的毒性更大。这是因为汞盐可溶于水，更容易被胃肠吸收。汞盐在消化道以离子形式被吸收，然后随血液循环分布到全身。汞离子易损害肝肾功能，而对神经系统的损害尤为突出。孕妇摄入汞盐会导致子代先天性缺陷；婴幼儿摄入汞盐会影响神经髓鞘形成，导致智力障碍和生长发育异常。

中国古代道家炼制仙丹时，常将水银、丹砂（HgS）等原料反复高温烧结，所以仙丹中含有大量氧化汞（HgO）。服用仙丹后，氧化汞与胃酸（盐酸，HCl）反应生成氯化汞（升汞，$HgCl_2$）。升汞有剧毒，可导致肝肾功能损害、性格改变、智力下降，剂量过大时会毒发身亡。

比汞盐毒性更大的是有机汞。有机汞是指汞与烷基、炔基、芳香基等有机基团结合形成的化合物。土壤和水中的微生物可将无机汞转化为有机汞。人体中存在一些屏障，可防止血液中有毒成分损害重要器官。在血液与脑组织之间存在血脑屏障，在血液与睾丸组织之间存在血睾屏障，在母体血液与胎儿之间存在胎盘屏障。因此，即使汞离子进入血液，也很难穿越这些屏障。由于有机基团改变了分子极性，有机汞可轻易穿越这些屏障。因此，有机汞对神经系统、生殖系统和胎儿的毒害更加严重。国际癌症研究机构将甲基汞列为 2B 类致癌物。

汞通过哪些途径进入人体？

有机汞的毒性会通过食物链逐渐放大。海水和淡水中的有机汞以甲基汞为主，甲基汞在生物体内的平均半衰期长达 72 天。在海洋食物链中，处于最底端的硅藻会吸收海水中的甲基汞；海洋浮游生物食用大量硅藻，硅藻中的甲基汞就会富集到浮游生物体内；鲱鱼食用大量浮游生物，浮游生物体内的甲基汞就会富集到鲱鱼体内；鳕鱼食用大量鲱鱼，鲱鱼体内的甲基汞就会富集到鳕鱼体内；鲨鱼食用大量鳕鱼，鳕鱼体内的甲基汞就会富集到鲨鱼体内。这样下来，鲨鱼体内的甲基汞含量可超过海水百万倍。

澳大利亚和美国的环保部门建议，孕妇和儿童不宜食用箭鱼、旗鱼、枪鱼、罗非鱼、方头鱼、鲇鱼和鲨鱼（当然也包括鱼翅），普通成人也应控制这些鱼类的食用量。原因是这些鱼生长周期长，而且以其他鱼类为食，体内会富集大量甲基汞。

2013 年，澳大利亚学者对生长于南太平洋的鲨鱼进行检测，发现鲨鱼体内汞含量与体长和年龄有关，一多半鲨鱼体内汞含量超过环保部门设定的食品安全限值（1 毫克 / 千克）。2015 年，南非和加拿大学者对生长于太平洋、印度洋和大西洋的鲨鱼进行检测，其中印度洋南部鲨鱼汞含量最高。生活在非洲东海岸附近的鲨鱼多数汞含量超过 10 毫克 / 千克。北海道大学开展的检测表明，有些鲸肉汞含量超过日本食品安全限值 20 倍。

2014 年，美国莱特州立大学（Wright State University）的学者检测了干鱼翅（鲨鱼鳍）和鱼翅汤中甲基汞的含量。干鱼翅甲基汞含量在 9 ～ 1720 微克 / 千克之间。鱼翅汤甲基汞含量在 0.01 ～ 34 微克 / 升之间。其中，采自锤头鲨（hammerhead shark）的鱼翅甲基汞含量最高。每份鱼翅汤大约 240 毫升，其中甲基汞含量最高可达 8.2 微克。美国环境保护署建议，成人每天甲基汞摄入量不宜超过 0.1 微克 / 千克体重。也就是说，体重 70 千克的人，每天甲基汞摄入量不宜超过 7.0 微克。可见，仅一份鱼翅汤就会让甲基汞摄入量超标 17%。

鱼体内甲基汞的含量与种属、体重、鱼龄、水体理化特征等因素有关。一般而言，吃鱼的鱼（掠食者）比吃草的鱼（草食者）甲基汞含量高；体形大的鱼比体形小的鱼甲基汞含量高；年龄大的鱼比年龄小的鱼甲基汞含量高；水体中汞含量越高鱼肉中甲基汞含量就越高；水体酸度越高（pH 值越小）鱼肉中甲基汞含量就越高。

鱼油是从深海鱼体中提取的脂类物质，其中富含 ω-3 类多不饱和脂肪酸（DHA 和 EPA）。从理论上分析，鱼油因具有抗炎和调脂作用，可能会降低心脑血管病的风险。但大规模临床试验尚未证实这种效应，也未发现鱼油能降低癌症风险，鱼油更不能治疗高血压和糖尿病。由于重金属会在鱼体内蓄积，劣质鱼油可能含有高水平的汞、铅、镍、砷、镉等有害成分。

出于对鱼油中汞和其他重金属污染的担忧，2014 年美国食品药品管理局（FDA）建议，孕妇和乳母应通过多吃鱼补充天然 ω-3 脂肪酸，而不是选择膳食补充剂（鱼油）。孕妇和乳母最好选择 EPA 和 DHA 含量高，同时汞含量低的海鲜，能满足这些条件的主要是食草的小型鱼。

鱼肝油（cod liver oil）则是从鲨鱼、鳕鱼等肝脏中提取的脂肪成分，其中富含维生素 D，常用于防治佝偻病。饮食和活动正常的儿童一般不会缺乏维生素 D。少数偏食、营养不良或缺乏阳光的儿童会缺乏维生素 D，这些孩子需要补充鱼肝油。由于海洋污染加重，在鱼体内富集的重金属会进入鱼油和鱼肝油产品中。2009 年，在欧洲市场开展的检测发现，鱼油和鱼肝油汞含量在 0.01～2.03 纳克/克之间。尽管汞含量不高，孕妇、乳母和儿童也不宜将鱼油和鱼肝油作为常规补品而长期服用。

甲基汞最容易损害神经纤维外的髓鞘（相当于电线的绝缘层）。胎儿、婴儿和儿童神经髓鞘正在发育形成，加之甲基汞很容易穿越血脑屏障和胎盘屏障，孕妇、乳母和婴幼儿接触或摄入甲基汞后，将会造成宝宝神经系统不可逆性损伤，导致神经功能受损、智能障碍、学习能力降低、情绪情感异常等。甲基汞可损害近端肾小管，引发范可尼综合征（Fanconi syndrome）。儿童接触甲基汞还可引起脱皮和皮疹，摄入过多甲基汞可导致头发、牙齿和指甲脱落。

汞中毒可分为急性汞中毒和慢性汞中毒。急性汞中毒是在短期接触或摄入大量金属汞或汞化合物。急性汞中毒可通过血液化验初步诊断。正常成人血汞浓度低于 6 微克/升，但经常吃大型海鱼的人血汞浓度可高达 200 微克/升，这种变化给诊断急性汞中毒带来了技术困难。因此，可同时检查尿汞排出量。汞进入人体后，往往会在短时间内排出体外，因此汞中毒者 24 小时尿汞明显增加。对于甲基汞引起的慢性汞中毒，最好的诊断方法是同时检测血液和头发中的汞含量。

为了降低汞中毒的风险，相关企业应严格管控汞及其化合物的使用，含汞的废气、废水和废渣应经特殊处理后再排放到环境中。国家在强化环境保护立法的同时，环保部门应加大对汞污染的监控力度，对海产品和水产品的产地水体进行监控，及时发现并控制汞污染。市政管理部门应鼓励居民执行垃圾分类，将含汞垃圾（废弃灯管、温度计、血压计等）分装后进行特殊处理。卫生部门应强化对海产品和水产品中汞污染的监控，防止汞污染的食品流入市场。孕妇、乳母和儿童应限制食肉鱼的摄入量。

美国达特茅斯学院的韦特哈恩（Karen Wetterhahn）教授是全球著名的重

金属毒理专家，她的主要研究方向是二甲基汞。遗憾的是，她本人就死于二甲基汞，享年仅 48 岁。

1996 年 8 月 14 日，韦特哈恩在研究二甲基汞对 DNA 修复蛋白的作用时，不小心将移液器尖端的二甲基汞滴到她佩戴的乳胶手套上。由于佩戴了严密的防护设施，她对此并未在意。然而事后的检测发现，二甲基汞可迅速透过乳胶手套，并在 15 秒内进入皮肤。事发 17 天后，韦特哈恩头发中汞含量急剧上升。三个月后，韦特哈恩出现腹痛、体重下降、失去平衡力、言语不清，这时可确认她已经发生了汞中毒。尽管马上启动了螯合剂治疗，韦特哈恩的病情仍持续恶化。1997 年 6 月 8 日，韦特哈恩教授在当地医院去世。韦特哈恩的死不仅震惊了达特茅斯学院，也震惊了美国毒物监管机构。美国职业安全与健康管理局（OSHA）因此修订了二甲基汞的安全标准，强烈建议不要将二甲基汞用于任何目的。

汞具有美白皮肤的作用，因此一些化妆品中会加入汞或含汞化合物。汞离子可抑制皮肤中酪氨酸酶的活性，抑制黑色素合成，进而发挥皮肤美白作用。早在 1947 年，瑞典医生就曾报道含汞化妆品导致汞中毒的病例。考虑到汞的潜在毒性，多数国家目前都禁止将汞添加到食品或化妆品中。原国家食品药品监督管理总局颁布的《化妆品安全技术规范》（2015 版）规定，化妆品中汞含量不得超过 1 毫克 / 千克。但不法商家为了提升美白效果，依然将汞剂添加到化妆品中。2014 年，在上海开展的检测发现，有些品牌日霜中汞含量超过国家限值 6000 倍，晚霜汞含量超过国家限值 9000 倍。在浙江开展的检测发现，有些晚霜汞含量超过国家限值 14000 倍。

水俣病事件

日本熊本县水俣湾有一片美丽的内海，被九州本土和天草诸岛环抱，当地人称之为不知火海。不知火海渔业资源丰富，传统上是水俣镇居民赖以生存的渔场。水俣镇坐落在水俣湾东部，有常住居民 4 万人。

1908 年，日本智索株式会社（Chisso Corporation）在水俣镇开设化工厂以生产化肥。20 世纪 20 年代，随着日本化工产业的升级，智索化工厂大幅增加了乙醛、乙炔、乙酸、氯乙烯、辛醇等化学品的产量，所产生的废水都直接排入水俣湾。化工业的繁荣让水俣镇变成了水俣市，但不知火海中的鱼类却越来越少。在渔民求告后，智索从 1926 年起每年给渔民少量经济补偿，但并未停止排放废水。

第二次世界大战结束后，日本化工业急剧扩张。智索水俣厂的化学品产量快速增加，乙醛产量从战前的 210 吨增加到 1951 年的 6000 吨，1960 年更高达 45000 吨。生产乙醛需要硫酸汞作为催化剂，含汞废水排入水俣湾后，被微生物转变为甲基汞，成为一种致命毒物。

1956 年 4 月 21 日，一名 5 岁女孩因行走不稳、说话困难、四肢抽搐住进智索水俣医院。两天后，这名小患者的妹妹也因相同病症住进了医院。孩子妈妈还告诉医生，邻家女儿也有类似症状。警惕的医生马上开展了入户调查，结果又发现了 8 名类似患者。1956 年 5 月 1 日，医院主管向当地卫生部门报告，在水俣市发现一种不明原因的流行性"怪病"，后来命名为水俣病。

为应对疫情，日本政府于 1956 年 5 月底成立了怪病委员会，对该病进行调查。由于患者局限于水俣市，专家们最初认为该病系传染病，所有患者都被隔离观察，患者居住的房屋被彻底消毒。调查过程中还发现了一些令人恐怖的现象：居民家中的猫无端出现四肢乱舞，最后发狂而亡；飞行的乌鸦突然自天而降，死于非命；大量海藻脱离海床；大批鱼虾浮出海面。

随着患病人数不断增加，邻近的熊本大学于 1956 年 8 月 24 日成立了研究团队。调查后发现，该病发生前没有任何先兆，患者突然出现手脚麻木、口齿不清、吞咽困难、行走不稳，患者尤其不能做精细动作，如扣纽扣、拿筷子、写字等，有些患者还出现视力和听力障碍。大部分患者症状都会逐渐恶化，最后出现严重惊厥和昏迷，直至死亡。

熊本大学的调查还发现，同一家庭往往有多人患病。患者主要居住在水俣湾地区，饮食以不知火海的海产为主。病猫主要以家庭残羹剩饭为食，猫的发病症状与人相似。这些现象都提示该病为食物中毒所致，而水俣湾的海产成为重点怀疑对象，而重金属中毒成为最可能的原因。

一旦怀疑到重金属，马上有人想到智索水俣化工厂排放的废水。检测发现，该厂排放的废水中铅、铜、锰、汞、砷、铊、硒等都严重超标。这么多可能毒源让确定病因的工作变得异常艰难。研究人员最初怀疑锰导致了这种怪病，因为在不知火海的水产中和死者体内都检测到高浓度锰。有学者认为是铊，还有学者认为是硒，更有学者认为是多种重金属共同作用的结果。在该病发现的最初两年里，日本学界莫衷一是。

1958 年 3 月，英国神经病学家麦卡尔平（Douglas McAlpine）受邀访问熊本大学。在听取日本同行的介绍并亲自检视部分患者后，麦卡尔平指出，这种怪病可能是甲基汞中毒所致。

日本学界迅即调查了水俣湾的汞分布状况，其结果令人震惊。在不知火海打捞上来的鱼类、贝类和淤泥中均检测到极高水平的汞。海底淤泥汞浓度最高区恰好位于智索水俣化工厂的排污口，而距离排污口较远的外海淤泥汞含量逐渐降低。排放口附近每吨淤泥汞含量高达 2 千克（2000 ppm），如此高的含量使从淤泥中提取汞都变得有利可图。

在人体开展的检测发现，水俣病患者头发汞含量高达 705 ppm，水俣湾地区未患病居民头发汞含量为 191 ppm，而远离水俣湾地区的日本居民头发汞含量只有 4 ppm。

1959 年 11 月 12 日，日本厚生省公布了怪病委员会的最终调查结果，水俣病是一种主要影响神经系统的中毒性疾病，原因是工业排放的污水导致水俣湾中的鱼类和贝类汞含量超标，周围居民食用这些海产品后引发了汞中毒，水俣病的致病因子是甲基汞。

至此，水俣病的病因大白于天下。令人气愤的是，智索公司在调查期间刻意隐瞒、掩盖，甚至转移污染源，严重干扰了委员会的调查工作。当熊本大学研究组怀疑智索化工厂的污水，并着手采集水俣湾的淤泥样本后，智索公司紧急将排污口从水俣湾改至水俣河，结果导致河口鱼类大量死亡，水俣河沿岸地区也出现了大批新发患者。在熊本大学调查期间，智索公司拒绝向研究人员提供原料清单和生产流程。事发后，智索公司曾组建一个秘密实验室，由细川肇（Hajime Hosokawa，当时为智索公司附属医院的院长）对水俣病展开研究。细川用工厂排放的污水配制饲料，然后喂给健康的猫。在服食这种污染食物78天后，猫开始出现水俣病的症状，而病理检查证实水俣病正是甲基汞所致。智索公司不但隐瞒这一重要研究结果，还下令细川立即终止研究。

水俣病的病因明确后，日本政府禁止在不知火海捕鱼。因为智索公司将排污口改道，导致污染区大幅扩大。当地渔民从1958年开始发起了旷日持久的诉讼，经多次交涉后获得了部分经济补偿。

但是，智索公司和熊本县政府都拒绝给水俣病患者补偿。这些肢体残疾和智能障碍者无疑处于弱势地位，并受到企业和社区的歧视与排斥。歧视在患者及家属中引发了恐慌和愤怒。1959年11月，开始有成批患者和家属在智索公司大门口静坐。经熊本县政府调解，智索公司同意拿出一点"同情费"。经厚生省确诊的患者，成人每年补偿10万日元（917美元），儿童每年补偿3万日元（275美元），死亡患者一次性补偿32万日元（2935美元）。

1959年10月21日，日本贸易和工业部下令智索将排污口从水俣河改回到水俣港，并尽快安装污水处理系统。1959年12月19日，智索安装了一套污水净化系统（Cyclator）。为了证明经处理的水是安全的，智索总裁吉冈喜一（Masichi Yoshioka）在完工仪式上当众喝下一杯净水系统处理的水。

然而，后来的事实证明，净水系统完全是欺骗民众的小把戏。智索排放的污水仍含有高水平的汞，猫饮用后依然会发病，附近也不断有新的水俣病病例出现。智索后来自己也承认，净水系统不会消除污水中的汞，安装这一系统的唯一目的就是平息民愤。

1965年，水俣病再次暴发，这次是在新潟县阿贺野河沿岸，涉污企业是昭和电工（Showa Denko）。昭和电工也使用硫酸汞作为催化剂，工厂污水同样未经处理就直排阿贺野河。起先是发现猫发疯后死亡，不久有个别患者发病，最后是成批患者暴发流行。有了水俣事件的前车之鉴，熊本大学很快就查明，昭和电工排出的污水是导致这次水俣病暴发的原因。

水俣病再次暴发，加上同期在四日市暴发哮喘病，在富山县暴发痛痛病，使日本国民从愤怒中彻底觉醒。人们开始认识到，环境污染绝非个人或企业可以解决的局部问题，而是会影响整个国家长远发展、涉及民族存亡的全局问题。在汹汹的讨伐声浪中，日本政府彻底改变了对环境污染的暧昧态度，全力支持受害者索赔，同时对环境污染展开系统调查，建立了严密的大气、水、土壤污染监控体系，颁行了《自然环境保护法》等多项环保法律。水俣事件也成为日本环保史上的分水岭。

45. 铊

铊具强烈的神经毒性，铊盐因此经常被用作谋杀和暗杀的工具。那么，铊中毒后有没有解药呢？

铊（Tl）的原子序数为 81，原子量为 204.4。在元素周期表中，铊位于第六周期第三主族（ⅢA）。在地壳中，铊的丰度约为 0.85 ppm。1862 年，英国化学家克鲁克斯（William Crookes）和法国化学家拉米（Claude-Auguste Lamy）共同发现了铊元素。

铊毒是如何被发现的？

铊和铊盐都有剧毒。这一事实甚至在发现铊元素之初就有所认识。在首次提炼金属铊成功后不久，拉米发现自己出现了腹痛、便秘、食欲不振、呼吸费力、四肢颤抖、双腿软弱、精神倦怠等症状。他当时就怀疑是铊导致了这些症状。为了证实自己的想法，拉米将 5 克硫酸铊溶解在牛奶中让两只小狗喝。奇怪的是，两只小狗在尝了一两口后，就再也不愿喝这种牛奶。之后，拉米忘了将含铊牛奶收起来，结果六只鸭子、两只母鸡和一只大狗分享了剩余的牛奶。

数小时后，大狗首先发病，出现狂躁不安和恶心呕吐。当日晚间，大狗背部拱起、呼吸急促、口角流涎、后肢抽动，然后出现全身瘫痪。大狗在服用铊牛奶两天后死亡。之后，鸭子和母鸡也相继死去，中毒动物都有肢体瘫痪的症状。让拉米感到意外的是，两只小狗也逐渐出现中毒症状，虽经全力抢救，最终仍命丧黄泉。

1909 年，斯坦福大学斯维因（Robert Swain）教授对铊盐的毒性进行了系统评估，给大鼠、豚鼠、兔子注射 5 ～ 45 毫克硫酸铊，动物往往在一周内死亡。给狗注射 120 ～ 1000 毫克硫酸铊，动物往往在两周内死亡。鱼类对铊毒更为敏感。

让人困惑不解的是，尽管铊的毒性早就被学术界认识，直到 20 世纪早期，铊盐一直被当作药物使用。硫酸铊和醋酸铊最初被外用以治疗皮癣、皮炎，后来被用来治疗肺结核患者的盗汗症。在应用过程中发现，铊盐可导致毛发脱落。这一意外发现激发了化妆品公司的灵感。

1930 年，美国 Koremlu 公司将醋酸铊制成脱毛膏（Koremlu Cream）。Koremlu 宣称，涂抹脱毛膏后体毛会立即消失，脱落后毛发不会再生，而且这种脱毛膏没有任何毒副作用。Koremlu 脱毛膏上市后，迅速成为畅销化妆品。夸大宣传导致很多无辜女青年失明、瘫痪，甚至死亡。1932 年，美国医学会（AMA）发表系列研究论文，揭示了 Koremlu 脱毛膏的巨大毒性。受害者发起的索赔诉讼最终导致 Koremlu 公司破产。

铊盐有剧毒，曾被广泛用作灭鼠药和杀虫剂。但这类药物无色无味，很容易因误服导致人类中毒，而且常被用于刑事犯罪。1972 年，美国总统尼克松签署行政令（11643），禁止私自销售和使用铊盐。此后，很多国家也禁止了铊盐。但铊盐作为杀虫剂，仍然在中东和部分第三世界国家广泛使用。

铊有哪些毒性？

铊具有剧毒性的原因在于，铊离子的化学性质很像钾离子，人体会把铊离子误认为钾离子吸收入体内。当铊离子进入细胞并占据钾离子的位置后，并不能发挥钾离子的作用，这样就使细胞丧失了相关功能。成人服用 800 毫克（不到四分之一茶匙）铊盐就会丧命。

铊盐口服后很容易被人体吸收，进入人体的铊主要分布于大脑、肌肉和皮肤中。铊可灭活钠钾 ATP 酶，阻断氧化磷酸化过程，干扰含硫氨基酸代谢，阻碍细胞有丝分裂，抑制毛囊角质层生长。因此，铊中毒最常引起脱发、恶心、呕吐、四肢抽搐、昏迷等症状。即使肝脏经胆道将部分铊排泄到肠道内，这些铊也会再次被误认为钾而吸收到体内。

为了打破这种排泄和重吸收的循环，最佳的治疗方法就是服用普鲁士蓝（亚铁氰化铁）或黄血盐（亚铁氰化钾）。普鲁士蓝就是油画和瓷器上的蓝色颜料，而黄血盐则是食盐中添加的抗板结剂。普鲁士蓝和黄血盐中的亚铁氰根离子可与铊离子结合，然后将其排出体外。1969 年，德国药理学家海德劳夫（Horst Heydlauf）发现普鲁士蓝可解铊毒，这一发现拯救了很多铊中毒者。

铊盐易溶于水，而且无色无味，其中毒症状晚发而隐蔽。铊中毒很容易被误诊为脑炎、癫痫和神经炎等疾病。这些特点使铊盐成为一种绝佳的谋杀工具。历史上屡屡上演铊盐谋杀案，尤其在遗产争夺案中。因此，铊和砒霜一起被称为"投毒者的毒药（poisoner's poison）"或"遗产粉（inheritance powder）"。

铊中毒事件

铊谋杀最有名的案例莫过于英国赫特福德郡（Hertfordshire）的连环投毒案。案件主角杨（Graham Young）自幼丧母，被送给姑姑和姑父抚养数年后，又返回父亲身边与继母、姐姐一起生活。特殊的家庭环境和继母的虐待使杨养成了内向性格，并对毒药产生了浓厚兴趣。14 岁那年，杨考上当地有名的中学，父亲奖给他一套化学仪器，杨开始在家中研究各种毒药。他多次冒用他人名字在化学药店购买酒石酸锑钠、醋酸铊、乌头碱、阿托品等毒药，并开始在家人中测试这些毒药的效果。他首先给继母施用了酒石酸锑钠，导致她呕吐、腹泻和剧烈腹痛，但继母送医后被诊断为胆囊炎。不久，杨的父亲也出现类似症状，在昏迷数天后获救。随后，杨的姐姐也多次发病。最后，这种病从杨的家庭蔓延到他所在的学校，与杨接触的多名同学也出现了腹痛症，不得不休学治疗。

1961年11月，姐姐喝了杨沏的一杯茶后开始产生幻觉，送医后诊断为阿托品中毒。父亲搜查了杨的房间，但并未发现可疑之处。父亲当时警告杨，从此不许再摆弄那些化学品。1962年4月21日，杨的继母死于中毒。不久，他的父亲也再次因病送医，并被诊断为锑中毒。杨的姑姑知道他在研究毒药，一直怀疑他毒害了家人。科学老师也在杨的书桌中发现了几瓶毒药，并向校长报告了此事。1962年5月23日，杨被警方逮捕，他随即承认谋杀了自己的父亲、姐姐和同学。他的继母遗体已火化，无法确定是否因中毒而亡。

精神病学家评估后认为，杨患有人格障碍和精神分裂症。之后，杨被关进精神病院。八年后，监狱精神病学家乌德温（Edgar Udwin）给内政大臣写信，宣称杨"已不再沉迷于毒药、暴力和恶作剧"，杨随后被释放。

杨出院后，在哈德兰德公司的一个仓库工作。杨喜欢给同事们准备茶水，起先是管他的仓库主任患病，之后多名同事患病住院，其中两人死亡。这些患者早期都表现为恶心、呕吐、四肢抽搐。由于不断有人患病，恐慌开始在公司蔓延，仓库主任的继任者在出现恶心症状后辞职。

当时人们普遍认为是一种博文顿虫导致了这种疾病。当局派出了庞大的医疗调查组，但进展并不顺利。当时调查组提出有三种致病可能：一是饮水受到污染；二是存在放射性物质；三是病毒感染。因为所有患者都出现头发脱落，很多专家认为辐射损害的可能性最大。但对公司及周围环境进行全面检测后，并未发现放射性物质。

正在调查陷入一筹莫展之际，哈德兰德公司的医生安德森建议，组织全体员工开会讨论这种怪病。在讨论会上，杨首先站起来发言，他认为这种病应重点考虑铊中毒,他甚至系统讲解了铊中毒的各种症状。这一举动使杨成为该案的重大嫌疑人。此前已有同事向调查组反映杨从未染病。还有同事反映,杨对毒药表露出极强的兴趣。

尽管公司管理层高度怀疑杨是罪魁祸首,但铊盐是从哪里来的呢?公司库房没有这种化学物质。应公司要求,警方对杨的背景展开了调查,结果真相很快浮出水面,杨曾因给家人下毒被关进精神病院。

杨再次被逮捕后,警方在他的口袋里发现了酒石酸锑钠,在他家中搜出了醋酸铊和乌头碱。令人恐怖的是,杨在日记里详细记载了投毒的剂量、投毒的方式和受害者的各种反应;他甚至给每位受害者规划了中毒程度,设定了他们的死亡时间。调查还发现,杨在精神病院时,就系统研究了各种毒药的相关资料,在关押期间曾给多名犯人下毒,并导致一人死亡。

1962 年 6 月,杨被判终身监禁,媒体称他为"茶杯投毒者(teacup poisoner)"。1990 年 8 月 1 日,杨在帕克赫斯特监狱死亡,官方给出的死因是心脏病发作,但有人认为他死于自杀。

什么原因导致这个年轻人对家人、同学和同事痛下杀手?在杨接受审判时,他的部分日记内容被当庭宣读,从下面两段日记中也许能窥测到他扭曲的性格和怪异的思维。在这种变态者眼中,毒杀一个人根本不需要理由。

> 戴安娜(杨的同事)昨天惹我生气了,我就给她下了点毒,让她生病提前回家。我只想让她稍稍吃点苦头。现在我后悔了,应该给她多下点毒,好让她在床上多躺几天。

> 弗雷德(仓库主任,杨的直接领导)现在已病得不行了,他四肢瘫痪,双眼失明。即使他双眼能恢复,脑部的严重损伤也会让他的躯体变成空壳。我认为,对他而言死亡其实是一种解脱,也能让这个本就拥挤的世界少一名残废。说实话,给他这样可爱的人安排如此可悲的下场似乎是一种耻辱,但也没有办法,因为我已做出决定。

　　1995 年，英国导演罗斯（Benjamin Ross）根据杨的故事拍摄了电影《少年落毒事件簿》（*The Young Poisoner's Handbook*）（彩图 17）。2005 年 11 月，一名 16 岁日本女学生用铊谋杀母亲（未遂），被捕后她声称自己对《少年落毒事件簿》很着迷，并像杨一样在互联网日记中，详细记录了投毒剂量和受害者的反应。

46. 铅

铅不仅影响儿童的身体发育，还影响儿童的智力发育。在现代生活环境中，铅几乎无处不在，那么该如何预防铅中毒呢？

铅（Pb）的原子序数为 82，原子量为 207.2。铅在元素周期表中位于第六周期第四主族（IVA），也称碳族元素。铅在地壳中的丰度约为 14 ppm。铅是人类自古就认识和使用的金属。金属铅密度高、熔点低、延展性好、耐腐蚀性强，在工业生产和日常生活中曾有广泛用途。20 世纪 70 年代铅毒被揭示出来后，铅已从大部分日常应用领域中退出。

铅毒的认识历史

相对于金、银、铜、铁、锡等常用金属，铅的毒性更大。铅在人体中没有生理作用，但人体会像钙、铁、锌、镁那样吸收铅，因为它们都以二价阳离子的形式溶解在水中。人类从新石器时代早期就开始接触金属铅，古人也认识到铅的毒性。然而，直到 20 世纪 70 年代，大规模流行病学研究才揭示了铅的慢性毒性，尤其是对儿童智力发育的巨大影响。

铅中毒的最早描述见于公元前 2000 年的古埃及莎草纸文稿，当时曾给罪犯服下铅化合物作为惩罚。古希腊医学之父希波克拉底（Hippocrates，前

460—前 370）曾描述铅中毒，一名长期从事铅冶炼的矿工先后出现食欲减退、腹痛、体重下降、面色苍白、四肢乏力和情绪烦躁等症状，这是目前所知最早的铅中毒记载。

罗马帝国时期的建筑大师维特鲁威（Marcus Vitruvius Pollio，前 80—前 15）在《建筑十书》（De Architectura）中阐述，建设城市供水系统时陶管优于铅管，原因之一就是陶管比铅管更有益于健康，因为铅管会产生铅白，而铅白对人体有害。为了证明这一观点，维特鲁威还特别举例称，炼铅工人大多肤色苍白、身体羸弱。在《自然史》（Natural History）中，老普林尼（Pliny the Elder）也认为，大规模开采铅矿将造成环境污染，最终危及人体健康。

19 世纪上半叶，铅毒的危害和机制开始被揭示出来。1831 年，法国医生雷奈克（Réne Laennec）发现，铅中毒可引起贫血。1832 年，英国医生萨克拉（Charles Thackrah）报道，铅管工人和铅白工人发生铅中毒的比例很高。1839 年，法国医生普朗舍（Louis Planches）发表《铅和铅中毒的特征》（Traité des maladies de plomb ou saturnines），这一专著不仅揭示了铅毒的巨大危害，还开创了现代职业病学。基于对 1200 例铅中毒患者的观察，普朗舍指出：置身高铅空气中比接触铅制品更易发生铅中毒。普朗舍对铅中毒的各种症状进行了分类总结。

1899 年，德国医生贝伦德（Friedrich Behrend）发现，铅中毒患者红细胞中会出现嗜碱性颗粒。此后很长一段时间，血液嗜碱性粒红细胞被当作铅中毒的诊断标准。但这种检测方法并不灵敏，最终于 20 世纪 60 年代被淘汰。早在 1898 年，英国医生加罗德（Alfred Garrod）就发现，铅中毒患者尿卟啉含量增加。直到 1934 年意大利医生维吉尼（Enrico Vigliani）才阐明其机制，铅会干扰血红素合成，导致体内卟啉蓄积，进而引起尿卟啉升高。后来的研究发现，铅不仅可抑制血红蛋白合成，还会缩短红细胞寿命，这些机制都会导致贫血。人类自古就认识到，铅中毒可导致瘫痪和脑病，19 世纪后期发现，铅中毒可损害颅神经和相关神经核团，甚至导致失明。

腹绞痛是铅中毒的一个典型特征，早在古罗马时期人们就观察到这种现象。德文郡腹绞痛和西印度腹绞痛都提供了绝佳的历史佐证。20 世纪 70 年代观察到，铅中毒患者还会出现关节痛和肌肉痛。长期接触铅还会导致间质性肾炎和肾功能不全。

19 世纪末 20 世纪初，美国、英国、加拿大、俄罗斯等国都曾实施禁酒令或限酒令。在禁令期间，不法商贩采用铅管冷凝生产高度酒，这种劣质酒含铅水平很高，民间称之为"月光酒"（Moonshine，可能因夜间偷偷生产而得名）。调查发现，饮用"月光酒"的人发生肾功能不全、痛风和高血压的比例很高。

在历史上，铅化合物在欧洲曾长期被用作堕胎药。文献也有记载，古埃及人曾用含铅打铁水避孕。20 世纪上半叶开展的调查证实，长期接触铅的女性流产率明显升高，而且婴儿出生后第一年死亡率也较高。铅同样会影响男性生育能力，19 世纪就已观察到男性铅矿工人不育率很高。

20 世纪 70 年代，匹兹堡大学儿童心理学家尼德尔曼（Herbert Needleman）通过系列研究证实，铅不仅影响儿童身体发育，还影响儿童智力发育。通过测量脱落乳牙中的铅，尼德尔曼发现：铅摄入过多的儿童智商下降，注意力不集中，学会说话的时间晚，学习成绩下降。

1979 年，尼德尔曼在青少年中开展了更大规模的调查。结果发现，骨铅含量高的青少年，高中毕业成绩差，阅读障碍的发生率高。在研究中他还观察到，骨铅含量高的青少年容易出现违法行为，包括伤害他人、打架斗殴、损毁公物、盗窃钱财等。尼德尔曼据此认为，铅是一种神经毒素，会减弱情绪冲动的控制能力，从而增加青少年犯罪的风险。在孕妇中开展的研究也发现，怀孕期间摄入过量铅，会影响子代智商，严重时可导致智能障碍。

由于触动了部分人的既得利益，尼德尔曼的研究发表后，成为学术界和产业界讨伐的目标。1990 年，厄恩哈特（Claire Ernhart）博士向美国国立卫生研究院（NIH）举报称，尼德尔曼在研究儿童铅毒时存在学术不端。NIH 在调查后认为，除了个别技术性问题，尼德尔曼的研究不存在原则性问题，此后他的研究结果被学术界大量引用，并成为各国政府制定环保政策的依据。

根据尼德尔曼的研究结果，美国疾病预防控制中心（CDC）在制定《儿童铅中毒诊断和管理指南》时，调降了血铅正常参考值范围；美国环境保护署考虑到大气铅污染的危害，全面禁止了含铅汽油和含铅油漆；美国住房和城市发展部（HUD）考虑到室内空气铅污染的危害，对数千套老旧住宅进行了降铅改造。

20 世纪早期，美国公共卫生专家凯霍等学者将血铅正常参考值设定为小于 80 微克 / 分升；20 世纪 60 年代，血铅正常参考值调降至小于 70 微克 / 分升；1970 年，血铅正常参考值调降至小于 60 微克 / 分升；1975 年，血铅正常参考值调降至小于 30 微克 / 分升；1990 年，血铅正常参考值调降至小于 15 微克 / 分升；2009 年，血铅正常参考值调降至小于 10 微克 / 分升；2015 年，血铅正常参考值调降至小于 5 微克 / 分升。目前学术界的共识是，铅没有"安全摄入量"，在合理可行的前提下越低越好。

1991 年，美国疾病预防控制中心开始对全美儿童血铅水平进行监测，对血铅超过 10 微克 / 分升的儿童进行跟踪观察。1995 年，CDC 将血铅升高列入非感染性疾病报告清单，对血铅超过 45 微克 / 分升的儿童实施驱铅治疗。

铅进入人体的途径包括经饮食摄入、随空气吸入和自皮肤吸收。铅在成人体内的半衰期约为 30 ～ 40 天；但在儿童和孕妇体内会滞留更长时间。铅可与蛋白质上的巯基结合，导致多种生物酶失活。铅中毒会损伤多个器官和系统，进而引发各种中毒症状。

铅中毒可损害神经系统，出现动作不协调、注意力不集中、智力下降、情绪异常、情感障碍、性格怪僻，严重者导致惊厥、昏迷甚至死亡。铅中毒可损害血液系统，出现贫血、白细胞减少、全身乏力等。铅中毒可损害肾脏功能，出现糖尿、蛋白尿、高磷酸尿、间质性肾炎等。铅中毒可损害消化系统，出现厌食、呕吐、腹痛、便秘等。铅可干扰维生素 D 及钙的吸收与代谢，影响骨骼健康，引发骨质疏松。铅还会升高血压，诱发痛风，导致生育障碍，增加肿瘤的风险。2017 年，国际癌症研究机构（IARC）将铅列为 2B

类致癌物。

2010 年，世界卫生组织发布《儿童铅中毒》（*Childhood Lead Poisoning*）报告，敦促成员国重视儿童铅中毒防治。2011 年，美国加州大学开展的系统评估认为，全球因铅污染每年导致至少 100 万例死亡，其中 12.5 万例为儿童。铅污染每年导致的经济损失高达 2.4 万亿美元，占全球 GDP 的 4%。

中药材中的铅

在中国古代，铅粉不仅用于化妆美容，还被中医用于防治疾病。《本草纲目》记载："粉锡，即铅粉，味辛、寒、无毒。主治劳复与食复。"男子在大病尚未恢复便开始性交，引起发热、小便发红、阴囊肿胀等症状，称为劳复。暴饮暴食引起旧病复发称为食复。此外，铅粉还用于治疗小儿腹泻、小儿疳痢、小儿腹胀、小儿夜啼等病症。

另一种含铅物质铅丹也是常用中药。铅丹也称黄丹、丹粉、朱粉。是用铅、硫黄和硝石合炼而成，主要成分是氧化铅和过氧化铅。《本草纲目》记载："铅丹，辛、微寒、无毒。""主治消渴烦乱、吐逆不止。"此外，铅丹还用于治疗孕妇腹痛下痢、小儿口疮糜烂等病症。在宫廷里，铅丹还被用作春药。

李时珍认为，铅粉和铅丹"无毒"，可用于小儿和孕妇。若以现代医学标准评判，这种观点似乎难以接受。但应当看到，古代中医对药物毒性的认识完全基于个人经验，而现代医学对药物毒性的认识基于细胞、组织、动物、人体的系统研究结果。从服用铅剂到发生慢性铅中毒潜伏期长（数月到数年），加之有些中毒症状（如智力下降、性格改变）隐匿而迁延，孕妇服用铅剂的危害要在后代成年后才可能表现出来，没有系统的研究根本无法判断其毒性。

除了铅粉和铅丹两种铅剂，中医所用的密陀僧主要成分为氧化铅，黑锡则是用方铅矿炼制的粗铅。自然界中铅分布广泛，中医所用矿物药直接采自野外，其成分复杂多样，其中往往杂有一定量的铅。动植物药在种植、饲养、采摘、储存、加工、炮制等过程中，都可能受到铅污染。

1970年，四川省某县发生群体性铅中毒事件。起因是中医师给74人服用甘草粉蜜汤（选方源自东汉张仲景《金匮要略》，其中包括铅粉）以驱除蛔虫，结果导致服用者全部发生急性铅中毒。在74例中毒者中有12名儿童，年龄最小者仅3岁。中毒者先后出现头昏、头痛、乏力、嗜睡、口臭、全身浮肿等症状。部分中毒者牙龈边缘出现蓝灰色铅线。采用中药治疗后（当时没有螯合剂治疗）大部分患者完全康复，1例患者于中毒4天后死亡。

四川铅中毒事件发生后，中医界针对铅粉的毒性曾展开辩论。部分中医学者认为，不应因噎废食就此禁用铅粉。此后，铅粉和铅丹依然作为常用中药材被广泛处方。根据2009年颁行的《湖南省中药材标准》，铅粉可用于治疗疳积、虫积腹痛、痢疾、症瘕、疟疾、疥癣、痈疽溃疡、湿疹、口疮、丹毒、烫伤、狐臭。铅粉的用量是每剂0.3～1.5克（约相当于每日用量）。根据美国全民健康与营养调查，一个体重70千克的成人，每日从常规饮食中摄入铅约7微克。一剂铅粉约相当于日常铅摄入量的10万倍。

2015年版《中华人民共和国药典》规定，除矿物、动物、海洋类以外的中药材，铅含量不得超过10毫克/千克。若以一种药材每剂用量为2两（100克）计算，即使这种药材铅含量达标，经一种药材每天摄入的铅也高达1000微克，约相当于日常铅摄入量的143倍。矿物、动物、海洋类药物铅含量更高。

根据国内外病例报道，可引起铅中毒的中药材包括铅粉、铅丹、密陀僧、黑锡、朱砂、自然铜、硫黄、雄黄、轻粉、胆矾、鸡内金、冬虫夏草、海蛤粉、珍珠粉等。但更多铅中毒是在服用各种丸剂、散剂或方剂后发生，往往无法确定是哪一味药材。

1998年，美国加利福尼亚州卫生部门曾展开调查，对来自亚洲的草药及制品进行分析，在251种天然药及制品中，有24种铅含量超过10毫克/千克（10 ppm）。2004年，卫生部门再次对美国市场销售的草药及制品进行分析，70种草药及制品中有13种铅含量超标（≥5毫克/千克）。两次调查之后，FDA 加大了对草药及其制品中重金属的监控力度，同时提醒消费者，服用草药及其制品可引发铅中毒。近年来，铅和其他重金属污染成为西方国家抵制中草药临床应用的主要原因。

1991 年，美国疾病预防控制中心颁布《儿童铅中毒预防指南》，传统医药被列为儿童铅中毒的重要原因。部分传统药物、保健品和化妆品直接使用含铅原料，铅是这些产品的主成分而非杂质。含铅传统药物主要由新移民及亲朋好友携入美国，来源地包括阿拉伯国家、拉美国家、印度和中国。2010年，美国居民血铅平均值为 1.2 微克 / 分升，而服用传统药物的儿童血铅水平高达 90 ～ 137 微克 / 分升。

2010 年，世界卫生组织发布的《儿童铅中毒》报告指出，草药、传统医药和民间疗法是导致儿童铅中毒的十大原因之一。2012 年，更新的 CDC《儿童铅中毒预防指南》认为，进口传统草药是孕妇和乳母铅摄入的重要来源。

中医中药具有悠久的历史，差不多和华夏文明同步起源。五千多年来，中医在疾病防治中曾发挥巨大作用，推动了文明进步和社会发展，时至今日仍具有广阔的应用空间。然而，在中医漫长的发展历程中，药物毒副作用的发现一直没有摆脱"神农尝百草"般的原始模式，也没有建立系统的毒副作用监控体系。这种模式对发现药物急性毒性尚属勉强，对于发现药物慢性毒性或生殖危害实在无能为力。

最近几十年来，通过药物学、药理学、毒理学研究发现，部分中草药含有高水平的铅，长期使用会对健康构成潜在威胁。铅会影响儿童智商和学习能力，从提高全民身体素质和智力水平的角度考虑，不应忽视中草药中的铅毒。当务之急在于，通过法律法规禁止高铅中药材；制定更严格的中草药含铅标准；规范中药材的种植、养殖、采摘、运输、存储、炮制、加工等流程，防止中药材发生铅污染；建立更严格的中药材适应证和禁忌证，禁止将高铅中药材用于儿童、孕妇和乳母；开展全民用药安全教育，纠正民众"中草药无毒副作用"的错误认识，劝阻居民自行服用含铅中草药以防治疾病或延年益寿。

食物中的铅

13世纪开始，欧洲部分酒商刻意将醋酸铅或氧化铅掺入葡萄酒中，因为铅剂可改善葡萄酒的口味。1498年，教皇下令禁止在基督教仪式中使用掺铅酒，但这一禁令并没有杜绝掺铅酒的流行。在利益驱使下，欧洲的掺铅酒愈演愈烈，甚至有人出书专门介绍如何给葡萄酒加铅。当时每大桶葡萄酒（225升）一般加入1品脱（568毫升）氧化铅溶液，这使葡萄酒的铅含量普遍超过50 ppm。这种浓度的铅能在灭活发酵酶的同时，又不影响葡萄酒的口味。这种做法最终酿成了多次大规模铅中毒事件。

17世纪开始，西班牙、法国、德国、荷兰等地先后暴发腹绞痛。德国医生高科尔（Eberhard Gockel）报道，含铅葡萄酒是导致各地腹绞痛流行的根源。他观察到，不饮酒的僧侣很少罹患腹绞痛，而酗酒者大多患有腹绞痛。高科尔的报道促使部分欧洲国家禁止给葡萄酒加铅，有些国家甚至对制贩铅酒者处以极刑。

18世纪早期，英国德文郡大规模暴发腹绞痛，该病一度被称为"德文郡腹绞痛（Devonshire colic）"，中毒者达数千人。患者主要为男性酗酒者，多表现有腹痛、便秘、乏力、精神恍惚、瘫痪、失明等症状，很多人因此丧命。为了找到"德文郡腹绞痛"的病因，女王御医贝克男爵（Sir George Baker）临危受命，开展调查。贝克男爵从富兰克林（Benjamin Franklin）那里获知，北美波士顿地区也曾流行腹绞痛，主要发生在嗜酒者中，根源是蒸馏朗姆酒用的铅管。贝克男爵马上意识到，"德文郡腹绞痛"也可能是铅中毒所致。调查后发现，当时苹果榨汁机的衬里为铅制，苹果酒的发酵罐是铅制，将果汁输送到发酵罐的管道也是铅制。酿造苹果酒时，大量铅从设备溶入酒中，导致饮用者发生了铅中毒。

美洲殖民地时期，欧洲列强在西印度群岛维持着强大军事存在，以保护他们在当地掠夺的资源和财宝，各国驻军中以英军规模最大。当时，皇家海军非战斗死亡率很高，主要原因是水手和士兵经常发生一种怪病。因患者常有腹痛和便秘，驻地军医将这种病称为"干腹痛"或"西印度腹绞痛"。"干腹痛"患者早期全身乏力、神情淡漠、行为异常，晚期四肢瘫软。这种病成为驻军和黑人奴隶死亡的主要原因。

英国医学界根据"德文郡腹绞痛"的经验，很快就确定"西印度腹绞痛"也是铅毒所致。当时，驻守西印度群岛的水手和士兵生活枯燥乏味，酗酒是他们逃避现实的唯一选择，英军每天给士兵和水手配发朗姆酒，而其中的铅成为"西印度腹绞痛"流行的根源。2016 年，研究人员对安提瓜皇家海军医院墓地的 31 具遗骸进行了挖掘和检测。这些殖民地时期死亡的水手和士兵骨铅在 13 ～ 336 ppm 之间，而正常人骨铅一般在 30 ppm 以下，骨铅超过 80 ppm 就会出现铅中毒症状。研究者认为，水手和士兵可通过多种方式接触铅，但朗姆酒含铅尤其高，因为当时蒸馏朗姆酒使用铅制冷凝管。

贝多芬（Ludwig van Beethoven, 1770—1827）是维也纳古典乐派的代表人物，是享誉世界的音乐大师。他创作的交响曲《英雄》《命运》《田园》已成为音乐史上的不朽经典，贝多芬因此被尊为"乐圣"。但这样一位天才人物却一生多病，贝多芬 29 岁失聪，30 岁患上严重胃肠疾病，并出现慢性腹痛、抑郁、情绪不稳等症状，57 岁时英年早逝。贝多芬的死因至今仍是一个未解之谜，学术界从未就此停止争论。早在 1863 年，也就是他死后 36 年，贝多芬的遗骸就被挖掘出来化验，但当时并没有查明死因。遗骸被重新安葬时，有人偷偷留存了头骨碎片和头发，这绺头发后来在苏富比（Sotheby）以高价拍卖。2000 年和 2005 年，美国普费弗中心（Pfeffer Center）和阿贡国家实验（Argonne National Lab）分别对贝多芬的头发和骨骼进行检测发现，发铅含量超过正常值 100 倍，骨铅含量也相当高。在此之前，曾有人推测贝多芬死于汞中毒，因为他身患梅毒，当时治疗梅毒常用汞剂，但两次检测均未发现头发和骨骼汞含量异常。研究者据此认为，贝多芬死于铅中毒，但中毒途径目前仍不得而知。贝多芬一生喜欢葡萄酒，当时葡萄酒中含有较高水平的铅。另外，当时喝葡萄酒的金属杯含铅量也很高。

　　除了酒类和果汁会受铅污染，松花蛋（皮蛋）、爆米花、炸薯条、膨化食品、腌制品、月饼、罐头等在加工、运输和储存过程中也容易受铅污染。高铅土壤种植的农产品含铅较多；在高铅水体中养殖的水产含铅也较多。

　　松花蛋又称皮蛋、变蛋、灰包蛋，因口感鲜滑、色味俱佳，是深受中国人喜爱的传统美食。松花蛋具有悠久的历史，南北朝时贾思勰编著的《齐民要术》记载："浸鸭子一月任食，煮而食之，酒食具用。"这里记载的咸鸭蛋之后逐渐演化为松花蛋。元代畏兀儿农学家鲁明善编著的《农桑撮要》记载："自冬至后至清明前，每一百个（鸭蛋）用盐十两，灰三斤，米饮调成团，收于瓮内，可留至夏间食。"可见，元代已经用草木灰腌制鸭蛋。明朝宋诩编著的《竹屿山房杂部》曾记载"混沌子"的制作方法："取燃炭灰一斗，石灰一升，盐水调入，锅烹一沸，俟温，苴于卵上，五七日，黄白混为一处。"这种用石灰腌制的"混沌子"已非常接近现在的松花蛋了。

　　采用传统方法加工松花蛋时，会加入氧化铅（黄丹粉、密陀僧），使成品蛋产生美丽的松花。近年来，采用硫酸铜、硫酸锌、硫酸亚铁、乙二胺四乙酸（EDTA）等代替黄丹粉，使松花蛋含铅量明显降低。但是，制作松花蛋时仍需使用石灰、黄泥、草木灰等辅料，这些辅料中也含铅。1988年颁行的国家标准《皮蛋》（GB/T9694—1988）规定，传统工艺生产的溏心皮蛋铅含量不得超过3毫克/千克。2014年颁行的新标准（GB/T9694—2014）规定，皮蛋铅含量不得超过0.5毫克/千克。因此，商家宣称的"无铅松花蛋"并非不含铅，而是没有使用氧化铅腌制。因此，皮蛋不宜长期大量食用，尤其是儿童、孕妇和乳母。

　　爆米花在中国也具有悠久历史，古代称爆米花为爆孛娄。孛娄的最早记载见于宋代范成大《石湖集》："炒糯谷以卜，俗名孛娄，北人号糯米花。"不过，宋代制作爆米花是将冻米投入热锅中，米粒因受热发生膨胀，同时发出爆裂声，古人以此祈求来年的丰收和好运。清代赵翼《檐曝杂记》记录了民间爆孛娄的场景："东入吴门十万家，家家爆谷卜年华。就锅排下黄金粟，转手翻成白玉花。红粉美人占喜事，白头老叟问生涯。晓来妆饰诸儿子，数片梅花插鬓斜。"

爆炸式爆米花机的主要结构是一个铸铁罐，将两三斤玉米或大米倒入铸铁罐内，封闭顶端盖子，在支架上旋转加热，当罐内压强达到约 10 个大气压（1 MPa）时，将罐口对准麻袋口，快速打开密封阀门，随着一声巨响，爆米花就会喷射进麻袋。这种爆米花机在 20 世纪曾在中国、韩国和朝鲜流行。这种设备应该为近现代发明，其起源有待考证。将爆米花机列为中国宋代发明纯属臆测，仅凭其上的气压计和高温密封阀即可简单判断，这两样装置是爆米花机的核心部件，气压计损坏的爆米花机形同炸弹，曾导致多次亡人事故。另外，曾在西方街头流行的爆米花机是由美国商人克里特斯（Charles Cretors）于 1885 年在芝加哥发明，其工作原理与爆炸式爆米花机完全不同。

爆炸式爆米花机的罐体为铸铁，其中含有较高水平的铅。铅的熔点只有 327 ℃，沸点只有 1525 ℃，当加热到 400～500 ℃时即有大量铅熔出。在高温高压下熔出的铅会吸附在爆米花上，这种铅就像古罗马人制作的铅糖那样，让爆米花吃起来甜美可口。2004 年泸州医学院开展的检测发现，市售玉米铅含量为 0.115 毫克/千克，用传统方法加工成爆米花后，铅含量飙升至 4.96 毫克/千克，也就是爆制过程中铅含量增加了 42 倍。

同样，用粗铁设备加工的其他膨化食品也含高水平的铅。这些设备的接头焊料或内衬中含有大量铅，在高温高压作用下，熔出的铅会附着在食品上。膨香酥是将玉米粉碎后，在高温高压下加工为杆状或管状的膨化食品。因设备简陋粗糙，卫生条件不达标，膨香酥在正规渠道根本无法销售，但在城市僻静巷道或偏远农村，仍能见到用柴油机驱动的移动加工点。在网络上也经常看到厂商在兜售爆米花机和香酥加工机。

2014 年，广东省疾病预防控制中心开展的检测发现，5640 份重点食品平均铅含量为 0.104 毫克/千克，其中 5.7% 的食品铅含量超标。皮蛋平均铅含量为 1.13 毫克/千克，是国家标准限量（0.5 毫克/千克）的 226%。抽检食品含铅最高者达 36.4 毫克/千克，是国家标准限量的 73 倍。

土壤、水和空气中的铅会被作物吸收，增加粮食、蔬菜和水果的铅含量。土壤铅污染的来源包括：（1）大气污染后含铅粉尘降落到土壤中；（2）工业废渣、废水、金属矿山排放和堆积导致土壤铅污染；（3）采用工业污水或生活污水灌溉，采用工业污泥或城市污泥施肥；（4）农药、化肥、塑料薄膜等农资导致土壤铅污染。农药、化肥、塑料是由初级化工原料和各种矿物合成，其中含有不同水平的铅。复合肥中含有多种元素，生产时更易混入含铅化合物。国家标准《肥料中砷、镉、铅、铬、汞生态指标》（GB/T23349—2009）规定，肥料中铅含量不得超过 0.02%（200 毫克 / 千克）。

根茎类蔬菜，如土豆、红薯、山药、芋头、生姜、洋葱、莴笋、萝卜、胡萝卜等更易吸收土壤中的铅和其他重金属。在酸性土壤中，金属离子容易析出并被作物吸收。因此，在旱地种植这些作物，应对土壤铅含量和酸度进行监测和管控。国家标准《种植根茎类蔬菜的旱地土壤镉、铅、铬、汞、砷安全阈值》（GB/T36783—2018）规定，当土壤 pH≤5.5，或阳离子交换量≤10 cmol/kg 时，种植根茎类蔬菜的土壤铅含量不得超过 40 mg/kg。

烟草植株也会吸收土壤、大气和水中的铅，最终铅会在烟叶中富集。吸烟时，烟草中的铅会经烟雾进入体内，儿童也会因二手烟吸入含铅烟雾。研究发现，父母吸烟会升高宝宝血铅水平。因此，戒烟是防止儿童铅中毒的一项重要举措。另外，应禁止在铅污染地区或涉铅厂矿周围种植烟草。

餐厨用具中的铅

根据老加图（Cato the Elder）和老普林尼的记载，古罗马时期盛行用铅器存放和烹煮食物。这是因为，食物中的醋酸能与氧化铅反应，生成铅糖（defrutum，成分为醋酸铅），铅糖具有淡淡的甜味。相反，用铜器存放食物会生成铜绿（醋酸铜），铜绿具有苦涩味。用铁器存放食物会生成铁锈（三氧化二铁），铁锈具有铁腥味。

1983 年，加拿大学者尼里古（Jerome Nriagu）根据考古发现和文献记载，分析了罗马皇帝（包括篡位者）的饮食和健康状况。尼里古得出的结论是，30 位罗马皇帝中有 19 位患有慢性铅中毒。此前也有学者提出类似观点，但应者寥寥。因发表在著名的《新英格兰医学杂志》（*New England Journal of Medicine*）上，尼里古的研究一度成为全球关注的焦点。

古罗马人喜欢用葡萄熬制糖浆，通常做法是在铅罐或铅壶中慢火炖煮葡萄。这样熬制的糖浆每升含铅高达 240 ～ 1000 毫克，一茶匙（5 毫升）糖浆就足以导致急性铅中毒。古罗马人还专门制作铅糖，将其加入酒中或用于保存水果。罗马贵族尤其喜好美食和美酒，他们经常发生铅中毒并不意外。中毒最深者当属克劳狄乌斯（Tiberius Germanicus，公元 41—54 年在位，也称克劳狄一世）。根据史书记载，克劳狄乌斯"智能低下、身体羸弱、四肢震颤、行动笨拙、言语混乱、喜怒无常、偏执冷漠、嗜杀成性"，这些症状都可用铅中毒来解释。对古罗马人遗骸进行检测发现，贵族骨铅含量明显高于平民。罗马帝国人均寿命约为 33 岁，而贵族平均寿命只有 25 岁。在 35 名结婚的特洛伊王公中，有一半不育，另一半虽能生育，后代也多系呆傻低能者。因此，统治阶层中高发的铅中毒导致了帝国衰落。

尼里古的结论遭到部分学者质疑。在《罗马人铅中毒的神话》（"The Myth of Lead Poisoning among the Romans"）一文中，斯卡伯勒（John Scarborough）抨击了尼里古的观点，认为古罗马人早就知道铅的毒性，老普林尼曾在《自然史》中描述铅的危害，并列出了一些预防方法，因此当时铅中毒并不多见，罗马帝国也没有因铅而衰亡。

青铜冶炼和应用在中国具有悠久历史，其规模明显大于世界其他地区。代表夏文化的二里头遗址曾出土大量青铜器物，有的青铜含铅接近 9%。殷墟西区墓葬群曾出土 1600 多件青铜器，检测的 43 件青铜器平均含铅 23%，含铅最高者超过 30%。商代晚期甚至出现了纯铅器物。对美国佛利尔艺术馆收藏的大批中国古代青铜器进行检测也发现，商周青铜含铅平均在 6% 左右，最高者达 26%。溶铅实验表明，使用青铜器煮食和进食会导致食物铅污染。尤其是用青铜器储存或蒸煮酒类或酸性食物，铅可溶入食物，常年累积就会导致慢性铅中毒。

中国统治阶层普遍使用青铜器的历史贯穿商周两代，持续时间超过 1400年，贵族阶层接触青铜器物往往始于幼年，而儿童对铅毒尤为敏感。慢性铅中毒会对人体各系统产生影响，又以神经系统受损最重。中毒者常表现为智力减退、记忆力下降、反应迟钝、性格异常等。慢性铅中毒还会导致贫血、肾功能不全、骨质疏松等。另外，铅具有明显的生殖毒性和致畸作用，会引起不孕、不育和出生畸形。

对山西绛县西周墓人骨进行测量发现，墓主（贵族或官僚）骨铅含量比殉人（奴隶）高数倍甚至数十倍。墓主骨铅含量也明显高于殉牲（随葬的动物）。男性墓主骨铅含量高于女性墓主，可能因为女性较少饮酒。这些结果提示，商周时期慢性铅中毒主要发生于男性贵族中间。积年累世的高铅接触史，导致商周统治阶层普遍智能衰退、体质下降、人丁不旺。有学者因此认为，青铜器中的铅是导致殷商走向覆亡的重要原因。

中国是陶瓷的故乡，早在公元前 8000 年（新石器时代），中国先民就开始生产陶瓷。中国陶瓷经历了从陶器到瓷器、从无釉到有釉、从白釉到彩釉、从单色釉到多色釉的发展历程。在烧制彩釉时，所用颜料大多为金属矿物，著名的元青花就是以苏勃泥青（产自波斯的一种钴矿，含 1% 左右的氧化钴）为颜料。五彩釉是在青花基础上，添加红、黄、绿、紫四种颜色。作为彩釉原料的矿物大多含有铅、镉、钴等重金属。

18 世纪初，中国陶瓷制作技术传入欧洲，意大利医生拉马齐尼（Bernardino Ramazzini, 1633—1714）观察到，陶瓷工人中盛行一种职业病，表现为脾气暴躁、昏昏欲睡、牙齿脱落、四肢发软，与含铅釉料打交道的工人"个个面色如灰"。这些表现完全符合慢性铅中毒的表现。

用彩釉瓷器作炊具、餐具或饮具，其中的重金属会溶入食物，严重者可引起慢性铅中毒。影响瓷器中铅溶出的因素包括：彩釉的种类、玻璃釉的厚度、釉的致密度、烧制温度、釉的完整性、釉料含铅量等。

根据制作流程，彩瓷可分釉下彩、釉中彩和釉上彩。釉下彩是将颜料绘制在晾干的素坯上，再罩上一层透明釉，入窑高温（1200～1400℃）

一次烧结。釉上彩是先烧制白瓷或单色瓷，给瓷器绘彩后再次入窑，经600～900 ℃低温烧制而成。釉中彩是按照釉上彩方法绘制彩釉，经1100～1260 ℃高温快烧（高温阶段不超过半小时），使釉面熔融，颜料渗入釉内，冷却后釉面封闭。

釉下彩因烧制温度高，玻璃釉面厚密，颜料中的铅很难溶出。相反，釉上彩因烧制温度低，玻璃釉面疏薄，颜料中的铅容易溶出。2015 年"南海一号"沉船整体打捞上岸，舱内6 万多件宋瓷重见天日。在经历800 多年海水浸泡后，釉下彩瓷器出水后色彩如新，而釉上彩瓷器色彩大部脱落，只剩下素瓷。长期海水浸泡使釉下彩和釉上彩的优劣立见分晓。

釉上彩中的铅容易溶出，如果要用作炊具和餐具，所用釉料必须为无铅或低铅。瓷器开裂或釉面磨损后，彩釉中的铅也会溶出，因此破损瓷器不宜再作为炊具或餐具。使用微波炉或烤箱加热时，瓷器内部温度较高，因此应选择微波炉适用瓷器，以防彩釉中的重金属在高温下大量溶出。2010 年，美国居民血铅平均值为1.2 微克/分升，经常使用劣质瓷器的儿童血铅水平高达77～104 微克/分升，在彩釉容器中存放的果汁铅含量可超过3 毫克/升。

《食品安全国家标准 陶瓷制品》（GB4806.4—2016）规定，接触食品的陶瓷制品，加入煮沸的4% 乙酸溶液至开口1 厘米处（边缘有花者需漫过花彩），在20 ℃以上室温中浸泡24 小时，杯类浸泡液铅含量不得超过0.5 毫克/升，大空心制品浸泡液铅含量不得超过1.0 毫克/升，小空心制品浸泡液铅含量不得超过2.0 毫克/升，烹饪器具浸泡液铅含量不得超过3.0 毫克/升。

搪瓷又称珐琅，因源自西洋因此也称洋瓷。搪瓷是将釉料烧熔凝结于金属基质表面所制成的器皿。尽管人类制作珐琅的历史悠久，但搪瓷的大规模应用是在工业革命之后。19 世纪初，欧洲研制出铸铁搪瓷，之后又研制出钢板搪瓷。19 世纪末，耐火材料和涂搪技术的进步推动了搪瓷工业的发展。搪瓷具有耐腐蚀、耐磨损、耐高温等优点，加之色彩艳丽，表面光洁，使之广泛用于餐厨用具。

与陶瓷一样，搪瓷所用釉料也含有铅等重金属。制作搪瓷时，因烧制温度较低（850～930℃），搪瓷釉料中的铅比陶瓷更易析出。在存储酸性食物和饮料时，铅析出量会进一步增加。另外，搪瓷釉料在磕碰后容易碎裂，脱落的釉料碎片和粉末会随食物进入体内。考虑到搪瓷釉料所含铅、镉等重金属对人体的潜在危害，《食品安全国家标准　搪瓷制品》（GB4806.3—2016）规定，非烹饪用器皿浸泡液铅含量不得超过0.8毫克/升，烹饪用器皿浸泡液铅含量不得超过0.4毫克/升。

塑料是以有机单体为原料，通过聚合反应生成的高分子化合物。塑料制品具有价格低廉、可塑性强等优点，目前大量用于餐厨用品和食品包装。有些塑料制品中含有较高水平的铅。塑料中铅的可能来源包括：石化产品本身含有铅；将铅化合物作为热稳定剂刻意添加到塑料中；回收塑料成分复杂，其中未清洗的含铅杂质溶入到再生塑料中；塑料制品上印刷图案或文字，其油墨和颜料中含有铅。《食品安全国家标准　食品接触用塑料材料及制品》（GB4806.7—2016）规定，接触食品的塑料制品浸泡液铅含量不得超过1.0毫克/升。

最近几年来，食品外送（外卖）业在中国飞速发展。外送食品一般为一次性包装，常用包装材料包括硬纸、木板、塑料、纤维素薄膜（玻璃纸）等。其中，纸浆可加工为包装纸、涂蜡纸、纸板、纸浆模塑制品等。在制作这些包装材料时，会有意无意加入铅或含铅化合物。《食品安全国家标准食品　接触用纸和纸板材料及制品》（GB4806.8—2016）规定，食品接触用纸和纸板材料铅含量不得超过3.0毫克/千克。

锅与食物接触时间长，接触频率高，而且需要高温加热，其中的铅也会溶入食物中。传统上，中国居民常使用铸铁锅、锻铁锅、铝锅、铜锅等。相对于不锈钢等精炼金属，粗铁含有较高水平的铅，反复淬火或千锤百炼并不能消除粗铁中的铅。部分小作坊采用废弃金属加工锅、盆等餐厨用具，其中的铅含量会更高。目前，西方发达国家鼓励用高强度不锈钢（304钢）制造餐厨用具，这种钢材硬度高，耐腐蚀性强，铅溶出量极低。

筷子是中国和其他东亚国家居民的常用餐具，制作筷子的材料有木材、竹子、钢铁、塑料等。给木筷或竹筷表面喷涂油漆，不仅能防止筷子发霉，还可增加美观，提高光洁度。但筷子涂漆后，其中的铅会溶入食物，增加人体铅摄入。2006年，广东省肇庆市疾病预防控制中心开展的检测发现，油漆筷子经4%乙酸（醋酸）溶液浸泡2小时后，浸泡液中铅含量高达8毫克/升。更严重的是，使用一段时间后，筷子上的油漆会脱落，脱落的油漆碎片会随食物进入体内，这无疑会进一步增加铅摄入。用劣质钢铁或回收塑料制作的筷子，本身就含有高水平的铅。为了控制铅摄入量，应使用无漆的木筷或竹筷，为了防止霉变，筷子用完后应及时烘干。正规的不锈钢（304钢材）筷不仅能防霉变，还能降低铅摄入，缺点是口感稍差，用起来也没有木筷和竹筷灵便。

铅在地壳中分布广泛，各种金属矿都含有一定量的铅；为了改善合金性能，冶炼过程中有时会刻意加入铅。因此，金属材料多少都含有一些铅。合金中的铅在加热或接触酸性食物时会溶出，从而增加人体铅摄入量。用于制作餐厨用具的金属材料应严格控制铅含量。《食品安全国家标准 食品接触用金属材料及制品》（GB4806.9—2016）规定，不锈钢制作的餐厨用具浸泡液铅含量不得超过0.05毫克/千克。其他金属（铁、铝、铜等）制作的餐厨用具，浸泡液铅含量不得超过0.2毫克/千克。从这些标准中也可看出，不锈钢的铅溶出量明显低于铁、铝、铜等合金。

聚四氟乙烯（PTFE）是美国杜邦公司（DuPont）发明的一种碳氟高分子聚合物，商品名有特氟龙、铁氟龙、特富隆、泰氟龙等。特氟龙摩擦系数极低，非常适合用作平底锅的不粘涂层。加入铁、铜、铅等材料可改善特氟龙的机械性能，增强其导热性和稳定性。因此，质量不过关的特氟龙会有铅析出，成为厨房中的一个潜在危害。《食品安全国家标准 食品接触用涂料及涂层》（GB4806.10—2016）规定，各种涂层炊饮器具浸泡液铅含量不得超过1.0毫克/千克。

铅玻璃是指含有18%～40%氧化铅的玻璃，含氧化铅超过24%的玻璃也称高铅水晶玻璃。1674年，英国商人拉文斯克罗夫特（George

Ravenscroft）发明铅玻璃。铅玻璃折射率高、透光性好，耐磨性和耐腐蚀性很强，特别适用于珠宝产品和装饰材料。18世纪初，铅玻璃开始在欧洲流行。因色彩艳丽、外观漂亮，高铅水晶玻璃被广泛用作酒杯和分酒器。

研究发现，用铅玻璃容器存放酒水或饮料，会有少量铅溶出。有学者认为，18、19世纪，欧洲和北美上流社会痛风盛行，很可能与铅玻璃酒器有关。北卡罗来纳州立大学开展的检测发现，用铅玻璃瓶存放葡萄酒两天，铅含量为89微克/升；存储四个月，铅含量可高达5000微克/升。用铅玻璃瓶存储白兰地5年，铅含量可飙升到20000微克/升。美国环境保护署（EPA）为饮水设定的含铅上限为15微克/升。可见，铅玻璃器皿会明显增加铅摄入量。因此，不宜使用含铅玻璃器皿长期存放食物或饮品，孕妇、乳母、儿童更应避免使用含铅玻璃器皿。

《食品安全国家标准　玻璃制品》（GB4806.4—2016）规定，接触食品的玻璃罐浸泡液铅含量不得超过0.5毫克/升，大空心玻璃制品浸泡液铅含量不得超过0.75毫克/升，小空心玻璃制品浸泡液铅含量不得超过1.5毫克/升，玻璃烹饪器皿浸泡液铅含量不得超过0.5毫克/升。

饮水中的铅

罗马帝国曾广泛使用铅制管道建设城市供水系统，饮水流经铅管时会有铅析出，从而增加居民铅摄入量。2013年，法国学者德利尔（Hugo Delile）带领研究团队，分析了铅对古罗马自来水的影响。根据台伯河沉积物中铅同位素的水平，德利尔估算，古罗马自来水铅含量大约是当地山泉水的100倍。

工业革命后，欧洲国家普遍使用铅衬里管建设供水系统。在铅的毒性被揭示出来后，铅管和铅衬里管被镀锌铸铁管取代。相对于铅衬里管，镀锌铸铁管铅析出量明显降低。但由于铸铁本身含有铅，镀锌铸铁管仍有一定量的铅析出，尤其当自来水偏酸性时。因此，因供水管道导致的饮水铅污染事件时有发生。

2000 年以前，中国城市供水管道也多采用镀锌铸铁管。2000 年，建设部等四部委发文禁止将镀锌管用作供水管道，之后新建管网基本改用 PVC 管。由于建设规模巨大，现在不可能在短期内将之前的镀锌管全部撤换。为了降低饮用水铅含量，一个可行方法就是监控自来水的 pH 值，同时积极防止水源污染，避免使用对管道有腐蚀作用的消毒剂。

PVC 具有阻燃、耐腐蚀、强度高、绝缘性好等优点。但 PVC 的光稳定性及热稳定性较差，使用久了会因降解而变色变脆。PVC 中加入含铅热稳定剂（硬脂酸铅盐）可增加耐用性，这种 PVC 管也会有微量铅析出，尤其在输送热水或偏酸性自来水时。2017 年，欧盟化学品管理局（ECHA）发起提案，规定铅含量超过 0.1% 的 PVC 不得投放市场或用于制造日常用品。

含铅量高的 PVC 不宜用作供水管道，也不宜用作排水管道。研究发现，将含铅 PVC 管埋入地下，会增加周围土壤和地下水的铅含量。近年来，除 PVC 外，HDPE（高密度聚乙烯）、PPR（无规共聚聚丙烯）等新材料也被用作供水管道。这些高分子聚合材料各有优缺点，但用作水管时首先应确保铅含量达标。

除了城市供水管网，家庭装修使用的饮水管道也会影响水铅含量。美国住房与城市发展部（DHUD）建议，家庭水管可选用 PVC、PE、CPVC（氯化聚氯乙烯）、铜管、镀锌钢管、铝塑复合管等材料。市政供水 pH 值一般维持在 7.2 ～ 8.0 之间，未经处理的井水 pH 值可能会低于 6.5。当饮用水 pH 值低于 6.5 时，必须采用铜管，因为其他材料在酸性水中都会析出较高水平的有害物质。

水龙头也是饮用水铅污染的潜在来源。2014 年颁行的《陶瓷片密封水嘴》（GB18145—2014）规定，水嘴（水龙头）浸泡液铅含量应小于 5 微克 / 升。2014 年，美国《饮用水安全法修正案》规定，水龙头铅含量不得超过 0.25%（2.5 克 / 千克）。

水龙头的常用材质包括镀锌铸铁、锌合金、铜、陶瓷、不锈钢、高分子材料等。早期应用广泛的镀锌铸铁水龙头因铅析出量高，目前已被淘汰。铜的化学性质稳定，适于制作饮水管道和水龙头，但部分企业为了降低生产成本，采用铅黄铜或黄杂铜生产水龙头，导致铅析出量大幅增加。同时还应注意，当铜质水龙头与铁质管道连接时，金属不容性会促使衔接处铁质管道腐蚀，增加水铅析出量。因此，铁质管道不宜直接安装铜质水龙头。锌合金、铜合金、陶瓷、不锈钢、高分子材料等都含有一定水平的铅，含铅超标的材料不应用于水龙头生产。

2011 年 12 月，上海市消费者保护委员会检测发现，22% 的抽检水龙头铅超标，部分产品铅超标达 20 倍。2012 年 7 月 23 日，央视新闻播出了《水龙头比较测试近四成不合格》的新闻。2017 年，广州市工商局对市售水龙头进行检测，抽检的 15 种水龙头有 5 种铅析出水平超标（5 微克 / 升）。水龙头铅超标再次被央视报道后，引发了消费者高度关注。

供水管道中铅析出量除与酸碱度有关，还与水在管道中滞留的时间有关。家庭供水长时间不使用时，刚放出的自来水可能含有较高水平的铅。研究发现，停用 8 小时后开启自来水，第 0、1、2 分钟水样铅含量分别为 61.3、12.3、5.5 微克 / 升。因此，当长时间不用自来水时，再次启用时应让水流出一段（一分钟左右）。美国环境保护署也建议，自动饮水器（water fountains，使用的是自来水）应流出一段后再饮用。

饮水机是将桶装纯净水（或矿泉水）升温或降温后供人直接饮用的装置。饮水机的制冷方式分半导体制冷和压缩机制冷两种。不论何种类型，如果制造饮水机的材料含铅较高，就会显著增加饮水铅含量。2010 年，北京市工商局对市售饮水机进行抽检，宁波市博强电器有限公司和中山市粤华电器有限公司生产的温热型饮水机内胆铅超标。此后，在各地抽检的饮水机有多个批次不合格，其中铅、镉、镍等重金属超标是主要原因。

2016 年 3 月，美国新泽西州纽瓦克市在对公立学校的饮水器进行年度检测时发现，采自 30 座教学楼里的 300 份水样，有 59 个铅含量超过环境保护署规定的限值（15 ppb），当局迅即关闭了这 30 座学校中的所有饮水器。当时美国人还没有从弗林特水危机的震惊中恢复过来，家长和居民对水铅污染高度敏感。当地环保部门和市政当局迅速展开调查和整改，同时为学生提供瓶装水，这些举措逐渐缓解了家长的紧张情绪。

1988 年，美国国会对《铅污染控制法》（*Lead Contamination Control Act*）进行修订，要求环境保护署组织相关企业和进口商，在一年内召回、更换、修理境内所有使用铅衬里的饮水器，同时禁止再生产含铅饮水器。环保署应指导学校测试和控制饮用水中的铅含量，向饮用水铅含量偏高地区发放整改补贴。该法案还授权卫生部门在社区筛查高血铅儿童，确保高血铅儿童得到及时救治，同时查明其血铅升高的原因，进而对环境进行整改和干预，积极开展儿童铅中毒的健康教育。

2007 年，中国卫生部颁行的《生活饮用水卫生标准》（GB5749—2006）规定，饮用水铅含量不得超过 10 微克 / 升（10 ppm）。《欧盟饮用水水质指令》（98/83/EC）规定，饮用水铅含量不得超过 10 微克 / 升（10 ppm）。美国环境保护署制定的《饮用水标准和健康建议》（2004）规定，饮用水铅含量不得超过 15 微克 / 升（15 ppm）。

化妆品中的铅

古埃及人曾将含铅矿物用作化妆品，这种做法后来传播到希腊和世界各地。1990 年，考古学者在希腊帕特雷（Patra）地区发掘一座特洛伊战争时期（前 1193—前 1183）的古墓，出土了 50 克松散粉状物。分析发现，其主要成分为碳酸钙和硫酸铅，研究者认为系当时的皮肤美白用品，这是迄今发现最古老的化妆品。

文艺复兴时期，面容白皙被认为是女性端庄和贤淑的体现，这种观念导致欧洲妇女争相使用美白化妆品。威尼斯白粉（Venetian ceruse，主要成分为醋酸铅）因良好的美白效果深得贵妇喜爱。伊丽莎白一世女王（Elizabeth I，1533—1603，1558—1603 年在位）是英国都铎王朝最后一位君主，她治下的英国崛起为世界强国。伊丽莎白一世终生未嫁，29 岁那年罹患天花，面部留下明显疤痕。为了保持淑女形象，她大量使用威尼斯白粉。在文献记录和文学著作里，伊丽莎白一世"面色白得像纸一样"。大臣们私下里甚至议论："女王的脸像面具一样，说话时铅粉都会往下掉。"在存世的画像中，伊丽莎白一世几乎都面色苍白（彩图18）。有学者分析认为，铅中毒可能是导致她死亡的原因，因为醋酸铅可经皮肤吸收。

如果说伊丽莎白一世因铅中毒去世尚存争议，另一位英国贵妇因铅化妆品中毒而亡则确凿无疑。玛丽亚·冈宁（Maria Gunning，1733—1760）出身于贵族世家。1752年，19岁的玛丽亚嫁给了六世考文垂伯爵。考文垂伯爵夫人是当时欧洲出名的美人。在伦敦海德公园出游时，伯爵夫人曾因民众围观而无法脱身，英国国王不得不派出皇家卫队替她解围。伯爵夫人也喜欢用威尼斯白粉，但她对这种化妆品严重过敏，使用后面部出现皮疹，为了掩盖皮疹，她会涂搽更多铅粉。考文垂伯爵夫人终因铅中毒而英年早逝。

含铅化妆品（粉）在中国同样具有悠久历史。《太平御览》一书引用《墨子》云"禹造粉"（注：《墨子》一书在宋代大部散佚，至清代编撰《四库全书》时，仅存五十三篇，本处所引内容不在现存篇章中）。晋代张华《博物志》记载："纣烧铅锡作粉。"宋代高承《事物纪原》则认为："周文王时，女人始傅铅粉。"后唐马缟《中华古今注》记载："自三代以铅为粉，秦穆公女弄玉有容德，感仙人箫史，为烧水银作粉与涂，亦名飞云丹。"

针对中国古代的美白化妆品是米粉还是铅粉，学术界尚存争议。一种可能的解释就是，早期妇女所用妆粉为米粉，后期所用妆粉为铅粉。许慎在《说文》中解释："粉，傅（敷）面者也，从米分声。"单从"粉"字的结构和起源来看，早期妆粉无疑就是米制。秦汉之际，皇帝追求长生不老，道家炼丹盛行，带动冶金术日趋成熟，铅粉开始在爱美的女性中流行。其原因是铅粉的美白效果明显优于米粉。

铅粉在古代也称白粉、胡粉、解锡、粉锡、锡粉、宫粉、瓦粉、铅霜、铅白、铅华等。刘熙在《释名》解释道："胡粉，胡，糊也，脂合以涂面也。"说明至晚在汉代，人们已将铅粉与油脂混合制成软膏，涂搽在面部以美颜。

《天工开物》详细记载了铅粉的制作过程："凡造胡粉，每铅百斤，熔化，削成薄片，卷作筒，安木甑内。甑下、甑中各安醋一瓶，外以盐泥固济，纸糊甑缝。"在高温下金属铅与醋反应生成醋酸铅，然后放在瓦片上晾晒，醋酸铅与空气中的二氧化碳缓慢反应生成碳酸铅。因此，中国古代铅粉是碳酸铅和醋酸铅的混合物，成分与威尼斯白粉并无二致。铅粉开始规模化生产后，出现了专门的生产匠人和集中产地。铅粉以辰州（今湖南省怀化市）和韶州（今广东省韶关市）所出者质量最佳，因此高档铅粉也称辰粉或韶粉。

1981 年，考古学者在安徽省六安县花石嘴村发掘一座元代墓葬。在出土的银制化妆盒中有团状化妆品。分析发现，这些化妆品的主要成分为碳酸铅（铅粉），还含有少量有机物。该文物进一步证实，古代美白化妆品是用铅粉和猪油混合制成。

碳酸铅等含铅化合物颜色亮白，涂抹在皮肤上可直接产生美颜效果。另外，铅能遮挡紫外线，涂搽铅粉可避免皮肤因紫外线照射而变黑。元代尹士珍《琅嬛记》引用《采兰杂志》中的记载："以铅敷面则白，洗之不复落矣。"但长期使用铅粉，无疑会损害皮肤。《天工开物》记载："（铅粉）擦妇人颊，能使本色转青。"长期使用铅粉，其中的铅会逐渐被皮肤吸收，导致肤色变暗。

人类使用含铅化妆品已有数千年历史。认识到铅的毒性后，目前铅粉已被氧化锌和二氧化钛等无毒或低毒成分替代，但这些替代品并未将铅从化妆品中彻底根绝。2008 年，美国和加拿大曾发起化妆品安全运动，当时抽检的 33 种口红有 20 种含铅。此后，美国 FDA 抽检的口红 100% 含铅。加拿大卫生部抽查的口红 81% 含铅。意大利国立卫生研究院（Italian National Institute for Health）曾系统分析各种化妆品的铅含量。其中，用于眼部的化妆品铅含量最高。中国、意大利、法国、美国生产的眼影霜铅含量差异很大，产于中国的眼影霜样品铅含量在 9.53 ～ 81.50 微克 / 克之间，产于意大利和美国的眼影霜样品铅含量在 0.25 ～ 7.64 微克 / 克之间。没有品牌的化妆品铅含量尤其高。

目前，美国和欧盟都禁止将铅和含铅化合物用于化妆品，但生产化妆品的一些原料却难以彻底去除铅，各种石化原料都可能成为化妆品中铅的来源。在化妆品生产过程中，设备中的铅也会溶入化妆品。为了产生更好的美白或美颜效果，有些生产商会刻意将含铅物质加入化妆品中。化妆品中的颜色添加剂往往含有高水平的铅，颜色添加剂主要用于口红、腮红、唇笔和文身等。美国 FDA 规定，颜色添加剂中铅含量不得超过 20 毫克 / 千克。

化妆品中的铅可经口服、呼吸和皮肤进入体内。口红、指甲油和护手霜中的铅在吃饭时可混入食物和饮水，经胃肠道被吸收。上妆或卸妆时，化妆品会沾染在手上，其中的铅也会随食物进入体内。面霜和粉底中的铅挥发后，可随呼吸进入体内。护肤霜和染发剂中的铅可经皮肤吸收入血，当皮肤破损时铅吸收会明显增加。眼影霜和眼线笔中的铅可溶入眼泪中，最后经鼻泪管或黏膜吸收。2004 年，在沙特阿拉伯开展的研究发现，经常使用眼影霜的女士，血铅浓度明显升高。

为了防止儿童发生铅中毒，美国疾病预防控制中心建议，儿童应避免使用成人化妆品。儿童不宜文身或使用颜色添加剂。必须化妆时，儿童应使用专用的无铅化妆品。化妆品应妥善保管，避免低龄儿童因误食而发生中毒。孕妇和乳母应尽量避免化妆或文身。

成人使用化妆品时，应从正规渠道选购规范产品，同时留意说明书中铅含量的标示。化妆不宜过浓和过于频繁，上妆时间不宜太久。化妆期间应尽量避免进食和饮水。卸妆应彻底，化妆和卸妆前后应认真洗手。有皮肤过敏或皮肤外伤者应避免使用化妆品。因职业或其他原因必须经常化妆的人，应定期检测血铅水平。

空气中的铅

20 世纪初，石油精炼技术快速发展，轻质汽油成为汽车的主要燃料。轻质汽油容易引起发动机爆震（engine knocking）。爆震不仅会损毁发动机，而且存在安全隐患。因此，研发汽油添加剂以克服发动机爆震就成为一个巨大商机。在利益驱使下，欧美各大石油公司纷纷投资研发抗爆剂。

20世纪20年代，在业界享誉盛名的凯特灵实验室（后并入通用汽车研究所，更名为Kettering University）建立了两种抗爆方案：其一是给汽油加入一定比例的乙醇（酒精）；其二是使用米奇里（Thomas Midgley Jr.）和博伊德（Thomas Boyd）发明的四乙基铅（TEL）。在讨论两种方案时，有人提出铅汽油可能会危及人体健康而不宜广泛推广。但将乙醇加入汽油，汽车和石油巨头因无法申请专利，根本就无利可图，利益的考虑使四乙基铅成为最终选择。

1923年，通用汽车、杜邦和标准石油联合成立乙基公司（Ethyl Corporation），专门生产四乙基铅。因具有良好的抗爆性，四乙基铅很快就行销全球，并打开了燃油效率提升的良性循环，促进了石油精炼技术的发展，推动了家用汽车的普及。铅汽油在产生巨额利润的同时，也为暴发人类历史上最严重的铅污染埋下了祸根。

铅污染的危害首先在产业工人中显露出来。1924年10月30日，标准石油（美孚石油的前身）新泽西工厂发生群体性铅中毒事故，35人送医，5名中毒者不治身亡。此后，其他四乙基铅生产企业也发生了多起亡人事故。

频发的中毒事件唤起了公众对铅汽油的警觉。1925年5月20日，美国公共卫生局（Public Health Service）局长卡明（Hugh Cumming）召集专家会议，讨论四乙基铅的潜在危害。代表石化企业的著名公共卫生专家凯霍（Robert Kehoe）提出，四乙基铅是一种创新产品，目前对其毒性一无所知。如果能证明这种新产品确有危害，那就应停止生产和销售。如果没有证据，也不应仅凭某些人的猜测就否定这种新产品。

凯霍的提议成为判定四乙基铅毒性的最终方案，也成为此后解决类似争端的依据，并被命名为凯霍原则（Kehoe rule）。在凯霍原则指导下，石棉、烟草、农药、核电等纷纷通过了公共安全审查。由凯霍领导，凯特灵实验室研发的氟利昂也通过了公共安全审查。

凯霍原则听起来非常合理，如果你认为我的产品有毒，只要拿出证据，我马上就停产。问题的关键在于，这一原则将举证责任转移给了民众。而且，在发现可信证据之前，四乙基铅可维持生产销售，而慢性铅中毒的症状可能要在多年后才会暴发出来。当时，凯霍原则在公共健康和企业利益之间建立了平衡，使公众声讨四乙基铅的声音暂时平息，但却助推了铅汽油的大规模应用。

多年以后，美国公共卫生政策的制定者才幡然醒悟，彻底摒弃了凯霍原则，转而寻求预警原则（precautionary rule）。凯霍原则的假说是，所有新产品都是无害的，要停产必须要证明其有害。预警原则的假说是，所有新产品都是有害的，要生产必须先证明其无害。

由于普通消费者不可能证明四乙基铅有毒，美国公共卫生局又将评估工作交还给凯特灵实验室，并由凯霍教授主持，其结果可想而知。此后，凯霍把持铅汽油安全评估几十年。在美国公共卫生局和美国医学会（AMA）支持下，凯霍将学术界和民间对铅汽油的各种质疑与批评都化解于无形之中，他的学术声望如日中天，鲜有人敢挑战他的权威。

第一位挑战凯霍的是美国加州理工学院（Caltech）地球化学家帕特森（Clair Patterson）教授。1965 年，帕特森出版《人类环境中的铅和铅污染》（*Contaminated and Natural Lead Environments of Man*）一书，揭露了环境中铅普遍升高始于工业革命，并在含铅汽油应用后开始加速。他抨击了为石化产业隐瞒铅毒的政治势力，预言了米奇里的两项发明（四乙基铅和氟利昂）将给人类带来巨大环境灾难，批评了替石化企业代言的科学家，尤其是凯霍教授。

帕特森的挑战很快就陷入孤立无援的境地，很多机构和组织拒绝给他提供研究经费，美国公共卫生局不愿与他合作，美国科学院大气铅污染委员会将他除名，即使他是当时最负盛名的铅毒专家。凯霍教授也和他展开了激烈论战。

在检测了多种食品、土壤、岩石、冰川样本后，帕特森发现，淡水鱼铅含量比深海鱼铅含量高 4700 倍，这是由于深海鱼很少接触工业污染。地表土壤铅含量比海底泥沙高 80 倍，这是由于大气中的铅主要沉降在地表。20 世纪 60 年代，全球每年加入汽油中的铅高达 35 万吨，大气中的铅有 97% 源于汽车尾气。同期，美国儿童血铅超标率高达 85%。

凯霍教授对此的解释是，既然儿童血铅普遍升高，那这种高水平就是"正常水平"。儿童血铅普遍升高，间接说明高血铅是无害的。当时很多学者和民众都支持凯霍的观点，认为大气、水和血液中铅的正常值就应该是平均值，儿童血铅超过 80 毫克/分升才会产生危害。

帕特森反驳认为，美国人血铅普遍升高，并不代表血铅高没有危害。血铅"正常值"不能仅取自当时人群的平均值，还应考虑不同历史时期的变动。帕特森检测了来自格陵兰和南极洲的冰芯铅含量，计算出当时大气铅含量比 2000 年前升高了 100 倍。帕特森还检测了印第安人木乃伊的骨铅含量，证明现代人骨铅含量比 1600 年前的古人升高了 1200 倍。

凯霍教授对此的解释是，既然人类长期生活在高铅环境中，人体的结构和功能就会发生适应性改变，以应对环境中的铅。因此，目前的高铅环境不会对人体造成多大危害。

帕特森教授反驳认为，美国人血铅水平普遍升高是在工业革命之后，尤其是在铅汽油投放市场之后，时间只有短短的几十年。而达尔文进化论中的"适者生存"，往往需要数万年的物种选择。作为铅毒受害者，群体和个体根本来不及在如此短的时间内发生适应性改变。

帕特森和凯霍的论战提高了民众对铅汽油的警惕性，也迫使学术界和政府认真考虑铅汽油对公共安全的潜在威胁。同一时期，儿童心理学家尼德尔曼（Herbert Needleman）开展的研究发现，即使低剂量铅也会对胎儿和婴儿脑发育造成不可逆性损害，导致日后智商降低和学习能力下降。在开展系统评估后，美国毒物与疾病登记署向国会报告："再低水平的铅都会对人体造成危害，而现今铅已无处不在，正在悄悄毒害美国儿童的健康。"

1975 年，美国开始对汽车发动机进行改造以适用无铅汽油，同时推出乙醇（酒精）汽油和无铅抗爆震剂。1978 年，帕特森被任命为国家大气铅污染委员会主席。该委员会发布的报告提出，美国应立即采取行动，降低汽油、厨房用具、食品包装材料、油漆、陶瓷釉料、供水管道等的铅含量。之后，该委员会在美国发起了"零铅运动"。

　　1986 年，美国国会通过《清洁空气法》（*Clean Air Act*）修正案，决定逐渐停用铅汽油。2008 年，美国环保署制定的《环境空气质量标准》（NAAQS，73FR66964）规定，空气铅含量的季度平均限值为 0.15 微克 / 米^3。1994 年，联合国可持续发展委员会呼吁在全球停止销售铅汽油。1983 年，日本停止销售铅汽油。1990 年，加拿大停止销售铅汽油。2000 年，欧盟和中国停止销售铅汽油。但由于技术原因，高等级航空汽油仍需添加四乙基铅。

　　根据美国疾病预防控制中心的监测，1976 年美国学龄前儿童（1～5 岁）血铅平均水平为 15 微克 / 分升，1994 年降至 2.7 微克 / 分升，2009 年进一步降至 1.3 微克 / 分升。1976 年美国学龄前儿童血铅超标（≥10 微克 / 分升）比例高达 88.2%，2009 年降至 0.078%，2014 年进一步降至 0.051%。在含铅汽油禁用前后，美国居民血铅水平降低了 80%。但当时美国仍有近 100 万儿童血铅水平超过 10 微克 / 分升，其中大部分是居住在老旧房子里的黑人儿童，因为以前的油漆和建筑涂料含铅很高。

　　2000 年，美国住房和城市发展部铅毒控制办公室的内文博士（Rick Nevin）对铅污染进行了系统评估，儿童血铅水平每升高 10 微克 / 分升，智商将降低 3～5 个点。含铅汽油大量投放市场后，美国低龄（15 岁以下）青少年怀孕、抢劫、强奸、人身攻击、谋杀等发生率明显增高。骨铅含量高的儿童具有更强的攻击性和更明显的反社会倾向。全美年度铅添加量与暴力犯罪发案率高度一致。20 世纪 80 年代后期，美国停用含铅汽油后，暴力犯罪发案率逐年下降。在南非开展的研究也发现了类似趋势。

　　英国雷丁大学（University of Reading）的布莱斯-史密斯（Derek Bryce-Smith）教授则是欧洲的反铅斗士。20 世纪 60 年代初，史密斯教授开始揭示含铅汽油的巨大危害。汽油燃烧后，其中的铅随尾气排放到大气、土壤和水中。当人体吸入高铅空气后，血铅水平会随之升高。空气、土壤和水中的铅还会被农作物吸收，最终经食物链进入人体。孕妇吸入高铅空气，进入体内的铅会透过胎盘进入胎儿体内，导致脑发育障碍，引发流产和早产。儿童吸入高铅空气，会导致智力下降、多动症、逆反行为、攻击行为等。史密斯教授用研究结果反驳了血铅只在 80 微克 / 分升以上才有害这种极端错误观点。

史密斯教授认为，科学家首先应对社会负责，抵制利益诱惑对学术研究的冲击。这种严谨的科学态度给他带来了无尽麻烦，他被业内人士戏称为"害群之马"。1991 年退休后，史密斯教授曾回顾 35 年的反铅经历："那是一场孤独而持久的战斗，同行们用冷眼看着我，因为我的反击让他们无法获得来自石油企业的研究资助。"这场孤独的持久战最终取得了胜利，当史密斯教授于 2011 年去世时，世界上只剩下三个国家（伊拉克、阿尔及利亚和也门）还在公开使用含铅汽油。

在广大发展中国家，因涉铅企业违法违规生产，导致群体性儿童铅中毒事件时有发生，其中毒途径包括空气、饮水和食物。2006 年，河南省卢氏县星火有色金属冶炼厂使用国家明令淘汰的粗铅烧结技术开展生产，导致厂区周围 327 名儿童发生铅中毒。2009 年，陕西凤翔县东岭冶炼公司发生铅污染事故，导致 615 名儿童发生铅中毒。

2008 年，在塞内加尔首都达喀尔（Dakar）的一座堆砂场，因废品回收者不正规拆解汽车蓄电池导致铅污染，150 人发生铅中毒，其中 18 名儿童死亡。2010 年 3 月，尼日利亚赞法拉州（Zamfara）因村民私自采挖金矿提炼黄金，导致 355 人发生急性铅中毒。尽管世界卫生组织和无国界医生组织积极派员抢救，最终仍有 163 人死亡，其中包括 111 名儿童。

化石燃料和各种矿物中都含有一定水平的铅。2000 年之前，大气铅污染的主要来源是汽车尾气。2000 年之后，大气铅污染的主要来源包括燃煤、冶金和水泥制造等。居住在这些企业周围的儿童，应定期检测血铅水平。即使禁止了铅汽油，也不应忽视石油本身含有的铅。在交通繁忙地带，空气中铅污染往往较重。居住在交通干道附近的儿童，血铅水平也偏高。

除了大气铅污染，室内空气铅污染也是儿童铅中毒的一个重要原因。高层或超高层建筑的装修材料会产生铅尘和含铅烟雾，这些尘雾最终会沉降到地面附近。另外，来自大气和土壤中的铅尘也会浓集于低空。因此，居住在地下室或高楼一层的儿童尤其应重视铅中毒的预防。

从事冶金、化工、电焊、燃煤、印刷、油漆、陶瓷、电池、装修、废品回收等行业的人员，在工作环境可能会接触到铅，并将铅尘带回家中，从而导致儿童铅中毒。因此，应高度重视相关从业者的职业防护，下班回家前应彻底洗消。

1999 年，中国城乡儿童血铅超标（≥10 微克 / 分升）率高达 37.6%，儿童血铅平均水平为 10.9 微克 / 分升。2014 年，儿童血铅超标率降至 5.3%，儿童血铅平均水平降至 4.7 微克 / 分升。与美国同期数据相比，中国儿童血铅超标率和血铅水平仍然偏高。

日常用品中的铅

工业革命后，西方国家开始大规模生产和应用铅，在职业环境中发生铅中毒变得相当普遍。由于铅被大量用于房屋顶棚、城市水管和建筑涂料，儿童铅中毒事件时有发生。1897 年，澳大利亚发生群体性儿童铅中毒事件，公众开始意识到含铅涂料的巨大危害，此后澳大利亚率先禁止了含铅涂料。1909 年，法国、比利时和奥地利也禁止了含铅涂料。1922 年，国际联盟（联合国前身）号召成员国停止使用含铅涂料。1978 年，美国通过法律，禁止使用含铅涂料。

目前，铅主要用于生产蓄电池、弹药、合金、射线防护设施、渔网、建材、油漆和涂料等。涉铅企业应高度重视从业人员的防护，妥善处理含铅材料，含铅废品和物资应单独回收并科学处理，否则很容易酿成群体性铅中毒事件。1974 年，位于美国得克萨斯州艾尔帕索市（El Paso）的炼铅厂发生污染物泄漏，导致 391 人发生急性铅中毒，此后欧美国家有计划地关闭了境内的部分炼铅厂，炼铅产业开始向发展中国家转移。

2004 年，中国取代澳大利亚成为全球最大铅生产国。铅的一个重要用途就是生产铅蓄电池。目前，中国共有 2000 多家铅蓄电池企业，每年铅蓄电池产量高达 22000 万千瓦时，接近世界总产量的一半。大量含铅产品报废后，其中的铅可能对公共安全造成巨大威胁。2019 年起，中国部分城市发起垃圾分类运动，其中一个重要目的，就是将含铅垃圾分离后进行特殊处理。

传统油画曾长期使用含铅颜料。直到 20 世纪中期，铅白（主要成分为碳酸铅）依然是画家手中的主要颜料，其后含铅颜料逐渐被锌钛化合物取代。有学者研究后提出，荷兰著名画家梵高（Vincent van Gogh, 1853—1890）因长期接触颜料而导致铅中毒。梵高是表现主义和野兽画派的先驱，年轻时才华横溢，但中年后出现精神行为异常，在 37 岁时就英年早逝。据传梵高喜欢将画笔放入口中吮吸。在写给友人的信中梵高曾描述自己身体的种种不适："开始时全身乏力，后来牙齿脱落、反复腹痛、四肢麻木、肌肉抽搐，皮肤白得像铅白一样（贫血），好像性格也变了，甚至出现一阵阵恍惚。"冈萨雷斯（Montejo González）等西班牙学者分析了这封信后认为，梵高的这些症状完全符合铅中毒的表现。

被怀疑铅中毒的著名画家还包括：巴洛克画派创建者卡拉瓦乔（Michelangelo da Caravaggio）、被誉为画圣的荷兰画家伦勃朗（Rembrandt van Rijn）、西班牙传奇画家卢西恩特斯（Francisco Lucientes）、印象派大师马萨尔（Marià Fortuny）、巴西国宝级画家波尔蒂纳里（Candido Portinari）等。19 世纪末，英国医生加罗德（Alfred Baring Garrod）观察到，他收治的铅中毒患者很大一部分为水管工和画家。

铅化合物具有鲜艳的色彩，因此铅广泛用于涂料和油漆中。铅涂料是儿童接触铅的重要途径。2000 年，美国开展的调查发现，全美有 3800 万套住房使用了含铅涂料。随着时间推移，涂料中的铅会逐渐析出，附着在空气中的尘埃上，最终经呼吸进入人体。2010 年，美国居民血铅平均值为 1.2 微克 / 分升，而居住在老旧住宅中的儿童血铅水平高达 30 ~ 80 微克 / 分升，主要原因是 20 世纪 70 年代以前的建筑大量使用高铅油漆。

巴黎圣母院始建于 1163 年，屋顶和墙面使用了大量铅，很多壁画和内饰也使用了含铅颜料和涂料。2019 年 4 月 15 日，巴黎圣母院发生火灾，尖顶、塔楼和屋顶中约 300 吨铅随大火熔化。高温使铅汽化后进入大气，冷凝后又沉降到地面，对当地环境造成严重铅污染。事发不久有当地儿童被检出血铅超标。法国环保部门迅即启动除铅行动，卫生部门建议孕妇及 7 岁以下儿童检测血铅水平。

含铅粉尘比重大，更容易沉降到地板表面或富集在低空中，学习爬行的宝宝更容易吸入这些粉尘。儿童发生铅中毒后会出现异食癖，喜欢吃泥土、油漆碎屑和脱落彩釉。有些油漆和彩釉中含有高浓度铅，一小块油漆或彩釉含铅就可达数百毫克。在发达国家，含铅涂料是儿童铅中毒的重要原因。1914 年，美国马里兰州巴尔的摩市一名儿童因铅中毒死亡。调查发现，这名宝宝经常从自己床上撕取白色油漆块食用，最终因油漆中的铅引发中毒。

2017 年 6 月 13 日，美国消费品安全委员会（CPSC）和美国玩具公司 RC2 联合发出公告，召回 150 万件玩具火车，原因是所用油漆含铅超标。同年 8 月 2 日，美国玩具业巨头美泰公司（Mattel）自愿召回 98.7 万件儿童玩具，原因也是油漆含铅超标。

油漆和涂料中加入含铅化合物可加快干燥速度，维持亮丽色彩，提高耐腐蚀性，延长使用期限。油漆和涂料中加入的含铅化合物包括铬黄（$PbCrO_4$）、铅白（$PbCO_3$）和铅盐催干剂。国家标准《室内装饰装修材料内墙涂料中有害物质限量》（GB18582—2008）规定，水性墙面涂料和水性墙面腻子中可溶性铅含量不得超过 90 毫克 / 千克（90 ppm）。《玩具用涂料中有害物质限量》（GB24613—2009）规定，儿童玩具涂膜干燥后，其中的铅含量不得超过 600 毫克 / 千克（600 ppm）。2011 年，美国《消费品安全法修正案》规定，儿童用品总铅含量不得超过 100 ppm。

1978 年，美国颁行《消费安全法》（*Consumer Product Safety Act*），禁止生产销售含铅油漆和含铅油漆装饰的日常用品。含铅油漆或涂料标准是总铅含量（并非可溶性铅）超过非挥发物总重量或干性涂膜重量的 0.06%（600 ppm）。2008 年，美国国会通过《消费品安全法修正案》，含铅油漆或涂料的标准修改为总铅含量不得超过非挥发物总重量或干性涂膜重量的 0.009%（90 ppm）。含铅油漆禁用的范围包括家庭、学校、医院、公园、体育场、公共场所、娱乐场所的建筑物和用品，以及消费者可能接触的部位。汽车和船只的外部喷漆不在该禁令范围之内。

铅的密度高达 11.34 克／立方厘米，而且价格低廉，易于加工，这些特点使铅成为制造弹药的最佳材料。在欧美国家曾有报道：用子弹射杀猎物后，食用该猎物者发生铅中毒的现象。子弹或炮弹爆炸后会产生铅尘，长期大量吸入这种空气也会导致铅中毒，因此应加强职业防护。2010 年，美国居民血铅平均值为 1.2 微克／分升，室内射击教练的血铅水平高达 109～139 微克／分升。

电器和电子产品中会使用大量金属材料，这些金属中含有不同水平的铅，尤其以铜合金含铅最高。电器和电子产品中零部件连接常使用电焊，传统焊料中铅含量也很高。欧盟《电子电气设备中限制使用特定有害物质指令》（RoHS）对六种有害物质——包括铅、镉、汞、六价铬、多溴二苯醚（PBDE）、多溴联苯（PBB）——进行了限定，电子电气设备中铅含量不得超过 1000 ppm（1000 毫克／千克）。欧盟法规《化学品注册、评估、授权和限制》（REACH）规定，儿童接触的部件铅含量不得超过 500 ppm（500 毫克／千克）。

铅笔芯并非用铅制成，但铅笔外面的彩色涂层含有铅。国家标准《铅笔涂层中可溶性元素最大限量》（GB8771—2007）规定，铅笔涂层中铅含量不得超过 90 毫克／千克（90 ppm）。因此，即使达到国家标准，1 克涂层材料也含有 90 微克铅，而不达标的铅笔涂层含铅量更高。

有些儿童有啃咬铅笔的习惯，这样涂漆中的铅会被吞食到体内。有些儿童有咬指甲的习惯，指甲缝中残存的铅尘也会被吞食到体内。因此，纠正不良卫生习惯、勤剪指甲、经常洗手能有效减少铅尘摄入。卫生和质检部门应加大对铅笔、圆珠笔、水彩笔、橡皮、文具盒、玩具等儿童用品中铅含量的监控力度，防止儿童因误食这些用品导致铅中毒。

偏食和挑食在儿童中很常见。偏食会导致儿童锌、铁、钙、铜等微量元素摄入不足。膳食中缺乏锌、铁、钙、铜时，肠道对铅的吸收明显增加，体内铅的毒性明显增强。因此应帮助宝宝建立均衡的饮食模式。

铅中毒的诊断主要依据临床表现、铅接触史和血铅检测。职业工人血铅高于 40 微克 / 分升，非职业人员血铅高于 30 微克 / 分升，提示可能存在铅中毒。当血铅水平高于 45 微克 / 分升时，一般会进行驱铅治疗。治疗铅中毒的螯合剂包括二巯基琥珀酸（DMSA）、二巯基丙二醇、乙二胺四乙酸（EDTA）、青霉胺等。

铅中毒事件

弗林特（Flint）是位于美国密歇根州杰纳西县（Genesee）的一个小城市，2010 年人口约 10 万。通用汽车（GM）于 1908 年在弗林特成立，"二战"后这里一直是别克和雪佛兰车系的主要生产基地。1978 年，通用开始大规模裁员，弗林特经济随之每况愈下，2002 年和 2011 年两度陷入财政危机。2014 年，弗林特爆发震惊世界的自来水铅污染事件。

弗林特市政供水系统始建于 1901 年，当时使用的镀锌铸铁管含有铅，连接管道的焊料也含有较高水平的铅。当自来水偏碱性时，水中的钙离子会沉积到管道内壁上，所形成的保护层可阻挡铅析出。当自来水偏酸性时，保护层会溶解，管道系统中的铅就会大量析出。因此，美国法律规定，自来水 pH 值应控制在中性或偏碱性。

2014 年 4 月 25 日，弗林特市为节约财政支出，将市政水源由休伦湖改为弗林特河。当地居民发现，水源改换后家中自来水颜色浑浊，并有明显异味。当局检测也发现大肠杆菌超标。在建议居民采用煮沸杀菌的同时，市政当局增加了氯胺添加量。氯胺在杀灭水中细菌的同时，也增加了自来水的酸度，因而对铸铁管道造成腐蚀，导致铅析出明显增加。

在收到居民大量投诉后，市政和环保部门坚持认为弗林特的自来水是安全的。2015 年 3 月，弗林特市民发起请愿活动，26000 名市民联合署名，要求市长沃林（Dayne Walling）改换水源。市议会议员也投票建议重新使用休伦湖水源，但紧急事务部主管阿姆布罗斯（Jerry Ambrose）否决了这一提议。

2015 年 9 月，赫尔利（Hurley）医疗中心的汉娜-阿提莎（Mona Hanna-Attisha）博士在《美国公共卫生杂志》发表研究报告。对 3675 例儿童血样进行分析发现，弗林特更换水源后，儿童血铅水平大概升高了一倍，儿童血铅超标率（>5 微克 / 分升）由 2.4% 上升到 4.9%，重点地区由 4.0% 上升到 10.6%。密歇根州环保局并不认可阿提莎的研究，反复强调弗林特的饮水是安全的。为了消除民众的恐慌心理，沃林市长亲自出马，在电视直播中当众喝下从水龙头接取的自来水。密歇根州环保局局长也在电台声称，没有必要为弗林特自来水中的铅担忧。

当地居民沃尔特斯（LeeAnne Walters）怀疑家人因水污染生病，她要求环保部门派员对入户自来水进行检测，结果发现她家自来水铅含量是美国环保署（EPA）限值的 7 倍。之后，沃尔特斯奔走于密歇根州、弗林特市和环保部门之间，但都没有得到有效回应。在万般无奈下，沃尔特斯求助于弗吉尼亚理工大学（Virginia Tech）的公共卫生专家爱德华兹（Marc Edwards）教授。

2015 年 6 月，爱德华兹带领由博士和硕士研究生组成的团队，对弗林特市政供水展开调查。结果发现，市政供水因管道腐蚀导致入户自来水铅污染，至少四分之一的家庭饮水铅含量超标（>15 ppb）。部分家庭入户自来水铅含量高达 13200 ppb。让爱德华兹教授震惊的不只是水铅含量，调查还发现当局早就知道水铅超标。除了一味掩盖，政府部门并未采取任何补救和防护措施，导致大批儿童长时间饮用高铅水。2015 年 9 月 11 日，爱德华兹教授正式向密歇根州政府提出建议，弗林特的自来水已不再适于饮用。

2015 年 12 月 15 日，弗林特市长韦弗（Karen Weaver，沃林市长此前已辞职）宣布该市进入紧急状态。12 月 29 日，密歇根州环保局局长怀恩特（Dan Wyant）引咎辞职。2016 年 1 月 5 日，密歇根州州长斯奈德（Richard Snyder）宣布，杰纳西县进入紧急状态。1 月 12 日，国民警卫队开进弗林特为居民提供临时饮水。1 月 16 日，奥巴马总统宣布弗林特进入紧急状态，并授权提供 500 万美元紧急援助。2 月 3 日，美国众议院就弗林特水危机举行听证会。3 月 17 日，密歇根州州长斯奈德接受众议院质询。5 月

4 日，奥巴马总统亲临弗林特了解居民饮水供应情况，还当众试喝临时派发的饮水。

爱德华兹的研究报告发表后，弗林特事件持续发酵。媒体将更多内幕挖掘出来，全美 18 个州 5300 个供水系统存在铅超标问题，涉及居民高达 1800万人，主要位于美国东北部的老工业区（铁锈地带）。这个小城市的饮水危机迅速演变为整个民主党的政治危机。四名当事官员以非故意杀人罪被提起诉讼，密歇根州州长斯奈德被告上法庭，当地居民提出十几亿美元的巨额赔偿要求，美国环保署和密歇根州多名高官引咎辞职。

47. 氡

元素周期表所列的 118 种元素中，很多都具有放射性，但你知道对人体健康危害最大的放射性元素是哪一种吗？

氡（Rn）的原子序数为 86，原子量为 222.0。在元素周期表中，氡位于第六周期第八族。氡是一种天然放射性元素，属于惰性气体，其化学性质相当稳定。氡气无色、无味、无臭，其密度高达 9.73 千克／米³，约为空气密度的 8 倍。1899 年，英国物理学家卢瑟福（Ernest Rutherford）和欧文斯（Robert Owens）发现氡元素。

氡为何具有强烈的放射毒性？

地球上的铀有 99.2% 为铀-238，铀-238 衰变产生镭-226，镭-226 衰变产生氡-222，氡-222 衰变产生钋-218 等其他放射性元素。铀-238 半衰期长达 45.5 亿年，而氡-222 半衰期只有 3.8 天。地球年龄约为 45.5 亿岁，因此地球上的铀-238 正好衰变了一半。在铀-238 衰变过程中，会持续释放氡-222。尽管氡-222 半衰期很短，土壤、地下水和大气中都存在一定水平的氡-222。

在常温常压时，铀、镭、钍、钋等放射性元素为固态金属或稳定的化合物，很少有机会进入人体。天然放射性元素中只有氡呈气态，可随空气到处流动，并可随呼吸进入人体。因此，氡是人类遭受电离辐射的主要来源。

经呼吸进入人体后，氡-222及其衰变产生的钋-218和钋-214都会发出α射线（α粒子）。α射线作用于肺组织，可导致DNA损伤和基因突变。某些基因突变后就会发生癌症。从理论上分析，一个α粒子就足以引起基因突变，吸入任何浓度氡气都可能引发肺癌或其他肿瘤。因此，氡气浓度不存在安全下限，只是低浓度氡气的致癌作用较小（表6-2）。

表6-2　美国环境保护署评估的室内氡气致肺癌风险和应对措施

如果你吸烟			
氡水平（皮居/升）	每1000人一生暴露在这一氡气水平中患肺癌的风险 *	因氡气患肺癌的风险与其他死亡风险的比较 #	应对措施
20	大约260人	相当因溺水而亡风险的250倍	戒烟 改造住宅
10	大约150人	相当因火灾而亡风险的200倍	戒烟 改造住宅
8	大约120人	相当高空坠亡风险的30倍	戒烟 改造住宅
4	大约62人	相当因车祸而亡风险的5倍	戒烟 改造住宅
2	大约32人	相当因中毒而亡风险的6倍	戒烟 视情况改造住宅
1.3	大约20人	相当室内氡平均水平	戒烟 在2皮居/升以下，很难再降低室内氡浓度
0.4	大约3人	相当室外氡平均水平	戒烟 在2皮居/升以下，很难再降低室内氡浓度
如果你已戒烟，肺癌风险可能会低于本处所列的值。			
如果你不吸烟			
氡水平（皮居/升）	每1000人一生暴露在这一氡气水平中患肺癌的风险 *	因氡气患肺癌的风险与其他死亡风险的比较 #	应对措施
20	大约36人	相当因溺水而亡风险的35倍	改造住宅

（续表）

如果你不吸烟			
氡水平（皮居/升）	每 1000 人一生暴露在这一氡气水平中患肺癌的风险 *	因氡气患肺癌的风险与其他死亡风险的比较 #	应对措施
10	大约 18 人	相当因火灾而亡风险的 20 倍	改造住宅
8	大约 15 人	相当高空坠亡风险的 4 倍	改造住宅
4	大约 7 人	相当因车祸而亡的风险	改造住宅
2	大约 4 人	相当因中毒而亡的风险	视情况改造住宅
1.3	大约 2 人	相当室内氡平均水平	在 2 皮居/升以下，很难再降低室内氡浓度
0.4	大约 1 人	相当室外氡平均水平	在 2 皮居/升以下，很难再降低室内氡浓度
如果你曾经吸烟，肺癌风险可能会高于本处所列的值。 * 室内氡气终生致癌风险的数据来源于 EPA 402-R-03-003。 # 相对死亡风险的数据来源于美国疾病预防控制中心 1999—2001 年度报告。 1 皮居/升 =37 贝克勒尔/米³。			

数据来源：EPA. *A Citizen's Guide to Radon: The Guide to Protecting Yourself and Your Family from Radon*. EPA 402/K-12/002, 2016. Available at: https://www.epa.gov/radon/citizens-guide-radon-guide-protecting-yourself-and-your-family-radon.

　　人类认识到氡气的危害已有 500 年历史。氡气是铀衰变的中间产物，而铀大多深埋于地下。因此，矿区氡气浓度往往很高，矿工受氡气危害最重。1470 年开始，欧洲斯尼伯格（Seheebrg）地区大规模开采银矿，很多矿工因消耗性疾病去世，这种病被称为斯尼伯格矿山病（mala metallorum）。1530 年，瑞士名医帕拉塞尔苏斯（Paracelsus）发现，导致矿山病的原因是接触尾矿或矿渣。同时代的德国矿学家阿格里科拉（Georgius Agricola）发现，加强矿区通风可预防矿山病。19 世纪后半叶，德国学者对斯尼伯格矿区进行系统调查后认定，矿山病其实就是肺癌。

　　纳粹统治时期，德国曾对约赫姆塔尔（Joachimsthal）矿区进行检测，发现矿道中氡气明显升高。第二次世界大战之后，美国对西南各州矿工健康状况进行普查，证实空气中的氡可导致肺癌。1971 年，美国环境保护署制定了矿区氡气最高限值。

　　在发现氡气可导致肺癌后，人们开始关注普通住宅内的氡气污染。20 世纪 50 年代，美国调查发现，室内空气都含有一定水平的氡。其后，学术界开始寻找室内氡气的来源，分析影响室内氡气浓度的因素，评估室内氡气的健康危害，探索降氡和除氡的方法。

氡的主要来源有哪些？

海洋上空氡浓度很低，平均约为 0.1 贝克勒尔 / 米 ^{3}；陆地上空氡浓度稍高，平均约为 15 贝克勒尔 / 米 ^{3}；住宅内氡浓度差异很大，平均约为 48 贝克勒尔 / 米 ^{3}。一般高层住宅氡浓度低于平房和别墅。氡会沿着建筑物下沉，高层住宅的地下室和一层氡浓度较高。

世界卫生组织推荐，住宅内氡浓度应控制在 100 贝克勒尔 / 米 ^{3} 以下。美国环境保护署推荐，住宅内氡浓度应控制在 148 贝克勒尔 / 米 ^{3}（4 皮居 / 升）以下。这些限值并不意味着氡浓度低于 148 贝克勒尔 / 米 ^{3} 就是安全的。根据电离辐射生物效应 VI（Biological Effects of Ionizing Radiation）标准，若能将美国住宅氡浓度全部降到 74 贝克勒尔 / 米 ^{3}（2 皮居 / 升）以下，氡引发的肺癌将减少 50%。可见，即使室内氡浓度低于 74 贝克勒尔 / 米 ^{3}，仍会导致相当数量的肺癌发生（表 6-2）。

20 世纪 50 年代发现，井水尤其是深井水含氡量较高，当时担心饮水氡会危及人体健康。其后的研究发现，井水氡并非直接被摄入人体，而是释放到空气中，然后经呼吸进入人体。20 世纪 70 年代发现，部分建筑材料会释放氡气，尤其是页岩、花岗岩、铝矾土、煤矸石、粉煤灰等。这些材料目前都禁止用于普通住宅。20 世纪 80 年代之后开展的研究发现，室内氡主要来源于地基和附近土壤；其次来源于建筑材料、户外空气和供水。

氡气是密度最大的气体，容易在山脚下、斜坡底、峭壁旁、坑道、洼地、洞穴、井口周围等区域聚集。中国古代堪舆学（风水学）将建设在这些区域的房屋认定为凶宅，可能古人也曾观察到，居住在这些房子中的人容易生病。

地下氡气可经地表裂缝、断裂带、水井、矿井、泉水等释放到空气中，然后经气体弥散和水平层流进入室内。住宅密封性越高，越容易聚集高浓度氡气；住宅地下室和底层容易聚集高浓度氡气；冬季、极端天气或无风时节室内氡浓度容易升高。由于室内氡浓度一般高于室外，打开门窗通气可显著减少室内氡气；使用风扇、空调、空气净化器、新风系统等也可降低室内氡浓度。

最近几年来，恒温恒湿住宅和科技住宅兴起，新材料和新技术的广泛应用提高了住宅的密封性，降低了室内室外的通气率，升高了室内氡气的整体水平。2014年，英国开展的大规模调查发现，节能住宅在减少能耗的同时，将室内氡浓度由21.2增加到33.2贝克勒尔/米^3。研究者建议，在大规模推广新型节能住宅前，应对氡浓度升高导致的潜在健康风险进行评估。2015年，在俄罗斯叶卡捷琳堡（斯维尔德洛夫斯克）开展的检测也发现，新型节能住宅氡浓度显著高于传统住宅。

氡会引起哪些危害？

20世纪80年代开始有研究直接评估室内氡气和肺癌的关系。欧洲荟萃分析纳入了13项对照研究，其中包括7000例肺癌患者和14000例健康对照。研究评估了肺癌确诊5年前再前推30年的氡气暴露史。在校正吸烟等因素后发现，室内氡浓度每增加100贝克勒尔/米^3，肺癌风险增加8%。北美荟萃分析纳入了7项病例对照研究，其中包括3662例肺癌患者和4966例健康对照。结果发现，室内氡浓度每增加100贝克勒尔/米^3，肺癌风险增加11%。中国荟萃分析纳入了在甘肃和辽宁开展的2项研究，其中包括1050例肺癌患者和1996例健康对照。结果发现，室内氡浓度每增加100贝克勒尔/米^3，肺癌风险增加13%。将三项荟萃分析进行汇总，室内氡浓度每增加100贝克勒尔/米^3，肺癌风险大约增加10%。

这些荟萃分析提示，有相当一部分肺癌是室内氡气所致，室内氡浓度与肺癌风险之间存在线性关系，没有明确的安全界值。即使室内氡浓度低于 200 贝克勒尔 / 米^3，肺癌风险仍不容忽视；而 200 贝克勒尔 / 米^3 是很多国家推荐的室内氡浓度上限。

除了肺癌，氡气还会增加淋巴瘤和白血病的风险。1999—2008 年在韩国开展的全国性调查发现，室内氡浓度每增加 10 贝克勒尔 / 米^3，儿童和青少年患非霍奇金淋巴瘤（NHL）的风险就增加 7%。1999—2013 年在美国开展的调查发现，各县慢性淋巴细胞型白血病（CLL）发病率与室内平均氡浓度密切相关，室内氡浓度每增加 1 皮居 / 升（37 贝克勒尔 / 米^3），每百万男性每年慢性淋巴细胞型白血病发病人数增加 4 例，女性发病人数增加 2 例。还有研究分析了富氡饮水对胃癌的影响，目前尚未发现两者之间存在关联。

如何监测室内氡水平？

室内氡浓度的时空波动很大，同一住宅不同位点和不同时点氡浓度往往差异很大。一些人据此认为室内氡气测量不靠谱，这其实是没有认识室内氡气分布的时空规律。单次测量一般不代表室内氡气的真实水平。要获知氡气长期暴露量，必须进行多次测量或连续监测，最后计算出年度平均值。中国市场已有商业化氡气测试服务，消费者应了解氡气浓度的时空波动性和主要影响因素，对住宅进行较长时间监测（至少 3 个月）。在监测期间，最好同时评估通风、开门窗、使用空调风扇等对室内氡浓度的影响，以便制定长期的降氡和除氡策略。

当然，单次测定可了解室内氡气的大致水平。若初测氡气浓度低于 100 贝克勒尔 / 米^3，一般无须过度担心氡气危害。若室内氡气浓度超过 100 贝克勒尔 / 米^3，再考虑进行长时间监测。若室内氡气浓度超过 150 贝克勒尔 / 米^3，则应进行专业检测，同时寻找氡气来源，必要时采取降氡或除氡对策。

中国幅员辽阔，地质构造复杂，各地土壤和岩石中铀含量不同，住宅内氡浓度差异很大。根据 20 世纪 90 年代的测定，上海市区多层住宅内氡浓度平均为 10.6 贝克勒尔 / 米^3，里弄平房内氡浓度平均为 5.4 贝克勒尔 / 米^3；北京市区多层住宅内氡浓度平均为 22.5 贝克勒尔 / 米^3，平房住宅内氡浓度平均为 33.7 贝克勒尔 / 米^3；石家庄城区普通住宅内氡浓度平均为 31.8 贝克勒尔 / 米^3。中国城市住宅以高层楼房为主，相对于西方国家的别墅和平房，室内氡浓度相对较低。

如何控制室内氡水平？

中国《室内氡及其子体控制要求》（GB/T16146—2015）规定，新建建筑物室内氡年均浓度目标水平为 100 贝克勒尔 / 米^3；已建建筑物室内氡年均浓度行动水平为 300 贝克勒尔 / 米^3（注：在 GB/T16146—1995 中，已建建筑物室内氡年均浓度行动水平为 200 贝克勒尔 / 米^3）。为使建筑物室内氡浓度不超过目标水平，建设前应做好选址工作。必要时对建筑物地基及附近地下水进行氡含量测定，高氡地区应采取防氡建筑设计。建筑材料和装修材料应使用放射性核素含量达标的产品（GB6566、GB50325）。当新建建筑物室内氡浓度超过目标水平时，应在社会、经济和技术允许的条件下，尽可能采取适宜的、简单可行的补救和防护措施。

美国环境保护署推荐，所有新建房屋都应进行防氡设计。一般性防氡技术包括：（1）在房屋底层下用砾石铺设一层透气层，使土壤气体可自由移动，不致因高压进入室内；（2）在透气层和地板之间设置塑料膜，防止土壤气体进入室内；（3）对地基、墙壁和管道上的缝隙进行密封，防止土壤和供水中的气体进入室内；（4）从透气层到屋顶或远隔部位设置排气管，将土壤气体排放到室外；（5）室内安装通风系统。

美国环境保护署还推荐，住宅买卖期间应对室内氡气水平进行测定。室内氡气超标（148 贝克勒尔 / 米^3）的住宅应在改建达标后再行交割。美国部分州还有法律规定，住宅出售时室内氡气测定必须达标。对于室内氡气水平未达标的新旧住宅，美国环境保护署提供了多种经济可行的改建方案。对于如何让家庭远离氡气的危害，EPA 在其网站上也提供了详细建议（表 6-2）。

氡在医疗上有哪些用途?

氡气可产生健康危害，同样可用来治疗疾病。东欧、俄罗斯和日本都有用富氡温泉治病的传统，其中以风湿类疾病和皮肤病疗效最佳。氡治疗的常用方法是，让患者在含氡 300 ～ 3000 贝克勒尔 / 米 ^{3} 的温泉中沐浴 20 分钟，或在含氡 30 ～ 160 贝克勒尔 / 米 ^{3} 的矿道或山洞中停留 1 小时。流行于东欧各国的空气浴，就是通过一种特殊装置使皮肤与富氡空气接触，而患者呼吸新鲜空气，在实施氡治疗时避免吸入高浓度氡气。

由于吸入氡气会导致肺癌，因此治疗时必须控制剂量和时间。地下温泉开放前和使用过程中都应监测其中的氡浓度。

氡辐射事件

1984 年，美国发生沃特拉斯事件，室内氡气随之成为全球关注的焦点，该事件推动了氡气防护研究和相关法规建设。

1984 年 12 月 14 日，位于美国宾夕法尼亚州的利默里克（Limerick）核电站对员工实施常规辐射体检。一名叫沃特拉斯（Stanley Watras）的员工引发了探测器报警。奇怪的是，当沃特拉斯全身一丝不挂时警报器依然长鸣不止。检测人员起初以为设备出了问题，经反复核对并确认设备正常后，发现沃特拉斯体内含有大量放射性物质。跟踪调查发现，沃特拉斯体内的放射物并非来自核电站，而是来自他位于伯克斯县（Berks County）的新家，这所住宅室内氡气浓度高得离谱。

美国环境保护署为此成立了专门调查组。检测后发现，沃特拉斯家的房子正好位于雷丁（Reading）地质断裂带上，这一断裂带富含铀矿。铀普遍存在于土壤和岩石中，但花岗岩和页岩中含量尤其高，伯克斯县的页岩富含铀-238，这正是沃特拉斯家氡气的来源。

氡-222 和氡-220 衰变后还会产生多种放射性元素，这些元素统称氡子体（radon daughters）。氡子体因带有静电荷，很容易黏附在尘埃上，经过一段时间飘浮就会沉降下来，附着在墙壁、地板或家具表面。氡气不带电荷，不会黏附在尘埃上。开窗通气或使用空气净化器就能减少放射性尘埃，而吸烟和空气污染会增加放射性尘埃吸入量。氡子体形成的放射性尘埃同样会危及人体健康。室内高浓度氡和氡子体随呼吸进入沃特拉斯体内，从而触发了辐射探测器报警。

沃特拉斯事件使人们认识到，家庭氡污染会严重威胁人体健康。这一事件之后，美国和欧洲国家开始对普通住宅进行氡气检测。因为人们大部分时间待在家中，室内氡气水平即使不太高，也会吸入相当量的氡气，从而增加肺癌风险。美国环境保护署评估认为，氡气是不吸烟者患肺癌的第一原因，是吸烟者患肺癌的第二原因；美国每年有 2.1 万人因氡气患肺癌死亡。若用美国的发病率推算，中国每年应有 10 万人因氡气患肺癌死亡，约占肺癌死亡人数的四分之一。沃特拉斯事件后，美国环境保护署制定了室内氡气最高限值，建议居民住宅氡含量不超过 148 贝克勒尔 / 米^3（4 皮居 / 升）。

检测发现，当时沃特拉斯家氡气浓度高达 99900 贝克勒尔 / 米^3（2700 皮居 / 升），超出美国环境保护署限值 675 倍。随着检测技术的普及，室内氡气最高纪录不断被刷新。2014 年秋，在宾夕法尼亚州上索康镇（Upper Saucon Township）一所住宅中，录得氡气浓度 137500 贝克勒尔 / 米^3（3715 皮居 / 升），超出美国环境保护署限值 928 倍。若不进行常规检测，长期居住在这样的房子里，其后果可想而知。

48. 铀

铀-235、铀-233 是核武器生产和核能发电的两种主要原料，在接触这些放射性物质时需要进行怎样防护呢？

铀（U）的原子序数为 92，原子量为 238.0。在元素周期表中，铀位于第七周期第三副族（IIIB），属锕系元素。在地壳中，铀的丰度大约为 2.7 ppm。在海水中，铀的丰度大约为 3.3 ppb。铀共有 15 种同位素，其中三种存在于自然界，其余 12 种为人工合成。天然铀中铀-238 约占 99.2742%，铀-235 约占 0.7204%，铀-234 约占 0.0054%。

铀是如何被发现的？

1912 年，牛津大学（University of Oxford）的考古人员发现，古罗马时期生产的黄色玻璃含有 1% 的氧化铀，黄釉陶瓷中也存在氧化铀。这些器物大约生产于公元 79 年。从中世纪开始，波希米亚地区（Bohemia，现属捷克共和国）的工匠开始从沥青铀矿提取氧化铀，并将其用作玻璃着色剂。

1789 年，德国化学家克拉普罗特（Martin Klaproth）用硝酸溶解沥青矿，然后用氢氧化钠中和溶液中的酸，分离出一种黄色沉淀物（可能是重铀酸钠），再用木炭加热还原黄色物质，获得一种黑色粉末。克拉普罗特认为黑色粉末是一种新元素（其实是氧化铀），并将其命名为 Uranus，中文翻译为铀。

1841 年，法国化学家佩利戈（Eugène Péligot）通过加热四氯化铀与钾的混合物，首次分离出金属铀。1896 年，法国物理学家贝克勒尔（Henri Becquerel）将一包硫酸铀酰钾放在实验台上，随后发现抽屉中密封完好的照相底板被曝光。而且，垫在铀盐下面的金属十字架清晰地显像在照相底板上。贝克勒尔据此认为，铀本身可发出一种看不见的光（射线），从而使照相底板曝光。贝克勒尔的这一偶然发现让他与居里夫妇分享了 1903 年诺贝尔物理学奖。

1975 年，国际度量衡大会（CGPM）决定，以贝克勒尔（Bq，简称贝克）作为放射性活度单位，此前的放射性活度单位居里随即作废。1 居里等于 3.7×10^{10} 贝可勒尔。放射性活度是指每秒钟有多少个原子核发生衰变，放射性核素每秒有 1 个原子核发生衰变时，其放射性活度即为 1 贝克勒尔。放射性活度可通过测量放射源一定时间内发出的射线数量来决定。放射性物质多少并不代表放射性的强弱，而放射性活度可代表该物质放射性的强弱，活度越大放射性越强。

1934 年，意大利物理学家费米（Enrico Fermi, 1939 年 1 月移居美国，1944 年 7 月成为美国公民）带领的团队发现，用中子轰击铀-235 会产生 β 射线，费米当时误以为裂变产物是两种新元素 ausonium 和 hesperium。不久，德国物理学家哈恩（Otto Hahn）和斯特拉斯曼（Fritz Strassmann）证实，铀-235 在裂变为钡-141 和氪-92 的过程中会释放出巨大能量，这一过程被称为"核裂变"。1940 年，美国物理学家邓宁（John Dunning）发现，铀-238 同位素可转化为钚-239，而钚-239 也可发生裂变。从此，铀-235、铀-233、钚-239 成为核武器生产和核能发电的三种主要原料（彩图 19）。

铀在地壳中的含量并不低，比钨、汞、金、银都高。但铀的分布相当分散，提取铀的难度很大。含铀较高的矿物包括沥青铀矿（八氧化三铀）、品质铀矿（二氧化铀）、铀石和铀黑等。铀-235 是自然界中唯一可裂变的元素，是生产核武器的最初原料。但地球上铀-235 储量少而散，使用前必须进行高度浓缩，铀浓缩也就成为核武器生产的关键环节。

用于核能发电的铀-235 至少应被浓缩到 3% 以上。用于生产核武器的铀通常被浓缩到 80% 以上。美国用于核武器生产的铀-235 纯度高达 97.3%。铀-235 富集后残剩的铀就是贫化铀，其放射性甚至比天然铀还低。

1 千克铀-235 完全裂变可产生 8.314×10^{13} 焦耳能量，这大约相当于 1500 吨标准燃煤释放的能量。据世界核能协会（WNA）统计，2017 年全球铀总产量为 59531 吨。铀产量最多的四个国家依次为哈萨克斯坦（23391 吨）、加拿大（13116 吨）、澳大利亚（5882 吨）和尼日尔（3449 吨）。

铀具有哪些毒性？

铀是一种重金属，可形成多种化合物。铀的所有同位素化学性质均相同，因此，质量相同的天然铀、贫化铀和浓缩铀其化学毒性相同。摄入铀化合物后，其全身毒性与铀化合物的溶解度有关。溶解度高的铀化合物（硝酸铀酰、六氟化铀、氟化铀、四氯化铀）毒性最强；溶解度低的铀化合物（四氟化铀、重铀酸钠、重铀酸铵）毒性较低；不溶性铀化合物（三氧化二铀、二氧化铀、过氧化铀、三氧化铀）毒性最弱。这是因为不溶性铀化物不能被人体吸收。但吸入铀化合物后，反而是不溶性铀化合物对肺部的损害更大。

总体而言，吸入铀的危害大于摄入铀，这是因为含铀化合物在胃肠道的吸收率普遍较低，而人体吸入铀化物后很难将其排出体外。氧化铀在胃肠道的吸收率只有 0.5%，可溶性铀酰离子的吸收率也只有 5%。由于天然铀的放射性很小，因此铀对人体的危害以化学损伤为主，以放射损伤为次。摄入或吸入多种铀同位素混合物时，化学损伤和放射损伤可叠加发挥毒性作用。

铀自然衰变时会产生 α 辐射，α 射线穿透力很弱，因此只对局部组织造成损伤。沉积在肺部的铀会增加肺癌的风险。α 射线不会穿透皮肤，因此接触铀时，只须戴上手套即可起到防护作用。因意外吸入高浓度的六氟化铀会导致死亡，但这种毒性与氢氟酸和铀酰氟有关，而与铀本身并无关系。

铀与磷酸盐具有很强的结合力，铀经胃肠道或呼吸道吸收入血后，大部分会沉积到骨骼中的羟基磷酸钙晶体上，并在其中保留多年。可溶性铀离子也会在肝脏、肾脏和生殖器官中蓄积，并对这些组织造成损害。作为一种重金属，铀还会损害大脑、心脏和其他组织器官。

哪些情况下会接触到铀？

天然铀广泛存在于土壤、岩石和水中，因此日常食物和饮水也都含有低水平铀，这种水平的铀对人体健康不构成威胁。但工业生产、采矿、铀浓缩、地下水超采、燃煤消费等都会明显增加水土中的铀含量，从而对公共安全构成潜在威胁。

美国、印度、捷克等国都曾发生大规模饮水铀污染事件。世界卫生组织建议，饮用水铀含量不应超过 30 微克 / 升。1944 年到 1986 年间，美国在纳瓦霍族保留地（Navajo Nation）开采了 3000 万吨铀矿石，导致当地水土严重铀污染。2006 年开展的检测发现，采矿区地下水铀含量最高达 700 微克 / 升。2008 年以来，美国政府投入 5800 万美元在纳瓦霍族保留地启动了安全饮水工程。

杜克大学领导的一项研究发现，印度有 16 个邦含水层中铀普遍超标。对拉贾斯坦邦 324 口井进行取样检测发现，很多井水铀含量明显超过世界卫生组织设定的限量（每升水不超过 30 微克铀），西北部 26 个地区地下水铀含量超标，这说明印度地下水铀含量普遍偏高。但铀并没有纳入印度标准局饮用水污染物监测清单中。

地下水铀含量受多种因素影响，主要包括水层岩石含铀量、岩石中铀的溶出率、地下水物理化学特征等，地下水过度开采会增加水铀含量。印度地下含水层多由喜马拉雅风化作用形成的含铀花岗岩、砾石、砂石和黏土构成，当地下水超采导致水位下降时，会增加水的氧化作用，升高岩石和砂土中铀的溶出率，进而增加地下水铀含量。

大气中铀含量极低，但在磷肥生产厂、燃煤热电厂、铀矿开采场、铀浓缩车间、使用贫铀装甲的战场均可吸入高铀空气。吸入含铀粉尘后，颗粒物会沉积在肺组织中，进而造成持续性放射和化学伤害。美国职业安全和健康研究所建议，工作场所空气中铀含量不应超过 0.2 毫克 / 米 ^{3}。当空气中铀含量超过 10 毫克 / 米 ^{3} 就会危及生命。在美国纳瓦霍铀矿工人中开展的调查发现，长期接触铀矿会增加肺癌风险。

中国大部分地区出产的煤炭含铀较低，但仍有部分地区出产的煤炭含铀较高。高铀煤炭燃烧后，产生的煤灰也含有较高水平的铀和镭，这种煤灰辐射水平也较高。如果将这种煤灰用于住宅建筑材料，就会危及人体健康。杜克大学和中国学者联合测量了 57 个地区煤灰的自然放射性。结果发现，有些地区煤灰辐射水平比联合国原子辐射影响科学委员会（UNSCEAR）制定的住宅建筑材料辐射限量高出 43 倍。在中国，煤灰的主要用途是生产混凝土、墙板、砖、吊顶、黏结剂和其他建筑材料。尽管研究者认为高铀煤灰不应用作建筑材料，但目前面临的一大难题是，如何在不污染水、空气和土壤的情况下处理大量高铀煤灰。

典型案例

2009 年，印度旁遮普省（Punjab）法里德科地区（Faridkot）发生饮用水铀污染事件，当地数百名儿童出现严重残障，癌症发生率明显升高。

早在 1995 年，古鲁纳纳克发展大学（Guru Nanak Dev University）开展的调查就发现，旁遮普省巴廷达（Bathinda）和阿姆利则（Amritsar）地区饮用水中铀和其他重金属含量超标，但当时政府并未做出任何回应。其后，旁遮普省穆克则（Muktsar）地区发现了更高的饮用水铀浓度，该地区癌症、神经系统疾病、肾脏疾病发病率显著增加。

巴廷达和法里德科地区残障儿童中心（BFCSC）的工作人员首先怀疑到

慢性中毒，他们发现当地重度残障儿童数量在数年间急剧增加，尤其是脑积水、小头畸形、脑瘫、唐氏综合征等出生缺陷的患儿，儿童癌症发病率也明显上升。

2008 年 3 月，南非毒理学家施密特博士（Carin Smit）和脑瘫患儿治疗师迪尔（Vera Dirr）访问当地的残障儿童中心。他们对当地异常高发的儿童脑瘫感到震惊，随即请求德国微量元素实验室（Microtarce Mineral Lab）提供帮助。检测发现，当地儿童头发中铀含量明显升高，最高者超过正常值 60 倍；当地地下水铀含量高达 224 微克 / 升，是世界卫生组织最大安全限值（15 微克 / 升）的 15 倍。地下水铀污染地区覆盖旁遮普省大部分地区，涉及人口 2400 万。

发生如此大范围的地下水铀污染，其污染源究竟来自何处？人们首先想到的是工业污染。旁遮普省没有铀矿，但有多个大型燃煤发电厂。尽管燃煤粉尘中含有较高水平的铀，通过分析土壤铀含量，并不支持燃煤发电厂引起如此大规模的铀污染。之后，大规模施用磷肥引起地下水铀污染的观点也被否定。还有研究者认为，地下水铀污染主要为地质原因，水位下降和硝酸盐污染加剧了铀污染。时至今日，旁遮普省地下水铀污染的来源仍无定论。

49. 钋

烟草中含有一定量的钋-210，这是吸烟导致肺癌的原因之一。那么，有没有方法将烟草中的钋-210 去除呢？

钋（Po）的原子序数为 84，原子量为 209.0。钋是一种罕见的高放射性元素，没有稳定的同位素。因半衰期只有 138 天，自然界中仅存在痕量钋-210。

1898 年，居里夫妇发现，沥青的总放射性大于其中铀和钍放射性之和，铀和钍是当时已知的两种放射性元素。居里夫妇据此认为，沥青中还存在其他放射性元素。经过逐级提纯，他们于 1898 年 7 月分离出钋，同年 12 月分离出镭。玛丽·居里为了纪念自己的故国 Polonia（波兰），将这种新元素命名为 polonium（钋）。彼时，波兰已被俄国、德国、奥匈帝国瓜分，并非一个独立国家。居里夫人希望这一名称能唤起世人对波兰悲惨命运的关注。

钋-210 的毒性有多强？

钋-210 具有剧毒，是世界上最毒的物质之一。按质量计算，钋-210 的毒性是氰化钾的 25 万倍。毒杀一个健康成人需要 250 毫克氰化钾；而毒杀一个健康成人仅需 1 微克钋-210。吸入钋-210 的半数致死量（LD$_{50}$）只有 10 纳克。理论上说，1 克钋-210 可让 2000 万人中毒，并让 1000 万人丧命。

钋-210 的毒性主要源于其强烈的放射性（α 射线）。处理和操作即使微克剂量的钋-210 也非常危险，需要配备负压手套箱和通风安全柜。一旦钋-210 摄入或吸入人体，其发出的 α 射线将损害有机组织。保存在浓硝酸中的钋-210 很容易透过乳胶手套。钋-210 没有化学毒性。

除了急性损伤，钋-210 还具有慢性毒性。每西弗射线内照射可将癌症远期死亡风险增加 5%～10%。钋-210、钋-214 和钋-218 都是氡子体（氡-222 和氡-220 衰变后的产物）。苔藓和地衣可捕获大气中的钋-210，以苔藓和地衣为食的驯鹿体内含有较高水平的钋-210。在装修不当的房屋、深井水、污染的海鲜中都曾检测到钋-210。钋的放射毒性是氡和氡子体引发肺癌的主要原因。吸烟会增加钋的吸入量，因为烟草中也含钋，钋-210 也是烟草致癌的重要原因。

全球最大烟草公司菲利普·莫里斯（Philip Morris，万宝路牌香烟的生产者）曾耗时 30 年，研发从烟草中消除钋-210 的技术，但最终并未成功。近年来，烟草种植时大量施用磷肥和复合肥，导致卷烟中钋-210 含量增加，成为肺癌发病率上升的潜在原因。

人体摄入钋-210 的最大允许量为 1100 贝克勒尔（30 纳居里），这相当于 6.8 皮克的钋-210。美国职业安全和健康研究所推荐，工作场所钋-210 浓度不应超过 10 贝克勒尔 / 米^3。钋-210 进入人体后会在脾脏和肝脏蓄积，导致其放射毒性进一步放大。

钋-210 在工业和航天等领域有多种用途，如卫星和探月车的热源，美国几乎没有任何法规限制其买卖和持有。2007 年，美国核管理委员会（NRC）出台规定，要求购买超过 16 居里（590 GBq）钋-210 时必须登记。16 居里的钋-210 足以毒杀 5000 人。近年来，国际上以钋-210 为毒剂的谋杀案开始增加，尤其是政治谋杀案（彩图 20）。

钋中毒案例

阿拉法特（Yasser Arafat, 1929—2004）从青年时代起就投身于巴勒斯坦民族解放事业，为争取巴勒斯坦民族的合法权利展开了长期不懈的斗争。1993 年，因与以色列签署《奥斯陆协议》（*Oslo Accords*），阿拉法特荣获1994 年诺贝尔和平奖。大多数巴勒斯坦人视阿拉法特为英勇的战士；大多数以色列人则视他为不知悔改的恐怖分子。阿拉法特一生曾遭无数次暗杀，但他总能绝处逢生，被外界誉为"不死鸟"。

2004 年 10 月 25 日，医生首次透露阿拉法特出现恶心、呕吐等症状，随后几天他的病情持续恶化。经来自突尼斯、约旦和埃及的医疗专家小组诊视后，以色列同意阿拉法特乘法国政府派遣的飞机前往巴黎，住进珀西军事训练医院（Percy Military Training Hospital）。11 月 3 日，阿拉法特陷入持续昏迷。2004 年 11 月 11 日 3 时 30 分，医生宣布阿拉法特不治身亡，死亡原因是脑血管意外（中风）。

阿拉法特去世后，其病历被巴勒斯坦高级官员扣留封存，阿拉法特的妻子也拒绝尸检。2005 年 9 月，以色列宣称阿拉法特死于艾滋病。阿拉法特的私人医生和助手则认为阿拉法特死于中毒，当时首先怀疑的毒药是铊。

2012 年 7 月，瑞士洛桑大学放射物理研究所在阿拉法特生前衣物和个人用品中检测到钋-210。为了确定其死因，2012 年 11 月 27 日，阿拉法特的尸体被重新挖掘出来，由法国、瑞士和俄罗斯专家对样本进行独立分析。2013年 10 月 12 日，《柳叶刀》（*The Lancet*）杂志发表了瑞士专家的检测结果，在阿拉法特的血液、尿液、唾液、衣服和牙刷上都发现了高水平钋-210。法国的测试也发现了钋-210，但专家认为其来源于环境。俄罗斯的专家则认为阿拉法特死于自然原因。2013 年 11 月 6 日，卡塔尔半岛电视台报道称，瑞士法医专家在阿拉法特的肋骨和盆骨中发现了高于健康对照 18 ～ 36 倍的钋含量。自此，各方对阿拉法特的死因莫衷一是。

　　吊诡的是，根据《地下室炸弹》（*The Bomb in the Basement*）一书介绍，以色列曾长期研究钋-210 及其毒性。位于雷霍沃特（Rehovot）的魏兹曼研究所（Weizmann Institute）曾因钋-210 泄漏导致多人死亡。在研究放射物的萨德（Dror Sadeh）手上曾检测到钋-210，萨德后来死于癌症，他的一名学生死于白血病，两名同事也死于癌症。以色列对该案曾展开秘密调查，但从未承认系统研究过钋-210 及其毒性。

50. 其他元素

元素周期表中位置靠后的元素在地壳中含量稀少，普通人很少接触到这些元素，但从事特殊行业的人员可能会接触到这些元素。这些元素都有哪些毒性呢？

随着原子量的增加，元素在地壳中的丰度逐渐降低。这就是说，元素周期表中越靠后的元素在自然界中越稀少，在人体中的含量越低，其潜在毒性也越大。除了钼和碘，在人体中具有生理功能的元素均位于一到四周期，五到七周期的元素没有生理功能。

钪

钪（Sc）的原子序数为 21，原子量为 44.96。1879 年，瑞典化学家尼尔森（Lars Nilson）从黑稀金矿中发现钪元素。钪、钇和 15 种镧系元素统称稀土元素（rare earth elements）。当初，瑞典化学家首先分离出的是这些元素的氧化物，而金属氧化物曾被拉瓦锡（Antoine Lavoisier）归类为"土（earth）"，加之这些元素含量稀少，多种元素往往共存而难以分离，因此将其统称为稀土元素。钪和钪化合物对人体无毒或毒性很低。大鼠口服氯化钪的半数致死量（LD_{50}）为 755 毫克 / 千克体重。

铷

铷（Rb）的原子序数为 37，原子量为 85.47。1861 年，德国化学家本生（Robert Bunsen）和基尔霍夫（Gustav Kirchhoff）发现铷。铷与钾的化学性质类似，人体会像钾离子那样吸收、转运、利用和排出铷离子。成人体内大约有 0.4 毫克铷，体内铷含量即使增加 100 倍也没有异常反应，但大鼠体内钾有一半以上被铷取代就会死亡。可见铷具有毒性，但毒性相当低。在医学上，铷-82 可用于正电子发射断层扫描（PET）以诊断和定位肿瘤。

钇

钇（Y）的原子序数为 39，原子量为 88.91。1789 年，芬兰化学家加多林（Johan Gadolin）发现钇的氧化物。吸入含钇粉尘对人体具有很高毒性。美国国家职业安全卫生研究所推荐，工作场所空气中钇含量不应超过 1 毫克 / 米^3。口服可溶性钇化合物具有低毒性，口服不溶性钇化合物没有明显毒性。在医学上，钇-90 常用于肿瘤的放射性治疗。

锆

锆（Zr）的原子序数为 40，原子量为 91.22。1789 年，德国化学家克拉普罗特（Martin Klaproth）发现氧化锆。1824 年，瑞典化学家贝采利乌斯首次制得金属锆。锆广泛分布于自然界，成人体内大约有 250 毫克锆，每天经饮食摄入大约 4 毫克锆。大鼠实验发现，口服锆化合物没有引发明显毒性，但吸入大量四氯化锆会导致动物死亡。美国国家职业安全卫生研究所建议，工作场所空气中锆含量不应超过 5 毫克 / 米^3。在医学上，锆合金常用于制作义齿和人工关节。四氯水合甘氨酸铝锆（AZG）可阻塞皮肤毛孔，减少汗液排出，因此常用作皮肤除臭剂。

铌

铌（Nb）的原子序数为 41，原子量为 92.91。1801 年，英国化学家哈切特（Charles Hatchett）发现钽矿石中存在一种新元素，并将其命名为钶（columbium）。经过一番争论，1846 年德国化学家罗斯（Heinrich Rose）重新发现这种元素，并将其命名为铌。口服铌化合物具有一定毒性，尤其是水溶性铌酸盐和氯化铌。在大鼠中，水溶性铌化合物的半数致死量（LD_{50}）在 10 ～ 100 毫克 / 千克体重之间。金属铌具有生物惰性，是良好的人体植入材料，铌常用于生产假肢和心脏起搏器。

锝

锝（Tc）的原子序数为 43，原子量为 98.91。1936 年，意大利化学家塞格雷（Emilio Segrè）访问美国劳伦斯伯克利国家实验室（Lawrence Berkeley National Laboratory），他向劳伦斯（Ernest Lawrence，回旋加速器的发明人）要了一些加速器产生的废料。1937 年，塞格雷和同事佩里埃（Carlo Perrier）从废料中分离出一种新元素。因为是用回旋加速器制造而来，这种元素被命名为 technetium（希腊语意思是"人造"），中文音译为锝。后来的研究发现，铀矿石和钍矿石中也存在天然锝，为铀和钍的衰变产物。锝的同位素都具有放射性，吸入含锝粉尘会增加肺癌风险。锝-99 可释放 γ 射线，在医学上常用作放射性示踪剂，用于肿瘤诊断和多项生理功能评定。

钌

钌（Ru）的原子序数为 44，原子量为 101.1。1844 年，俄罗斯化学家克劳斯（Karl Claus）在喀山国立大学发现钌。钌是一种贵金属，其化学性质与铂近似。钌复合物可进入癌细胞内并与 DNA 结合，从而发挥抗肿瘤作用，但钌复合物有一定肾毒性。

铑

铑（Rh）的原子序数为 45，原子量为 102.9。1803 年，英国化学家沃拉斯顿（William Wollaston）发现铑。植物会吸收土壤中的铑，因此天然食物都含有微量铑。意大利学者开展的检测发现，土豆中铑含量在 0.8 ～ 30 皮克 / 千克之间。这种低水平的铑对人体健康不构成威胁。

钯

钯（Pd）的原子序数为 46，原子量为 106.4。1803 年，英国化学家沃拉斯顿（William Wollaston）发现钯。钯、铂、铑、钌、铱、锇组成铂族元素，铂族元素与金、银合称贵金属。金属钯毒性很低，很少有人会对钯过敏，因此钯可用于制作义齿和人体植入材料。可溶性钯盐具有一定毒性，小鼠摄入可溶性钯盐的半数致死量（LD_{50}）约为 200 毫克 / 千克。钯可用于催化转化器，将汽车尾气中的有害气体（碳氢化合物、一氧化碳、二氧化氮）转化为无害气体（氮气、二氧化碳、水蒸气）。带有催化转换器的汽车排出的废气中含有微量钯，这种汽车每行驶 1 千米，可排出 4 ～ 108 纳克钯。通过日常饮食成人每天摄入不到 2 微克钯。安装钯烤瓷牙的人，钯摄入量会有所增加，但微克水平的钯对人体健康不构成威胁。

铟

铟（In）的原子序数为 49，原子量为 114.8。1863 年，德国化学家赖希（Ferdinand Reich）和李希特（Hieronymous Richter）发现铟。摄入含

铟化合物可损害肾功能，吸入铟化合物会损伤肺组织，并增加肺癌风险。美国国家职业安全卫生研究所建议，工作场所空气中铟含量不应超过 0.1 毫克 / 米 ^{3}。

铯

铯（Cs）的原子序数为 55，原子量为 132.9。1860 年，德国化学家本森（Robert Bunsen）和基尔霍夫（Gustav Kirchhoff）发现铯。可溶性铯化合物有低毒性，摄入大量铯盐会导致低钾血症，引发心律失常和心脏骤停。小鼠摄入氯化铯的半数致死量（LD_{50}）为 2300 毫克 / 千克体重，但铯中毒在日常生活中相当罕见。铯-137 是铀-235 裂变的一种放射性产物，是原子弹爆炸和核事故后的主要核污染物之一。切尔诺贝利和福岛核事故均产生了大量铯-137。铯-137 的化学性质与钾类似，容易在植物组织中蓄积，因此污染区出产的蔬菜水果往往含较高水平的铯-137。铯-137 的半衰期大约为30 年。

镧系

镧系是指元素周期表中镧（57 号元素）到镥（71 号元素）的 15 种元素。植物不吸收镧系元素，人体仅从饮食中摄入痕量镧系元素（ppb 级）。硝酸铈作为局部抗菌药常用于治疗三度烧伤，大剂量应用硝酸铈可导致铈中毒和高铁血红蛋白血症。钆常用作磁共振成像（MRI）的造影剂。可溶性钆盐（钆离子）具有毒性，但钆造影剂为螯合物，钆离子不会从中解离，因此具有很高的安全性。在个别情况下，钆造影剂可诱发肾源性系统性纤维化，终末期肾病患者应慎用钆造影剂。用镧系元素制作的纳米材料在体内成像和药物载体方面也具有广泛的用途。

铪

铪（Hf）的原子序数为 72，原子量为 178.5。1923 年，匈牙利化学家赫维西（George Hevesy）和荷兰物理学家科斯特（Dirk Coster）共同发现铪。摄入可溶性铪盐具有肝毒性，小鼠腹腔注射氯化铪的半数致死量为 112 毫克 / 千克体重。吸入含铪空气会导致肺损伤。美国职业安全和健康研究所建议，工作场所空气中铪含量不应超过 0.5 毫克 / 米 ^{3}。

钽

钽（Ta）的原子序数为 73，原子量为 180.9。1802 年，瑞典化学家埃克伯格（Anders Ekeberg）发现钽。金属钽具有高度化学惰性和生物相容性，用钽制作的金属骨骼、假牙、支架等植入人体后，很少发生炎性反应和排异反应，也较少发生松动和变形。另外，用钽制作的纳米颗粒可用作造影剂。

钨

钨（W）的原子序数为 74，原子量为 183.8。1781 年，瑞典化学家舍勒发现钨。钨具有很高的化学惰性，不易与其他物质反应，因此钨曾被认为是毒性很低的金属，用钨代替铅生产的子弹甚至被誉为"绿色子弹"。直到 2000 年，钨合金的毒性才被揭示出来。在钨钴合金或钨镍合金中，钨会促进钴和镍的溶解释放。过量的钴镍离子在体内会损伤 DNA，诱发氧化应激反应。另外，吸入含钨粉尘会损伤肺组织，增加肿瘤的风险。

铼

铼（Re）的原子序数为 75，原子量为 186.2。1925 年，德国化学家瓦尔特·诺达克（Walter Noddack）、伊达·诺达克（Ida Noddack）和伯格（Otto Berg）从铌铁矿中发现铼。1908 年，日本学者小川正孝（Masataka Ogawa）从方钍石中分离出一种新元素，他认为这是尚未发现的 43 号元素，并根据日本（Nippon）的英文名，将这种元素命名为 nipponium。但其他学者分析后证实，小川发现的并非 43 号元素，他的实验结果从此再也没人提起。直到 2004 年，日本学者重新检测了小川留下的样品，发现其中所含确实不是 43 号元素，而是 75 号元素铼，因此小川正孝本应是发现铼的第一人。铼和含铼化合物毒性都很低，大鼠注射高铼酸钾的半数致死量（LD_{50}）高达 2800 毫克 / 千克体重，其毒性与食盐相当。在临床上，放射性铼–186 和铼–188 常用于肿瘤治疗。

锇

锇（Os）的原子序数为 76，原子量为 190.2。1803 年，英国化学家坦南特（Smithson Tennant）和沃拉斯顿（William Wollaston）发现锇。金属锇基本无毒，但金属锇碎屑或粉末可在室温下氧化为毒性较大的四氧化锇，含锇化合物也容易氧化为四氧化锇。四氧化锇可经皮肤、呼吸、饮食进入体内。维生素 C 可解四氧化锇之毒，因为维生素 C 可将四氧化锇还原为无毒的金属锇。

铱

铱（Ir）的原子序数为 77，原子量为 192.2。1803 年，英国化学家坦南特（Smithson Tennant）发现铱。金属铱和铱化合物毒性都很低。2019 年，英国华威大学（University of Warwick）开展的研究发现，铱与白蛋白结合形成的光敏分子可进入癌细胞，在被光照射后可摧毁癌细胞，这种技术称为光动力疗法（Photodynamic therapy, PDT）。光动力疗法正在发展为新的肿瘤靶向治疗。

铂

铂（Pt）的原子序数为 78，原子量为 195.1。1748 年，西班牙驻路易斯安那总督德乌洛亚将军（Antonio de Ulloa）发现铂。加入铂的硅胶称铂金硅胶，这种硅胶使用寿命长、不易变形、不易变色、生物相容性高，因此铂金硅胶是优良的乳房假体。顺二氯二氨基铂（顺铂）可干扰 DNA 复制，从而杀死快速增殖的癌细胞，顺铂常用于治疗各种肿瘤，其副作用包括肾毒性和神经毒性。

铋

铋（Bi）的原子序数为 83，原子量为 209.0。铋是人类自古就认识的一种元素，没有人声称是铋的发现者。铋的化学性质与铅类似，古人常将铋与铅混淆。1753 年，瑞典化学家杰弗洛伊（Claude Geoffroy）用实验证明铋与铅不同，曾有好事者将杰弗洛伊列为铋的发现者。与铅、砷、锑等重金属相比，铋化合物毒性较小，其原因是铋盐的溶解度较低。近年来随着对铅毒认识的深入，铅的很多用途正在为铋所取代。铋盐常用作化妆品和药物，在临床上碱式水杨酸铋常用于治疗腹泻。铋盐在人体中的生物半衰期约为 5 天。服用大剂量铋盐会导致铋中毒，其中以肾毒性最多见，中毒者牙龈上会出现黑色沉积物，称为铋线。铋中毒一般用二巯基丙醇治疗。

砹

砹（At）的原子序数为 85，原子量为 209.0。1940 年，加利福尼亚大学伯克利分校的科学家科森（Dale Corson）、麦肯齐（Kenneth MacKenzie）、塞格雷（Emilio Segrè）发现（合成）砹。砹是一种非常稀少的天然放射性元素。砹-210 的半衰期为 8.1 小时，临床上可用于肿瘤的放射治疗。

钫

钫（Fr）的原子序数为 87，原子量为 223.0。钫是一种天然放射性元素。1939 年，居里夫人的学生佩丽（Marguerite Perey）发现钫。佩丽设计了人体放射防护设施，遗憾的是，这些设施并没有保护到她自己，佩丽在 66 岁时因骨癌去世。因具有很强的放射性，钫是一种强致癌物。

镭

镭（Ra）的原子序数为 88，原子量为 226.0。1898 年，居里夫妇发现镭。镭的所有同位素都具有强放射性，其中最稳定的是镭-226，半衰期约为 1600年。为了评估镭的放射性，皮埃尔·居里曾将装有镭的试管绑在手臂上，10小时后局部皮肤发生破溃。居里夫妇据此提出，镭可用来杀灭癌细胞。目前临床上常用镭-223 对前列腺癌实施靶向 α 治疗（TAT）。镭-226 会衰变成氡-222，氡-222 的放射毒性更强。长期接触镭和钋导致玛丽·居里因患再生障碍性贫血而去世，此前皮埃尔·居里因车祸而英年早逝。放射医学的发展让很多疑难杂症得以诊断，让癌症患者延长了生命，但多位研究放射性元素的科学家却因癌症而英年早逝。

锕系

锕系元素包括锕、钍、镤、铀、镎、钚、镅、锔、锫、锎、锿、镄、钔、锘、铹共 15 种，均为放射性元素。锕、钍、镤、铀存在于自然界中，其余 11 种为人工合成。锕系元素的毒性主要源于其放射性，其中锕和镤的放射活性最强。锕进入人体后容易在骨皮质蓄积，镤进入人体后容易在肾脏和骨骼蓄积。镤还可形成气溶胶进入空气，其毒性是氰化钾的 2.5 亿倍。锕系元素中的铀-233、铀-235、钚-239 是制造原子弹的原料，也是核能发电的燃料。在原子弹爆炸或核事故发生后，会有大量放射性元素被释放出来。切尔诺贝利和福岛核事故告诉我们，核辐射防护是原子时代一个不容懈怠的任务。

惰性元素

在元素周期表中位列第十八族（早期称零族）的 6 种元素化学性质相当稳定，因此称为惰性元素（inert element）。在常温常压下，这些元素为无色无味的单原子气体，因此也称惰性气体或稀有气体（noble gas）。六种存在于自然界中的惰性元素为氦（helium, He）、氖（neon, Ne）、氩（argon, Ar）、氪（krypton, Kr）、氙（xenon, Xe）、氡（radon, Rn）。2002 年，俄罗斯和美国组成的联合研究团队合成的新元素 oganesson 也属惰性元素。潜水时，惰性气体中的氦气可作为吸入气的混合成分，用于稀释氧气。直接用空气作潜水吸入气容易引发氮气病，直接用纯氧作潜水吸入气容易引发氧中毒。

参 考 文 献

[1] Earnshaw A, Greenwood N. Chemistry of the Elements [M]. 2nd ed. Oxford: Butter-worth-Heinemann, 1997.

[2] Shils ME, Olson JA, Shike M, Ross AC. Modern Nutrition in Health and Disease [M]. 9th ed. Baltimore: Williams & Wilkins, 1999.

[3] Boardman J, Griffin J, Murray O. The Oxford History of the Classical World [M]. 1st ed. New York: Oxford University Press, 1986.

[4] Nutton V. The Healing Hand: Man and Wound in the Ancient World [M]. 1st ed. London: Routledge, 2004.

[5] Sharma PV. History of Medicine in India [M]. 1st ed. New Delhi: Indian National Science Academy, 1992.

[6] 何平. 近代科学为什么不能在中国产生？——评近年来中西学者的若干解释理论 [J]. 史学理论研究. 2005 (04): 65-77, 160.

[7] Stipanuk MH, Caudill MA. Biochemical, Physiological, and Molecular Aspects of Human Nutrition [M]. 4th ed. Philadelphia: Saunders, 2018.

[8] Mahan LK, Raymond JL, Escott-Stump S. Krause's Food & the Nutrition Care Process [M]. 13th ed. Philadelphia: Saunders, 2011.

[9] Herlihy B. The Human Body in Health and Illness [M]. 5th ed. Philadelphia: Saunders, 2013.

[10] Newton DE. The Chemical Elements [M]. New York: Franklin Watts, 1994.

[11] Dole M, Wilson FR, Fife WP. Hyperbaric hydrogen therapy: A possible treatment for cancer [J]. Science. 1975; 190 (4210): 152-4.

[12] Dorfer L, Moser MS, Bahr F, Egarter-Vigl E, Dohr G. 5200-year old acupuncture in Central Europe [J]. Science. 1998; 282 (5387): 242-243.

[13] Frank BS, Miele P. Dr Frank's No-Aging Diet [M]. 1st ed. New York: Doubleday, 1976.

[14] Acott, C. Oxygen toxicity: A brief history of oxygen in diving [J]. South Pacific

Underwater Medicine Society Journal. 29 (3): 150-5.

[15] Adrogué HJ, Madias NE. The impact of sodium and potassium on hypertension risk [J]. Semin Nephrol. 2014;34 (3): 257-72.

[16] Peacock M. Calcium metabolism in health and disease [J]. Clin J Am Soc Nephrol. 2010;5 Suppl 1: S23-30.

[17] de Baaij JH, Hoenderop JG, Bindels RJ. Magnesium in man: Implications for health and disease [J]. Physiol Rev. 2015; 95 (1): 1-46.

[18] Araujo Castro M, Vázquez Martínez C. The refeeding syndrome. Importance of phosphorus [J]. Med Clin (Barc) . 2018;150 (12): 472-478.

[19] Parcell S. Sulfur in human nutrition and applications in medicine [J]. Altern Med Rev. 2002;7 (1): 22-44.

[20] Sanganyado E, Gwenzi W. Antibiotic resistance in drinking water systems: Occurrence, removal, and human health risks [J]. Sci Total Environ. 2019;669: 785-797.

[21] Khaliq H, Juming Z, Ke-Mei P. The physiological role of boron on health [J]. Biol Trace Elem Res. 2018;186 (1): 31-51.

[22] Martin KR. Silicon: The health benefits of a metalloid [J]. Met Ions Life Sci. 2013;13: 451-73.

[23] Panchal SK, Wanyonyi S, Brown L. Selenium, vanadium, and chromium as micronutrients to improve metabolic syndrome [J]. Curr Hypertens Rep. 2017;19 (3): 10.

[24] Maret W. Chromium supplementation in human health, metabolic syndrome, and diabetes [J]. Met Ions Life Sci. 2019 Jan 14;19.

[25] Vincent JB. Effects of chromium supplementation on body composition, human and animal health, and insulin and glucose metabolism [J]. Curr Opin Clin Nutr Metab Care. 2019;22 (6): 483-489.

[26] Tuschl K, Mills PB, Clayton PT. Manganese and the brain [J]. Int Rev Neurobiol. 2013;110: 277-312.

[27] Dev S, Babitt JL. Overview of iron metabolism in health and disease [J]. Hemodial Int. 2017;21 Suppl 1 (Suppl 1): S6-S20.

[28] O'Leary F, Samman S. Vitamin B12 in health and disease [J]. Nutrients. 2010;2 (3): 299-316.

[29] Leyssens L, Vinck B, Van Der Straeten C, Wuyts F, Maes L. Cobalt toxicity in humans—A review of the potential sources and systemic health effects [J]. Toxicology. 2017;387: 43-56.

[30] Genchi G, Carocci A, Lauria G, Sinicropi MS, Catalano A. Nickel: Human health and environmental toxicology [J]. Int J Environ Res Public Health. 2020;17 (3): 679.

[31] Bost M, Houdart S, Oberli M, Kalonji E, Huneau JF, Margaritis I. Dietary copper and human health: Current evidence and unresolved issues [J]. J Trace Elem Med Biol. 2016;35: 107-15.

[32] Prasad AS. Discovery of human zinc deficiency: Its impact on human health and disease [J]. Adv Nutr. 2013;4 (2): 176-90.

[33] Abdul KS, Jayasinghe SS, Chandana EP, Jayasumana C, De Silva PM. Arsenic and human health effects: A review [J]. Environ Toxicol Pharmacol. 2015;40 (3): 828-46.

[34] Ratnaike RN. Acute and chronic arsenic toxicity [J]. Postgrad Med J. 2003;79 (933): 391-6.

[35] Rayman MP. Selenium and human health [J]. Lancet. 2012;379 (9822): 1256-68.

[36] Dinh QT, Cui Z, Huang J, Tran TAT, Wang D, Yang W, Zhou F, Wang M, Yu D, Liang D. Selenium distribution in the Chinese environment and its relationship with human health: A review [J]. Environ Int. 2018;112: 294-309.

[37] Schwarz G, Belaidi AA. Molybdenum in human health and disease [J]. Met Ions Life Sci. 2013;13: 415-50.

[38] Zimmermann MB, Boelaert K. Iodine deficiency and thyroid disorders [J]. Lancet Diabetes Endocrinol. 2015;3 (4): 286-95.

[39] Sun D, Codling K, Chang S, Zhang S, Shen H, Su X, Chen Z, Scherpbier RW, Yan J. Eliminating iodine deficiency in China: Achievements, challenges and global implications [J]. Nutrients. 2017;9 (4): 361.

[40] Severus E, Bauer M, Geddes J. Efficacy and effectiveness of lithium in the long-term treatment of bipolar disorders: An update 2018 [J]. Pharmacopsychiatry. 2018;51 (5): 173-176.

[41] McKnight RF, Adida M, Budge K, Stockton S, Goodwin GM, Geddes JR. Lithium toxicity profile: A systematic review and meta-analysis [J]. Lancet. 2012;379 (9817): 721-8.

[42] O'Mullane DM, Baez RJ, Jones S, Lennon MA, Petersen PE, Rugg-Gunn AJ, Whelton H, Whitford GM. Fluoride and oral health [J]. Community Dent Health. 2016;33 (2): 69-99.

[43] Dhar V, Bhatnagar M. Physiology and toxicity of fluoride [J]. Indian J Dent Res. 2009;20 (3): 350-5.

[44] O'Donnell S, Cranney A, Wells GA, Adachi JD, Reginster JY. Strontium ranelate for preventing and treating postmenopausal osteoporosis [J]. Cochrane Database Syst Rev.

2006; (3): CD005326.

[45] Cohen-Solal M. Strontium overload and toxicity: Impact on renal osteodystrophy. Nephrol Dial Transplant [J]. 2002;17 Suppl 2: 30-4.

[46] Lyche JL, Rosseland C, Berge G, Polder A. Human health risk associated with brominated flame-retardants (BFRs) [J]. Environ Int. 2015;74: 170-80.

[47] Gordon T, Bowser D. Beryllium: Genotoxicity and carcinogenicity [J]. Mutat Res. 2003;533 (1-2): 99-105.

[48] Krewski D, Yokel RA, Nieboer E, Borchelt D, Cohen J, Harry J, Kacew S, Lindsay J, Mahfouz AM, Rondeau V. Human health risk assessment for aluminium, aluminium oxide, and aluminium hydroxide [J]. J Toxicol Environ Health B Crit Rev. 2007;10 Suppl 1 (Suppl 1): 1-269.

[49] Darbre PD. Aluminium and the human breast [J]. Morphologie. 2016;100 (329): 65-74.

[50] Kim KT, Eo MY, Nguyen TTH, Kim SM. General review of titanium toxicity [J]. Int J Implant Dent. 2019;5 (1): 10.

[51] Chitambar CR. Medical applications and toxicities of gallium compounds [J]. Int J Environ Res Public Health. 2010;7 (5): 2337-61.

[52] Gerber GB, Léonard A. Mutagenicity, carcinogenicity and teratogenicity of germanium compounds [J]. Mutat Res. 1997;387 (3): 141-6.

[53] Hadrup N, Lam HR. Oral toxicity of silver ions, silver nanoparticles and colloidal silver—A review [J]. Regul Toxicol Pharmacol. 2014;68 (1): 1-7.

[54] Rinaldi M, Micali A, Marini H, Adamo EB, Puzzolo D, Pisani A, Trichilo V, Altavilla D, Squadrito F, Minutoli L. Cadmium, organ toxicity and therapeutic approaches: A review on brain, kidney and testis damage [J]. Curr Med Chem. 2017;24 (35): 3879-3893.

[55] Hiramatsu H, Hisada K, Takashima T. "Itai-itai" disease [J]. Rinsho Hoshasen. 1970;15 (12): 877-86.

[56] Winship KA. Toxicity of tin and its compounds [J]. Adverse Drug React Acute Poisoning Rev. 1988;7 (1): 19-38.

[57] Sundar S, Chakravarty J. Antimony toxicity [J]. Int J Environ Res Public Health. 2010;7 (12): 4267-77.

[58] Ogra Y. Biology and toxicology of tellurium explored by speciation analysis [J]. Metallomics. 2017;9 (5): 435-441.

[59] Ananda S, Shaohua Z, Liang L. Fatal barium chloride poisoning: Four cases report and literature review [J]. Am J Forensic Med Pathol. 2013;34 (2): 115-8.

[60] Boisselier E, Astruc D. Gold nanoparticles in nanomedicine: Preparations, imaging,

diagnostics, therapies and toxicity [J]. Chem Soc Rev. 2009;38 (6): 1759-82.

[61] Clarkson TW, Magos L. The toxicology of mercury and its chemical compounds [J]. Crit Rev Toxicol. 2006;36 (8): 609-62.

[62] Eto K. Minamata disease [J]. Neuropathology. 2000;20 Suppl: S14-9.

[63] Osorio-Rico L, Santamaria A, Galván-Arzate S. Thallium toxicity: General issues, neurological symptoms, and neurotoxic mechanisms [J]. Adv Neurobiol. 2017;18: 345-353.

[64] Mitra P, Sharma S, Purohit P, Sharma P. Clinical and molecular aspects of lead toxicity: An update [J]. Crit Rev Clin Lab Sci. 2017;54 (7-8): 506-528.

[65] Patrick L. Lead toxicity, a review of the literature. Part 1: Exposure, evaluation, and treatment [J]. Altern Med Rev. 2006;11 (1): 2-22.

[66] Levallois P, Barn P, Valcke M, Gauvin D, Kosatsky T. Public health consequences of lead in drinking water [J]. Curr Environ Health Rep. 2018;5 (2): 255-262.

[67] Hon KL, Fung CK, Leung AK. Childhood lead poisoning: An overview [J]. Hong Kong Med J. 2017;23 (6): 616-21.

[68] Borowska S, Brzóska MM. Metals in cosmetics: Implications for human health [J]. J Appl Toxicol. 2015;35 (6): 551-72.

[69] Ernst E. Toxic heavy metals and undeclared drugs in Asian herbal medicines [J]. Trends Pharmacol Sci. 2002;23 (3): 136-9.

[70] Choi H, Mazzone P. Radon and lung cancer: Assessing and mitigating the risk [J]. Cleve Clin J Med. 2014;81 (9): 567-75.

[71] Vogeltanz-Holm N, Schwartz GG. Radon and lung cancer: What does the public really know? [J] J Environ Radioact. 2018 Dec;192: 26-31.

[72] Faa A, Gerosa C, Fanni D, Floris G, Eyken PV, Lachowicz JI, Nurchi VM. Depleted uranium and human health [J]. Curr Med Chem. 2018;25(1):49-64.

[73] Bernstein P. Plutonium: A History of the World's Most Dangerous Element [M]. 1st ed. Ithaca: Cornell University Press, 2009.

声　明

本书所涉及的药品和疗法不能代替医嘱。